Und dann begann plötzlich das Corona Zeitalter

Ein literarisches Sachbuch
von
Dieter Mainka
&
Michael Mainka

www.21-million-lights.de

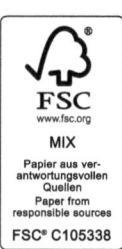

Bibliografische Informationen der Deutschen Nationalbibliothek: Die Deutsche Nationalbibliothek verzeichnet diese Publikation in der Deutschen Nationalbibliografie; detaillierte bibliografische Daten sind im Internet über dnb.dnb.de abrufbar.

© 2021 Dieter Mainka & Michael Mainka
Herstellung und Verlag: BoD – Books on Demand, Norderstedt

ISBN: 978-3-754338827

Prolepse

Facebook Germany

Die Sache mit Facebook, die muss doch zu klären sein, schließlich hat Michael doch nichts verbrochen. Ach so, wer sich damit nicht auskennt und bisher keine Probleme hatte: Man kann nicht ohne weiteres an Facebook eine E-Mail schreiben, geschweige denn dort anrufen. All diese Social-Media-Unternehmen haben die Philosophie, dass solche Prozesse sich von selbst beziehungsweise mittels KI, sprich künstlicher Intelligenz, regeln.

Was also tun, wenn man meint, falsch behandelt worden zu sein und niemand dafür zuständig ist. Ein Blick aus dem Fenster reicht und Michael stellt fest: Die Welt gibt es, zumal draußen die Sonne scheint. Ja, er setzt sich jetzt gleich aufs Fahrrad und wird selbst zu Facebook radeln, denn er hat den deutschen Hauptsitz des Unternehmens herausgefunden – und siehe da, der liegt nur einen Katzensprung entfernt. Also, vielleicht gibt es ja Katzen, die 300 Meter weit springen.

Innerlich hört er die Fanfaren, überlegt noch, ob er seinen Ausweis dabei hat, vielleicht muss er sich identifizieren, als der Macher einer tollen Idee, welcher Facebook gerade den Hahn abgedreht hat. Zuerst aber wirkt an diesem Tag die Stadt, das Draußen, sehr freundlich. Da ist auch schon dieses moderne Gebäude, in dem das „German Headquarter Facebook" seinen Sitz hat.

Das Fahrrad bremst. Niemand schaut nach Michael. Extra hat er sich in einer Mischung aus seriös und Hipster gekleidet. Er fällt nicht auf, hier, neben dem gut besetzten Mittagstisch-Café. Es ist Mittagszeit und an den Bänken im Freien sitzen sie, die speisenden, hippen oder nicht hippen Medienleute. Michael schließt sein Rad ab, er schaut sich um, nach einem möglichen Mitarbeiter von Facebook sieht hier niemand aus. Aber er weiß auch nicht, wie man sich diese vorstellen kann. Auf jeden Fall dringen keine Geräuschfetzen herüber, die auf das Unternehmen schließen lassen. Und nein, auch wenn er es sich fast schon wünscht, jetzt, wo er das Fahrrad abgeschlossen hat, es schaut niemand zu ihm und genauso wenig will man ihn hier wahrnehmen, wissen, wer er ist und was sein Verstand oder seine Seele gerade beschäftigen.

Noch einmal mustert er diese halbwegs kultivierten Menschen da auf den Holzbänken des Mittagstisch-Cafés. Nicht wirklich glücklich schauen sie drein. Sympathische Menschen? Keine Ahnung, zumindest sind sie fast alle über dreißig und irgendwie unter vierzig. Sie wirken gut ausgebildet und erscheinen dazu „bewusst lässig" gepflegt.

Die Nummer stimmt, das Haus ist das richtige. Nur wo steht der Name Facebook? Keine schöne Orientierungstafel, designt in Pastellfarben, hilft dem Suchenden, geschweige denn, dass überhaupt irgendein Hinweis einen potenziellen Besucher zu einem der wichtigsten Unternehmen dieser Welt leitet. Ob damals Kanzler Schröder oder war es schon Frau Bundeskanzlerin Dr. Merkel oder wenigstens der Hamburger Bürgermeister zur Einweihung gekommen ist? Nein, das scheint nicht so gewesen zu sein. Man will hier keinen Besuch, erst recht keinen von echten Menschen, erst recht keinen von Prominenten. Michael fällt in die Kategorie „echter Mensch".

Jetzt aber ist es soweit, wird diese schwarze Kiste gefunden und die Knöpfe darauf zum Drücken verstanden. Michael betätigt ohne langes Zögern den weißen Knopf neben einem kleinen Schild mit der Beschriftung „Facebook". Dann steht er da, wartend, abwartend und nichts mehr denkend.

Manchmal ist das Schöne an der Zeit an sich, dass sie voranschreitet. Dem ist hier so, denn endlich ist Schluss mit warten und es meldet sich eine Stimme. Nicht wie erwartet, eine weibliche. Nicht wie erwartet, eine klare deutsche oder englische. Nein, es ist eine Stimme, die Deutsch mit einem starken Akzent spricht. Osteuropäisch oder asiatisch? Nun, das ist ganz genau noch nicht aus dem „Guten Tag. Was du wollen?" herauszuhören.

Eine Sekunde vergeht und dann noch ein paar mehr. Zehn Meter entfernt sitzen die Halbhippen an Tischen und verzehren weiterhin irgendwas Halbhippes. Michael hat sich endlich gefangen, sagt seinen Namen und schiebt nach, dass er eine soziale Organisation leite. Zögern. Ja, das tut er doch auch! Oder nicht? Doch, ja! Jetzt hört er sich reden, es kann sein, dass er Englisch redet, er weiß es nicht, zumindest sagt er, dass ihm der Account gesperrt worden sei, die Sache sei sehr wichtig, daher wäre er hier.

Die Stimme, der Akzent scheint doch eher chinesisch zu sein, und nein, nicht unfreundlich, eher ungeübt, aber auch nicht richtig freundlich. Es geht der Stimme darum, keinen Ärger zu bekommen, das sagt die Stimme nicht, aber man spürt es. Die Stimme sagt, Michael „können seinen Brief in den Briefkasten werfen".

Das hat er ganz vergessen, dass er vor zwanzig Sekunden erwähnte, einen wohlformulierten Brief dabei zu haben. Danke Stimme, du bist sehr aufmerksam. Nur wo ist dieser Briefkasten und wo ist dieses Gebäude, in welchem das wichtigste Unternehmen der Welt seinen Deutschlandsitz hat? Fragen über Fragen, die er sich gar nicht mehr traut, der Stimme zu stellen. Man weiß einfach nicht, wieweit sie einen versteht.

Die Stimme sagt, dass sie die Tür öffnet. Michael geht ein paar Meter zu einer Tür, die sich nun öffnen lässt. Er betritt ein ganz normales Gebäude mit ganz normalen Briefkästen. Jener von Facebook Deutschland kommt ihm kleiner vor wie seiner eigener. Er dreht sich noch einmal um, aber kann keine Überwachungskamera entdecken. Dann lässt er seinen Brief los und die Sache ist damit „im Kasten".

Die Anfänge

Der Marktstand. Oder wie alles begann

Die Erde dreht sich, die Sonne scheint wie immer durch das All und damit auch auf unseren Planeten. Und sonst? Ist am 20. Dezember 2019 alles wie immer. Chinesische Händler wie Chen Qingbo, Corona Patient Nummer 1, so recherchiert es bald schon der Chinakorrespondent des deutschen Spiegel, bauen bereits um 5 Uhr morgens ihre Marktstände auf und ähnliches geschieht ebenso auf der ganzen Welt. Gut, hier und da halt zeitversetzt.

Seit Jahrtausenden begeben sich Menschen auf Märkte. Die Sache ist einfach praktisch, man kann dort all das erwerben oder tauschen, was sich alleine weder jagen, anbauen oder herstellen lässt. Und weil dem so ist, macht sich nicht nur Chen Qingbo im fernen China, sondern eben auch Dieter im Rheinland, das liegt in Deutschland, recht früh am 20. Dezember auf, um ebenso einen Markt zu besuchen. Dies allerdings nicht als Händler, sondern als Kunde. Und sein Bruder Michael? Der geht meist nicht vor 2 Uhr nachts ins Bett und befindet sich somit gerade in einer Tiefschlafphase.

Zurück nach China auf den Huanan-Markt in der Nähe des Hauptbahnhofs von Wuhan. Hier stehen die Händler täglich und verkaufen Fische, Meeresfrüchte, Schweine und andere Haustiere bis hin zu lebendigen Vögeln, Reptilien, Amphibien oder Insekten. Und wem das nicht reicht, der findet auch ganz Exotisches wie Zibetkatzen, Sikahirsche oder sogar malaiische Schuppentiere. Letztere sind echsenartig, werden bis 40 Kilogramm schwer und existieren bereits seit 80 Millionen Jahren auf unserer Erde. Damit sind sie als Gemeinschaft etwa 79,97 Millionen Jahre länger als der Homo Sapiens auf „unserem" Planeten. Und noch etwas: Jene malaiischen Schuppentiere werden nach wie vor als mögliche Quelle für das SARS-COV-2-Virus diskutiert.

Dieter, seines Zeichens Internist und Onkologe, weiß zu diesem Zeitpunkt noch gar nichts von einem Ausbruch eines Virus im fernen Wuhan. Auch ist das Corona-Virus in Deutschland noch vollkommen unbekannt. Dafür sind ihm jedoch die rheinischen Marktstände umso bekannter, zumal es dort auch exotische Sachen gibt – wie etwa Camembert aus der Normandie, geräucherte Edelsalami mit Rotwein und Trüffeln aus Spanien bis hin zu grünen Oliven gefüllt mit Mandeln aus Griechenland. Und neben Bio-Bäckereien oder Tee-Ständen gibt es hin und wieder auch einen

Marktstand mit poetischem Spielzeug.

Einmal hat Dieter da einen seltsamen Papier-Papagei Lieder singen gehört, während rotgrüne Aufziehechsen sich dazu tanzend im Kreis drehten. Solche Szenerien mag er, denn sie erinnern ihn an die eigene Kindheit und damit an das Staunen über diese Welt. Aber ein malaiisches Schuppentier oder eine rumänische Fledermaus, so etwas hat er hier noch nie gesehen. Will er auch gar nicht. Ja, was er denn eigentlich will? Nichts Besonderes, würde er auf die Frage antworten, einfach jeden Freitag auf diesen Markt kommen will er, um hier einzukaufen. Denn dieses morgendliche Herumflanieren, das ist seine ganz persönliche Meditation.

Germany

„May he live in interesting times." Es war Robert F. Kennedy, der das alte chinesische Sprichwort auch im Westen bekannt machte. Übersetzen muss man es nicht, sollte aber vielleicht verstehen, dass es auch als Verfluchung angesehen wird.

Also gut, das Sprichwort findet sich nicht am letzten Tag des Jahres 2019 auf der Internetseite der WHO, stattdessen war da zu diesem Zeitpunkt folgendes nachzulesen: „Am 31. Dezember 2019 wurde die WHO über Fälle von Lungenentzündung mit unbekannter Ursache in der chinesischen Stadt Wuhan informiert. Daraufhin identifizierten die chinesischen Behörden am 7. Januar 2020 als Ursache ein neuartiges Coronavirus, welches dann vorläufig als „2019-nCoV" bezeichnet wurde.

Nun ja, der letzte Tag des Jahres ist immer ein besonderer. Man schaut etwas länger als sonst zurück wie auch intensiver nach vorne in die nahe oder weite Zukunft. Allerdings dürften weltweit die allermeisten Menschen von jener Nachricht aus China gar nichts mitbekommen haben und wenn doch, dann war es an diesem Tag nur eine Meldung von vielen. Ein Virus anzukündigen, das kann vorkommen und bedeutet erst einmal nicht den Untergang der Menschheit. Wäre dem so, dann gäbe es uns ja schon lange nicht mehr. Daneben veröffentlicht die WHO solche Meldungen zwar nicht am laufenden Band, aber doch gelegentlich. Und nur selten entsteht daraus dann wirklich „das ganz dicke Ding".

So gesehen dürfte es irgendwo außerhalb von China ein paar

Sorgenfalten mehr gegeben haben und dann war schon Silvester, flogen in Paris, New York, Berlin, Tokyo und Sydney die Sektkorken in luftige Höhen. Nur, ganz so leicht und frohsinnig ging es da schon nicht mehr in jener Stadt namens Wuhan zu. Damals kannte diese in westlichen Ländern kaum jemand, heute kennt sie weltweit jedes Kind.

Bhagwan und Ganzkörperkondome

Michael kann sich nur noch unpräzise an jenes Gefühl entsinnen, als er ein paar Wochen später von der Nachricht aus Wuhan bezüglich einer Epidemie aus den Radionachrichten erfuhr.

In diesem Moment erinnerte er sich an die 80er-Jahre. Damals war in einer Nachrichtensendung zu hören, dass ein gewisser Bhagwan vor AIDS warnte und seine Jünger ab sofort nur noch Sex in Ganzkörperkondomen verrichten durften. Dies sorgte für ein Lachen, denn die Sendung kam über die Lautsprecheranlage eines Reisebusses, welcher Abiturienten nach Frankreich fuhr. Es war eine Abitur-Abschlussfahrt – und ja, es war eine schöne. Michael lachte auch, aber leiser, denn er kannte diese Bhagwans von einigen Diskothekenbesuchen. Man konnte ihnen alles Mögliche vorwerfen, nur nicht, dass sie eine total verwirrte Sekte waren, sondern eben eine mit Verstand und Lebensfreude. Wenn sich also deren Anführer entschloss, ab sofort Schluss mit dem triebhaften Leben zu machen, dann hatte dies etwas zu bedeuten. Und so war es dann ja auch.

Zurück ins Jahr 2020: So ähnlich wie auf der Abschlussfahrt nach Frankreich erlebte Michael nun diese Nachricht aus China. Es klang nicht gut, nein, überhaupt nicht. Denn: Wenn sich eine noch in der weiten Ferne befindliche Krankheit epidemisch auf Menschen übertrug und dies den deutschen Nachrichten eine Meldung wert war, dann wäre es ziemlich logisch, dass wir diese Epidemie auch bald in Deutschland erwarten können. Und er dachte weiter, erkennend, dass es in Europa keinen indischen Guru gibt, der allen sagt: „Trage Ganzkörperkondome, wenn du einkaufen gehst." Und irgendwann dachte er nochmals weiter – an einen mittlerweile in die Jahre gekommenen Hit, mit dem einprägsamen Titel „Gekommen, um zu bleiben". Wie ging nur die Melodie noch gleich?

Auf der Suche

Und was macht sein Bruder Dieter zu diesem winterlichen Zeitpunkt? Er durchsucht besorgt das Internet und je mehr er findet, desto ernster wirkt er. „Das sieht aber gar nicht gut aus", murmelt er vor sich hin.

Schnell wird aus dunkler Ahnung unerwünschte Gewissheit: Da draußen, da irgendwo in den Weiten des fernen Chinas hat sich etwas zusammengebraut, etwas, was man auch einen schwarzen Schwan nennen kann. In diesem Fall heißt der Schwan „SARS-CoV-2 Virus" und die dazugehörige Krankheit nennt sich medizinisch formuliert Covid-19. Wie gesagt, oder noch nicht gesagt, der Dieter ist Onkologe. Er versteht die Informationen über besagtes Virus schnell zu werten und einzuordnen. Das macht er dann auch mehrmals und jedes Mal endet es gleich: nämlich besorgniserregend!

Aber als wissenschaftlich geschulter Mensch ist er es gewohnt, sich eine Situation genau anzuschauen. Jetzt entdeckt er in den Tiefen des Internets ein Video. Nach drei Sekunden ist er bereits elektrisiert: Es handelt sich um ein mit dem Handy erstelltes Video, welches überfüllte Krankenhausflure zeigt. Angeblich spielen sich die Szenen in Wuhan ab, einer Stadt in China. Kranke sind zu sehen, auf dem Boden liegend, an Wände gelehnt, stets den Kopf gesenkt haltend. Eine riesige Menschenschlange steht in einer anderen Sequenz vor einem Hospital.

Dazu kommentiert eine Sprecherstimme in Englisch mit chinesischem Akzent die Szenen. Demnach handelt es sich bei diesen Menschen um Corona-Opfer und deren Angehörige. Am Ende des Films ist ein überfüllter und chaotisch anmutender Krankenhausflur mit Kranken in aneinander gereihten Betten zu sehen. Aber das ist gar nicht mal das Schlimmste, sondern der Umstand, dass sich der Film am nächsten Abend nicht mehr im Internet auffinden lässt.

Da war also mehr als ein ungutes Gefühl. Vielmehr standen die Nackenhaare auf Höchststand und diese Unruhe stieg an, also diese uralte menschliche Angst vor dem Säbelzahntiger. Denn: Wenn das alles echt und halt nicht ein schlechter Scherz von chinesischen Filmstudenten war, dann müssten doch die westlichen Geheimdienste diesen Film bereits an Politiker geleitet haben. Oder etwa nicht?

Ja, das werden sie vielleicht auch getan haben, aber was sollen Politiker jetzt schon machen, außer sich zu beraten? Und was ist mit den Presseagenturen wie der stolzen DPA? Die müssten doch davon etwas mitbekommen haben und die Bürger dieser Welt jetzt anständig informieren? Oder sind auch die Kunden dieser Agentur, also die vielen Tageszeitungen und Magazine, schon so regierungsnah? So nah, dass man dort erst einmal abwartet, was Washington, Paris, Tokyo oder Berlin als westliche Doktrin herausgeben? Keine Ahnung! PR, Marketing und Propaganda stehen nicht auf dem Lehrplan eines Mediziners.

Was wir aber alle wissen, ist, wie die Geschichte weiterging: Wenige Tage später waren im deutschen Fernsehen auf allen Sendern Filmsequenzen zu sehen, auf denen Bulldozer mit dem Bau eines riesigen Krankenhauses begannen. Spätestens diese Bilder machten die aufkommende Gefahr bewusst und dass da unten am anderen Ende der Welt, in China, ein seuchenhafter Wirbelsturm ausgebrochen war, einer, der sich in kürzester Zeit über die gesamte Welt ausbreiten konnte.

Es dauerte dann auch nur noch sieben oder acht Wochen und ähnlich dramatische Bilder erreichten uns aus Italien. Das war noch einmal etwas anderes, denn das war aus deutscher Sicht der Nachbar vom Nachbarn – und somit extrem nah.

Silvester in Ischgl

Ja, er hat eher begrenzte Fähigkeiten, zumindest aus Sicht eines Skiprofis: Dieter ist halt nicht der beste Skifahrer. Und nein, das würde er auch gar nicht von sich behaupten. Aber bei einem zweiten Blick auf seine winterliche Kunst erkennt man noch anderes, etwas, was er mit den Besten der Besten teilt: Es macht ihm einen Heidenspaß. So geschah es, wie schon oftmals traditionell zuvor, dass Dieters Familie sich im Winter 2019 gen Süden per Auto begab. Na gut, das was sich da in Marsch setzte, ist für moderne Menschen schon eher eine Großfamilie, weil Dieter zweimal geheiratet hat und somit mehrfach Vater wie auch Stiefvater ist. Diesmal hieß das winterliche Ziel Ischgl. Ja genau, jenes berühmte Ischgl, an dessen Bars man sich im Februar 2020 zu Wodka-Cola gleich den Corona-Virus mitbestellte.

In einem so großen Skigebiet war aber Dieters Reisegruppe noch nie zuvor gewesen. Macht aber nix, denn Dieter, das ist so seine Art, hatte natürlich schon für alles vorgesorgt: Ein altes, einfaches Bauernhaus war bereits preisgünstig angemietet und würde für die Unterbringung von neun Menschen in Kappel, dem Nachbarort von Ischgl, reichen.

Am Abend kommt man im Dunkeln an und die Stimmung ist bestens. Aussteigen, Arme dehnen, Beine stretchen und nicht vergessen: einatmen und ausatmen. Die Luft fühlt sich da oben in den Alpen so gesund an, meint da auch Dieters Ehefrau Maria.

Schon am nächsten Morgen beginnt der Skispaß. Genauer gesagt, geht es mit dem Wagen gen Ischgl und am dortigen Ortseingang in die Tiefgarage. Aussteigen, auspacken und los. Erst einmal zu Fuß, aber eben nicht sehr weit, denn schon steht man auf einer Rolltreppe, welche durch einen supermodernen Glasbau zur sogenannten Pardatschgratbahn führt. Das seltsame Wort lässt es nicht vermuten, aber es handelt sich hierbei um eine Kabinenbahn der Superlative. „Tolllll", oder „Ehhh, suuuuper" oder „Nää, entfährt es da den beeindruckten Rheinländern.

High-Tech, riesige rote Kabinen, futuristisch runde Formen – das ist Ischgl. Daneben geschieht die Fahrt fast so geräuschlos wie in einem Segelflugzeug. Neun Minuten später befindet sich die Gruppe am Ziel und damit 1.200 Meter höher. Das Begrüßungskomitee ist auch schon da: Kaiserwetter. Nein, das ist kein Dessert, sondern so nennt man hier oben den majestätischen Sonnenschein inklusive Ausblick über verschneite Alpen. Dieter überlegt noch, ob die Österreicher das auch schon können, also „so technisch am Wetter was drehen". Und ja, auf 2.600 Meter Höhe geht der Blick tatsächlich schon mal in die Tiefe und in diesem Fall zur „Idalp". Oder halt weiter nach oben und da wäre der „Birkelkopf" zu nennen, ein waschechter Dreitausender.

Was man noch wissen sollte? Klar, da sind bestens präpariert die breiten Skipisten – und mit 240 Kilometern Gesamtlänge gehört das alles zur Weltspitze. Nur, das alles hat nicht die Natur oder der liebe Gott einfach so hingestellt. „Nein", denkt Dieter, „es wirkt unnatürlich". Aber der kleine kritische Schub an dieser „schönen neuen Welt" ist nur eine Momentaufnahme, die sich bald aufgrund bester Pistenverhältnisse und allerschönster Abfahrten in klarer Winterluft auflöst.

Wenn es am schönsten ist, soll man gehen. Oder halt die Pardatschgratgondel nehmen, um sich abwärts tragen zu lassen. Das machen dann auch Dieter und Maria. Und die Kids? Sind genau genommen alle längst erwachsen und tummeln sich noch oben in der Bergwelt. Unten angekommen muss man nicht lange suchen, um die Schatzibar zu entdecken, zumal sich bereits am frühen Nachmittag davor ein Menschenpulk befindet. Die Stimmung ist bereits draußen ausgelassen, in der Bar möglicherweise noch etwas „heißer". Schließlich soll es im „Schatzi" unter anderem „Tanz oben ohne an der Stange" geben. Stattdessen geht es aber ins jugendfreie Kitzloch. Richtig, jenes Lokal, welches in den nächsten Wochen und Monaten in Österreich und Deutschland für „die" Verbreitung des Corona-Virus stehen wird.

Und das Gebäude selbst? Okay, es ist zugegebenermaßen mitsamt seinem Tiroler Stil wunderschön. Da ist zum einen das weiß gekalkte Parterre und darauf setzen sehr gelungen drei Stockwerke aus Holz auf. Die sich vor dem Gebäude befindliche Außenbar wird von Heizstrahlern erwärmt. Hocker und eine lange Holzbank laden zum Verweilen ein und schon wird bestellt: Aperol-Spritz. Hochpreisig. Was soll es. Macht schließlich Spaß, das Dasein hier oben an der gesunden Luft. Nebenbei ist zu erfahren, dass es drinnen Après-Ski bereits ab fünfzehn Uhr mit DJ Boris gibt. Nein, nicht der Wimbledon-Sieger. Darüber hinaus zählen seit zwanzig Jahren hier die Spareribs zu den Klassikern. Warum das jetzt wichtig ist? Gute Frage, Dieter hat es vergessen, aber er hat sich das halt gemerkt.

Er und seine Frau werden, dies sei verraten, an den nächsten drei Nachmittagen an genau der gleichen Stelle den Abend beginnen, und ja, richtig mitgedacht, dies ebenfalls mit Aperol-Spritz. So lässt es sich leben und eben auch gut warten: Also auf die eigenen Kinder, die nicht nur da oben recht sicher auf den Skiern stehen – sondern eben auch sonst im eigenen Leben.

Trotzdem, hier werden diese wieder zu jenen Jugendlichen, die sie ja auch einmal waren, und die rasen jetzt die Hänge herunter bis offiziell Pistenschluss ist. So ist die Jugend, auch die fortgeschrittene. „Gut so", denkt sich Dieter und ordert noch eine Runde Aperol-Spritz.

Und dann begann plötzlich das Corona Zeitalter

Telefon

Telefonieren mit dem Bruder. Es ist Ende Februar 2020, genauer gesagt der einundzwanzigste. Und ja, die Kindheit liegt lange zurück und der Kontakt war seit Jahrzehnten nicht richtig dicke. Nach einem Geplänkel über das Wetter und das Leben an sich kommt der Ältere zur Sache: Er kann nicht so gut schlafen. „Dieses Virus." Und ja, man müsse „was unternehmen". Das stimmt schon, nur was? Man redet, man diskutiert. Ja, dieses „was", das sollte etwas Gutes sein. Immerhin, da kommen Ideen und man hat ja auch Erfahrungen im Leben sammeln können.

Das vorläufige Ergebnis des einstündigen Telefonats klingt vielversprechend: Eine Internetseite, die allen von der Pandemie betroffenen Menschen in Deutschland mit Rat und Tat hilft. Es stimmt schon, also aus heutiger Sicht, knapp ein Jahr später hört sich das alles naiv an, nein, fast schon größenwahnsinnig. Eine Schnapsidee? Möglicherweise. Aber, so beteuern die beiden Brüder rückblickend, bei dem Telefonat waren sie gar nicht betrunken. Nein, weder Wein noch Bier. Und Schnaps? Nein, den trinken beide nie. So gesehen war es schon doch eine richtige Idee.

Piefke oder nicht

Im Kitzloch kamen dann alle Mitarbeiter nach dem 7. März in Quarantäne. Franz Hörl, der Betreiber, ließ aber nach kurzer Unterbrechung das Kitzloch mit neuer Mannschaft weiterlaufen. Zu diesem Zeitpunkt waren in China 60 Millionen Menschen in Quarantäne und diese schien erst der Anfang zu sein.

Übrigens befindet sich ganz in der Nähe des Kitzlochs ein weiteres sehr großes Lokal vom Hörl. Die Rede ist vom „Kuhstall". Auch dieses blieb zunächst offen, solange bis es nicht mehr ging und alles behördlich geschlossen wurde. Wie sich herausstellte, waren fünfzehn Kollegen des 36-jährigen Barkeepers im Kitzloch positiv auf SARS-CoV-2 getestet. Erst am 13. März 2020 wurde dann der gesamte Ort Ischgl mit allem Drum und Dran überstürzt geschlossen – und auch die bereits Infizierten schmiss man einfach raus. Nein, das war nicht unmenschlich, man ließ sie schließlich nach Hause reisen – all die Piefkes.

Ischgl ist bereits in die deutsche und österreichische Geschichte des 21. Jahrhunderts eingegangen. Sölden, der zweite Skiballermann Österreichs, kam PR-technisch besser davon. Man schloss dort zwar später, aber dafür dezenter und leiser.

Ein österreichischer Nachtisch

Sebastian Kurz, der junge und stets geschniegelte österreichische Kanzler, äußerte sich in einem Interview im Mai 2020 zu den Vorkommnissen rund ums Kitzloch erstaunlich weise: „Mein Eindruck ist, dass dieses Blame-game, dieses sich gegenseitig beschuldigen, nichts bringt. Wenn sie in Ischgl jemanden beschuldigen „ihr seid schuld", dann werden die wahrscheinlich zu Recht antworten, dass es in Tirol die Italiener eingeschleppt haben und die Italiener werden den Chinesen die Schuld geben".

Übrigens gab es am 15. Mai noch eine offizielle Mitteilung der Behörden in Ischgl: Der Ort, also Ischgl, sei wieder frei vom Corona-Virus. Ja, Herrgott. Die Infizierten waren ja ausgewiesen, einige sogar bereits verstorben. Aus Ischgl selbst ist seitdem zu hören, dass man der in Sachen Viren sicherste Skiort des Landes werden will. Das ist auch wünschenswert.

Graf Dracula & Corona

Als Michael in Aachen Student war, pflegte er nachts in einem Park zu joggen. Das Problem waren die vielen Fledermäuse. Diese begleiteten ihn da immer wieder gerne und es waren sogar schon mal kleinere Gruppen. Das Gefühl war mulmig, aber das war den Tieren sicherlich egal. Diesen ging es um die Jagd nach Mücken, welche sich da nachts dem Jogger nähern wollten. Es dauerte, bis Michael das verstand, änderte aber nichts an dem unwohligen Gefühl. Gut, das ist lange her und seitdem kamen in seinem Leben Fledermäuse nicht mehr vor – auch nicht als Überträger von Covid-19. Letzteres ist aber ein Verdacht der Wissenschaft, also dass die Fledermäuse für die Verbreitung des Virus verantwortlich sind.

Andererseits nimmt das Tier kulturell eine besondere Stellung ein, da es selbst als gruselig angesehen wird. Plötzlich im neuen Jahrtausend steht die kleine Fledermaus also nicht nur im anhaltenden medialen Interesse, sondern eben auch im wissenschaftlichen. Daneben befinden wir uns auch kulturwissenschaftlich bei diesem Thema inmitten einer modernen Mythologie rund um Dracula, Vampire, Unsterblichkeit und halt die besagte Fledermaus.

Zuerst aber fällt einmal das seltsame Aussehen der Tiere auf. Dank ihrer lederartigen schwarzen Flügel erscheinen diese eher wie zu kleine, bösartige Engel. Solche nennt man landläufig auch Dämonen. Daneben ist an ihnen fast alles in Schwarz gehalten, was wiederum mit ihrer Tarnung in der Nacht und ihrem Ausruhen an geschützten Stellen wie Höhlen zu tun hat.

Wenn man so will, ist das ein uraltes „Form follows Function", wobei die Form halt auch Farben mit einschließt. Betrachtet man diese Aspekte also genauer, dann verlieren die Tiere ihren Nimbus als sogenannte „Ausgeburten der Hölle".

Zum Teil kamen Fledermäuse wohl zu diesem unangenehmen Ruf, weil das Dunkle für uns Menschen das Ungewisse darstellt. Wir können uns im Dunkeln nicht sicher bewegen und das macht halt Angst. Wer sich dunkel kleidet, drückt Macht über andere aus. Denn jener, der das Schwarze trägt, der beherrscht zugleich das Ungewisse an sich. Somit ist ein solcher der Mächtigere. Aber es gibt da einen banalen und recht günstigen „Zaubertrick", um sich hier aus der dunklen Affäre zu ziehen: Man kleide sich ebenfalls in Schwarz.

Vampirfledermäuse

Eine Vampirfledermaus? Nein, das ist keine Maus, sondern eine Fledermausgattung, die lediglich auf dem amerikanischen Kontinent vorkommt. Übrigens lautet der Fachbegriff „Desmodontinae". Da diese Vampirfledermäuse keine Insekten fressen, verfügen sie lediglich über scharfe Vorderzähne, womit sie hervorragend die Haut ihrer Opfer durchbeißen können, um darauf deren Blut herauszusaugen. Letzteres geschieht in Maßen, weshalb so manches Opfer weiterleben kann.

Das ist dann fast schon eine gute Sache, könnte man jetzt denken. Leider ist dem nicht ganz so, denn prinzipiell tummeln sich in

Fledermäusen jede Menge Viren. Oft kommt es daher vor, dass diese Krankheiten wie Tollwut übertragen. Beobachtungen dieser Art mögen auch dafür verantwortlich sein, warum der moderne Kult um Dracula und Vampire so eng mit den kleinen Flugtieren verbunden ist.

Andererseits war dies nicht immer so. Bereits die alten Ägypter versahen ihre Gräber mit Fledermausdarstellungen. Um Dämonen und böse Geister abzuwehren, war es etwas später bei den alten Römern dann Brauch, die Tiere an die Stalltüren zu nageln. Warum auch immer, dieser Brauch verschwindet mit dem Untergang des Reichs und es kommt darauf im Mittelalter zu einer Neudeutung: Ab da verkörpert in Europa die Fledermaus das Unreine oder Böse.

Ganz anders ist es bis heute in Asien, so werden die Tiere auf Bali als Gottheiten verehrt und in China stehen diese für Glück und ein langes Leben. Letzteres erklärt dann auch den Umstand ein wenig mehr, warum die glücksbesessenen Chinesen vom Handel mit und dem Verzehr von diesen Tieren nicht lassen können.

Eckhart Tolle. Und was das Virus spirituell bedeutet

Eckhart Tolle? Wie der Name schon sagt, dieser Mann stammt aus Deutschland. Und was der Name nicht besagt? Jener Tolle lebt heute in Kanada. Hört man einen Vortrag von ihm in englischer Sprache, dann versteht man die lange Einleitung, denn das Deutsche kommt mehr als deutlich durch, besser gesagt, der Mann spricht eigentlich seine Muttersprache und übersetzt sie in der allerletzten Millisekunde gerade noch ins Englische. Wer es nicht glaubt, höre sich Vorträge von Eckhart Tolle, er ist eine Art spiritueller Lehrer, im Internet an. Berühmt wurde er übrigens durch ein Buch mit dem bestimmt nicht zufälligen Titel „Jetzt". Denn letztlich kreist seine Lehre sehr stark um unsere Gegenwart und wie wir Menschen zu dieser stehen – also meist falsch.

Kommen wir zur Sache: Was hat uns jener Tolle zum Thema Corona zu sagen? Zuerst stellt er klar: „Wir kommentieren und bewerten ständig. Aber das, was passiert, ist erst einmal das, was passiert." Richtig, das hat schon wieder etwas mit dem Wort „Jetzt" zu tun, denn würde man in der Gegenwart leben, würde man nicht ständig von dieser abweichen.

Tolle erklärt dazu, dass der Mensch ein Wesen mit viel Angst ist. Und diese entsteht, wenn wir die Gegenwart beständig mit Vergangenheit und Zukunft vermischen. Anders gesagt, wir denken uns Schreckensszenarien aus und transportieren diese über Bilder und Gedanken in die Gegenwart. Dann, inmitten von diesem „Jetzt" erleben wir Angst und Schrecken vor etwas, das gar nicht eingetreten oder existent ist.

Aber es muss ja auch einen Ausweg geben. Tolle weist auf einen solchen in Zeiten von Corona hin und empfiehlt die klassische Achtsamkeitsmethode. Diese wurde von Buddha hinterlassen und funktioniert erstaunlich einfach: Man beobachte einfach konzentriert seinen Atem – und zähle für jedes Ein- und Ausatmen mit, bis man die Zahl 21 erreicht hat. Darauf wiederholt man das solange, wie man will. Das ist alles. Klingt erst einmal einfach, ist dann aber erstaunlich schwer. Jedoch wird es bei einiger Übung mit der Zeit einfacher. Versprochen. Ach so, diese Methode kann ein jeder ausführen, ganz egal welcher Religion er angehört und ja, auch Atheisten dürfen mitmachen.

Eckhart Tolle erklärt, dass private Krisen wie auch kollektive (wie etwa die Pandemie) dazu da sind, uns an unsere tiefen Ängste zu führen. Der Grund ist klar, wir sollen diese auflösen. Er erwähnt hierzu eine Parabel von Jesus, in der die Grundzüge eines soliden Hausbaus erläutert werden. Besonderes Augenmerk liegt dabei auf dem Fundament, welches möglichst direkt auf Stein gründen sollte. Jedoch, so betont Tolle in seiner Interpretation, bauen viele Menschen ihr Haus leider nicht auf festen Stein, sondern auf Sand.

Man muss nun verstehen, dass hier mit dem Haus das Leben selbst gemeint ist. Kommt es zu Stürmen, dann brechen jene auf Sand gebauten Häuser und damit das eigene Leben in sich zusammen. Wiederum ist mit dem Fundament auf festem Stein das Vertrauen in das eigene Dasein im Moment der Gegenwart gemeint. Ist dieses vorhanden, verschwindet jegliche Angst. Spätestens „jetzt" dürfte erkennbar sein, warum Eckhart Tolle Eingang in dieses Buch gefunden hat. Der Verweis auf die Pandemie und die stürmische Unruhe, welche diese in unser Leben bringt, liegen schließlich sehr nah beieinander.

Die Sache mit den Bezeichnungen

Michael machte sich in der Schule ein paar Mal einen Spickzettel. Er kann sich „nichts" gut merken und unter Stress wird es noch schlimmer. Wiederum waren diese Zettel raffiniert, fast erinnerten sie an eine Programmiersprache. Dies aus einem originellen Grund: Nur er selbst konnte den Spickzettel lesen. Der Witz war tatsächlich der, dass er die meisten Wörter einfach mit Anfangsbuchstaben schrieb und nicht mehr. Wenn er die einzelnen Buchstaben dann las, erinnerte er sich an alles Weitere und das war der Sinn des Spickzettels. Ja, so kommt man auch durch das Leben. Fast schon so wie die US-Amerikaner, denn diese lieben ebenfalls sprachliche Abkürzungen. Zum Beispiel spricht man dort zumeist von Cov-19 oder ähnlich.

In Deutschland wiederum hat man gerne eingängige Namen – und daher sagt man hier zur SARS-CoV-2-Pandemie einfach nur Corona. Nur fachlich richtig ist das nicht. Daher hier einmal die offizielle Erklärung der korrekten Benennungen: Die Lungenkrankheit, welche das neue Corona-Virus (SARS-CoV-2) auslöst, wird zunächst „Covid-19" genannt. Der Name setzt sich zusammen aus „CO" für „Corona", „VI" für „Virus" und „D" für „disease", also dem englischen Wort für Krankheit. Wiederum steht die Ziffer 19 für das Jahr, in welchem die Krankheit ausgebrochen ist – daher 2019. Vielleicht ist in diesem Zusammenhang der Hinweis interessant, dass die Weltgesundheitsorganisation (WHO) verantwortlich für die Vergabe von Krankheitsnamen ist und so geschah dies dann auch im Fall Covid-19.

Aber Achtung: Bis hierhin haben wir lediglich den Namen der Krankheit besprochen. Der Auslöser von dieser, das neue Virus, trägt den offiziellen Namen „Sars-CoV-2". Es gehört zur Familie der Corona-Viren, die schon seit den 1960er Jahren bekannt sind. Daher hieß es anfangs auch in den Nachrichten das „neue" oder „neuartige" Corona-Virus.

Dieses neue Corona-Virus ist eng mit dem Sars-Corona-Virus verwandt, das in den Jahren 2002 und 2003 in Erscheinung trat und an dem mehrere Hundert Menschen verstarben. SARS steht als Abkürzung für „Schweres Akutes Respiratorisches Syndrom". Und noch etwas: Die Richtlinien zur Vergabe von Namen für Viren kommen vom International Committee on Taxonomy of Viruses

(ICTV). Zu Deutsch bedeutet letzteres in etwa: internationales Komitee für die Taxonomie von Viren.

Und die Biermarke Corona? Nun ja, hinter dieser steht die mexikanische Brauerei AB InBev, welche das Bier namens Corona in 180 Ländern anbietet. Es handelt sich um eines der umsatzstärksten Biere der Welt. Tatsächlich leidet der betreffende Umsatz seit der Pandemie. Nach Umfragen von Mitte 2020 meiden dieses Getränk zunehmend mehr Menschen.

Gegenwärtige Erkenntnisse und Theorien

Kommen wir zurück zu den Fledermäusen, genauer gesagt zu den Hufeisennasen. Denn in diesen Fledertieren, aus einer Höhle 900 Kilometer entfernt von Wuhan stammend, soll im Oktober 2019 das SARS-CoV-2 Virus von chinesischen Wissenschaftlern nachgewiesen worden sein. Genauere Erbgutvergleiche zeigten die nahe Verwandtschaft des neuen Virus mit jenem aus der Fledermaus. Dem muss man noch hinzufügen, dass bei natürlichen Mutationswegen dieser mögliche Vorläufer noch Hunderte von Mutationen durchlaufen müsste, bis er dann SARS-CoV-2 Virus genannt werden könnte.

Es mag überraschen, aber Fledermäuse sind von Virologen sehr gründlich untersuchte Wildtiere. Dies liegt nicht am anhaltenden Vampir-Kult der jüngeren Vergangenheit, sondern an den medizinischen Vorkommnissen: Die Tiere tragen ein großes Reservoir an Viren in sich und sind damit für Wissenschaftler eine wahre Fundgrube. Dabei fasziniert die Fachwelt unter anderem ihr besonders gut funktionierendes Immunsystem. Dieses hat sich wiederum über die letzten 50 Millionen Jahre und damit seit Anbeginn der Existenz von Fledermäusen den jeweiligen „viralen Herausforderungen" hervorragend angepasst.

Auch zeigen Computermodelle über das besagte Immunsystem der Tiere bei sehr hoher Viruslast einen bestens funktionierenden Schutz. In den Tieren wird von körpereigenen Immunzellen ein sogenanntes Alpha-Interferon gebildet, dieses hemmt die Virusvermehrung, aktiviert das weitere Immunsystem und ist kontinuierlich an der Kontrolle der Viren beteiligt. Und jetzt sind wir an einen wichtigen Punkt angelangt: Eben dieses Interferon erzeugt in der Fledermaus definitiv keine solch starke Entzündungs-reaktion wie bei anderen Tieren – eingeschlossen uns Menschen. Möglicherweise ist also die hohe Interferonmenge das Geheimnis für den guten Virusschutz der Fledertiere.

Und noch etwas: Auch Kinder weisen einen verhältnismäßig hohen Interferonspiegel auf und damit einen höheren Infektions-schutz. Dies könnte auch einer der Gründe sein, warum sich unsere Kleinsten mit SARS-CoV-2 seltener infizieren und selbst bei einer Infektion oftmals asymptomatisch bleiben.

Schön und gut, aber was ist nun mit uns Erwachsenen? Der ausgewachsene Mensch verfügt über hohe Mengen an sogenannten Gedächtniszellen, das sind spezielle T-Lymphozyten. Diese können noch nach vielen Jahren ein bestimmtes Antigen wie etwa einen Virus wiedererkennen. Anders gesagt: Die Immunabwehr eines Erwachsenen setzt nicht so sehr auf Flexibilität, sondern auf bereits erlangte Anlagen, was letztlich auch effizient ist. Dieser Um-stand erklärt auch, warum es Kinder so viel leichter mit SARS-CoV-2 aufnehmen können als etwa ihre Eltern und Großeltern.

Viren und Bakterien

Viren sind keine Bakterien. Ein gravierender Unterschied besteht bereits aufgrund der Größe, denn Bakterien haben einen Durch-messer von bis zu einem Mikrometer. Damit sind diese durch-schnittlich bis zu hundert Mal größer als Viren, welche eine Größe von 20 bis 300 Nanometer aufweisen. Auch kann man unter einem Lichtmikroskop Bakterien noch gut erkennen, während man für Viren schon ein modernes Elektronenmikroskop benötigt.

Nur damit es hier einmal gesagt ist: Influenzaviren können eine Größe von bis zu 120 Nanometer aufweisen und für Coronaviren gilt eine Größe von bis zu 160 Nanometer. Daneben fliegen die Viren gar nicht vereinzelt durch die Luft, sondern sind in größere Tröpfchen eingeschlossen, deren Namen mittlerweile jeder schon einmal gehört hat: Die Rede ist von den sogenannten Aerosolen.

Und noch etwas: In einem menschlichen Atemzug können 1.000 bis 50.000 von besagten Tröpfchen enthalten sein. Daneben gibt es noch ein einfacheres Bild bezüglich dieser Viren, wonach alle SARS-CoV-2-Viren dieser Welt, Stand Februar 2021, in eine

Colabüchse passen.

Prinzipiell unterscheiden sich Viren und Bakterien in ihrer Anatomie. So verfügen Bakterien sowohl über eine Zellwand wie auch über eine innere Struktur. Daneben haben sie einen eigenen Stoffwechsel und werden von Biologen als die einfachste Lebensform auf unserem Planeten eingestuft.

Tatsächlich streitet man sich darüber, ob Viren ebenfalls Lebewesen sind. Darüber hinaus haben Viren keinen eigenen Stoffwechsel und bestehen meist nur aus ihrem Erbgut, welches in einer Hülle aus Proteinen eingeschlossen ist. Das Erbgut von Viren wandelt sich durch Mutationen schnell weiter. Deshalb sind Viren nicht nur sehr anpassungsfähig, sondern können auch ihre Oberfläche derart verändern, dass das menschliche Abwehrsystem sie nicht mehr erkennen kann. Dies ist auch der Grund, warum für die jährliche Grippewelle regelmäßig neue Impfstoffe entwickelt werden.

Wie wir gesehen haben, benötigen Viren Zellen anderer Lebewesen, um sich fortzupflanzen. Dazu schleusen sie ihr Erbgut in die jeweiligen Wirtszellen, worauf dann diese dazu gebracht werden, ausschließlich Viruspartikel zu produzieren. Wenn bei diesem Vermehrungsprozess Zellen in dem jeweiligen Körper zerstört werden oder die körpereigenen Abwehrzellen vom Virus befallene Zellen attackieren, sprechen wir von einer Krankheit. Zu den von Viren verursachten Krankheiten werden unter anderem die Grippe, AIDS, Herpes und Hepatitis gezählt.

Übrigens geht die Wissenschaft von etwa zwei Millionen verschiedenen Virenarten weltweit aus. Rein von der Menge her, finden sich beispielsweise in einem Teelöffel Wasser bereits eine Millionen Viren oder sogar mehr. Es ist noch nicht einmal übertrieben zu sagen, dass es in Wirklichkeit diese klitzekleinen Viren sind, welche diese Welt mitsteuern und damit auch uns Menschen.

Unser Immunsystem im Detail

Ein wesentlicher Bestandteil des menschlichen Immunsystems sind die Leukozyten – also die weißen Blutkörperchen. Diese unterteilen sich wiederum in Untergruppen. Man kann sich das wie eine Abwehrarmee vorstellen, bei welcher verschiedene Mitgliedergruppen jeweils spezielle Aufgaben übernehmen. Eine mittelalterliche Armee könnte man beispielsweise in Reiter, Bogenschützen und allgemeines Fußvolk unterteilen. So ähnlich ist es auch mit den weißen Blutzellen. Allerdings sprechen wir hier von Lymphozyten, Granulozyten und Monozyten.

Die Granulozyten

Diese finden sich im Blut und lagern oftmals an Gefäßwänden. Sie greifen zudem direkt Bakterien, Viren, Pilze und Parasiten im Blut an. Richtig: Diese Granulozyten bekämpfen also auch Covid-19.

Die Lymphozyten

Die Lymphozyten werden in die Untergruppe der T-Zellen und der B-Zellen unterteilt. Wiederum helfen B-Lymphozyten bei der Steuerung des Immunsystems und produzieren nach einer Ausreifung in Plasmazellen große Mengen von Antikörpern beziehungsweise Immunglobulinen, die sich gezielt an fremde Zellen haften können und deren Zerstörung mit Hilfe von Granulozyten vermitteln.

T-Lymphozyten

Die T-Lymphozyten sind die eigentlichen Gedächtniszellen des Immunsystems, nach einem einmaligen Kontakt mit bestimmten Bakterien oder Viren erkennen sie die Fremdlinge auch nach vielen Jahren wieder und aktivieren daraufhin das Immunsystem.

Viren – in Fledermäusen und Flugzeugen

Betrachtet man das Schlafverhalten der Fledermäuse, wird eigentlich recht schnell klar, warum diese so ideale Verbreitungsräume für Viren sind: Die Tiere hängen schließlich dicht gedrängt an Decken von Höhlen, Felsen und Mauervorsprüngen. Dies erklärt die hohe Virusübertragung untereinander – und trägt daneben zu dem gruseligen Gefühl bei uns Menschen bei, denn jenes „Abhängen" wirkt halt befremdlich.

Die Ehefrau von Dieter mag dann auch diese Fledermäuse nicht, während er damit keine großen Probleme hat. Jedoch fand auch einmal sein Heldenmut Grenzen, so traute er sich auf einer Ugandareise nicht eine Höhle zu erforschen. Dies geschah allerdings aus einem gewissen Respekt vor dem dort gerade vorherrschenden Ebola-Virus. Bei den Fledermäusen, welche in diesen Höhlen leben, wurde besagtes Virus wissenschaftlich nachgewiesen. Zum besseren Verständnis: Bei Ebola handelt es sich um eine der gefährlichsten Viruserkrankungen, zuletzt brach es 2014 in Westafrika aus.

Auch wenn, wie beleuchtet, Fledermäuse hervorragende Brutstätten für gefährliche Viren sind, so haben die etwa 1.300 verschiedenen Arten dann doch wieder eine wichtige Bedeutung für unser Ökosystem. Mehr noch, sie werden wirklich gebraucht, zum Beispiel vertilgt eine Fledermaus bis zu 2.000 Mücken in einer Nacht. Darüber hinaus verbreiten die kleinen Flieger Samen und bestäuben damit indirekt Pflanzen wie Mango oder Bananen.

Eine chinesische Züchtung?

Kommen wir von den Fledermäusen in jenes Land, in dem sie beliebter sind als bei uns im Westen. Richtig, es geht wieder nach China. Die Ausgangsfrage lautet hier: Brachte ein Mitarbeiter gewollt oder ungewollt das Virus aus einem der Sicherheitslabore in Wuhan auf den dortigen Fischmarkt?

Man muss dazu wissen, lediglich dreihundert Meter von besagtem Fischmarkt entfernt wird in einem Fachlabor an Fledermausviren geforscht. Aber das ist noch nicht alles, denn zehn Kilometer weiter gibt es ein zweites Viruslabor. Und als wäre das noch nicht genug, so existiert etwa 30 km am Rande der Metropole ein weiteres Viruslabor, dieses ist sogar mit der hohen Sicherheitsstufe IV gekennzeichnet (Schutzstufe BSL-4).

Um es einmal plastisch darzustellen: Im letztgenannten Labor wird mit den gefährlichsten Viren der Welt experimentiert und zudem werden dort auch Genmanipulationen ausführlich getestet. Hier könnte also SARS CoV-2 durch eine Genmanipulation entstanden sein. Dem entgegenhalten lässt sich, dass diese Sicherheitslabore mit eigener Luft-, Strom- und Wasserversorgung ausgestattet sind und über mehrstufige Sicherheitssysteme verfügen. Auch nutzen die dortigen Forscher hochwertige Vollschutzanzüge.

Betrachten wir noch einmal das Labor der Sicherheitsstufe IV in Wuhan. Es wurde 2015 eingeweiht und beherbergt mit über 1.500 Erregerstämmen die größte Viruskulturbank Asiens. Unter anderem finden sich hier die berühmtberüchtigten Ebola-Viren. Eine ganze Reihe von Verschwörungstheorien besagen, dass dort an chinesischen Biowaffen geforscht wird.

Wie auch immer, die allgemeine Meinung westlicher Wissenschaftler hält eine von Menschen durchgeführte Virenmanipulation mit SARS-CoV-2 für äußerst unwahrscheinlich. Es sprechen einfach etliche Fakten dagegen. Zum Beispiel zeigt der renommierte amerikanische Evolutionsbiologe Trevor Bedford aus Seattle stichhaltige Untersuchungsergebnisse in der genetischen Viruszusammensetzung auf, welche eindeutig gegen eine mögliche Manipulation sprechen. Auch wurden bereits im Mai 2020 bei Forschungen der Universität Cambridge von den Forschern der Gruppe um Peter Forster und seinem Bruder Michael Forster (Universität Kiel) drei Mutanten von SARS-CoV-2 in China nachgewiesen. Auch die These eines versehentlich verschleppten Virus aus einem der Labore in und um Wuhan ist letztlich vage. Zu den dortigen Virenlaboren ist der Zugang nur über mehrere Schleusen möglich. Dazu werden Zu- und Abluft über sogenannte Hepa-Filter gereinigt. Das Wort steht für High Efficiency Particulate Air-Filter. Anders gesagt: Diese Filter sondern Viren mit Größen von 20-140 nm aus, was letztlich bedeutet, dass der Virus SARS-CoV-2 dort erfolgreich zurückgehalten wird.

Darüber hinaus werden die Abfälle und Abwässer dieser Sicherheitslabore keimfrei gemacht. Bereits das Labor mit niedrigerer Sicherheitsstufe in der Nähe des Fischmarktes von Wuhan verfügt in diesem Sinne über professionelle Sicherheitsvorkehrungen.

Ein Zwischenfazit: Die beschriebenen drei Labore wurden auch in der westlichen Presse beschrieben und immer wieder schwebte dabei die vage Vermutung mit, dass das Virus hier entstanden sein könnte. Dies kann erst einmal nicht widerlegt werden, aber die technischen Anlagen lassen, wie aufgezeigt, das Ausweichen von Viren eigentlich nicht zu.

Daneben existieren Verschwörungstheorien, nach denen die chinesische Bevölkerung heimlich geimpft worden ist und somit würde die ganze Angelegenheit einer sehr bösen Strategie der Welteroberung folgen. Die beiden Autoren dieses Buches schließen sich dieser These nicht an.

Am wahrscheinlichsten erscheint immer noch die älteste Theorie zu den Vorkommnissen in China, wonach das Virus von Fledermäusen auf Menschen übergesprungen ist. Das kann auch während Untersuchungen von Forschern am Fledermauskot geschehen sein. Daneben sind in der Vergangenheit mit einiger Wahrscheinlichkeit bereits Viren von Fledermäusen auf Menschen übergesprungen. Möglicherweise stehen, wie bereits erwähnt, selbst die kuriosen Schilderungen von Vampiren damit in Verbindung. Aber all das hat keine nennenswerten Pandemien ausgelöst, eben weil die Welt früher noch nicht so perfekt vernetzt war.

Warum wir alle bald Fledermäuse essen werden

Ernährung dient in erster Linie dazu, unseren Körper zu sättigen und damit diesen biologisch am Laufen zu halten. Schaut man sich die verschiedenen Kulturen dieser Welt an, stellt man schnell fest, dass es in Sachen Ernährung nicht immer nur um biologische Effizienz geht.

Ein gewisser Peter Peter, der halt wirklich so heißt, beschäftigt sich als renommierter Restaurantkritiker ausführlich mit den Grundlagen der europäischen Esskultur. In einem Interview mit der Welt gibt er unter anderem kluge Hinweise darauf, warum die Franzosen Frösche essen. Seines Erachtens war dies zum einen ein Gericht für arme Leute und andererseits konnte man auf diese Weise auch die Fastenregeln gut aushebeln, da ja Frösche im Wasser leben. Prinzipiell, so verweist Peter Peter, haben die Franzosen als Grande Nation eine historische Beziehung zum Essen und diese Tradition möchten sie wahren. Letzteres hat auch mit dem Umstand zu tun, dass Franzosen sich nach wie vor als Grande Nation verstehen und daher überhaupt keine Lust haben, sich von kulinarischen Newcomern, das ist für sie der Rest der Welt, ihre Speisekarte diktieren zu lassen.

Richtig, ganz ähnlich sieht es heute bei den Chinesen aus. Das sagt nun nicht Peter Peter, sondern das sagen stattdessen die Autoren dieses Buches. Als ehemalige und sich gerade wieder neu entwickelnde Grande Nation Asiens beziehungsweise der gesamten Welt ist man in China nicht bereit, sich in die eigene Essenskultur von „Barbaren" reinreden zu lassen. Zumal ja die vielen chinesischen Restaurants im unkultivierten Ausland beweisen, dass man es zuhause in China durchaus versteht, gut zu köcheln.

Was noch zu denken gibt: In der Regel nimmt eine führende Macht starken Einfluss auf die Esskultur der restlichen Welt. Es seien hier nur McDonalds und Starbucks genannt. Das wirft allerdings auch eine Frage auf: Was machen wir eigentlich, wenn in naher Zukunft auch deutsche Imbisse geröstete Fledermaushappen servieren? Sagen wir dann immer noch „bon appétit"?

Virusübersprünge auf den Menschen

Auf eigene Faust machten Dieter, Maria und Sohn im Jahr 2010 eine Geländewagen-Tour durch Uganda. Es ging durch einsame Bergregionen genauso wie durch tierreiche Nationalparks. Davon erzählt Dieter heute noch gerne. Das bedeutet durchaus etwas, denn er ist schließlich auf der großen weiten Welt ganz gut herumgekommen.

In Uganda beherbergen die Wälder für Menschen tödlichste Viren wie etwa Ebola, Hanta, Nipah-Viren oder Anthrax. Die Gefahr lauert hier sprichwörtlich an jeder Ecke und es wimmelt überall von Moskitos, welche nichts anderes im Sinn tragen, als Krankheiten wie Gelbfieber, Malaria oder Zika zu verbreiten. Die kleine Reisegruppe erkrankte damals nicht, es waren aber auch alle mehrfach geimpft. Dieters Frau gab im Rückblick zu bedenken, dass man damals viel mehr Angst hätte haben müsse – als heute vor dem Corona-Virus.

Forschung am Institut von Christian Drosten

Eine junge Tierärztin, zugleich Tochter von Dieters bestem Freund Frank, gehört als junge Forscherin zum Team um Professor Christian Drosten. Sie versicherte Dieter, dass Moskitos SARS-CoV-2 nicht übertragen.

An dieser Stelle ein kurzer Exkurs für alle Leser aus dem nahen oder entfernten Ausland, welche möglicherweise Christian Drosten nicht kennen: Dieser ist als Virologe der maßgebliche Fachberater der deutschen Regierung. Gerade zu Beginn der Pandemie hatte er sich zu einer Art Medienstar entwickelt. Jedoch schaffte er es, sich dem Medienzirkus wieder zu entziehen.

Wieweit sein Ruhm sich aber bereits entwickelte beweist heute ein kleines Unternehmen aus dem Erzgebirge. Eine dort entwickelte Räuchermannfigur, welche die Konturen des Virologen zeigt, entwickelte sich zum Verkaufsschlager. Selbst aus Japan trudelten bereits Bestellungen für den „qualmenden Virologen" ein.

Zurück zur Tochter des bestens Freunds, diese hat ein halbes Jahr Moskitos in Uganda wissenschaftlich gesammelt. Jetzt arbeitet sie in Berlin an der entsprechenden Sequenzierung und Katalogisierung im Rahmen ihrer Dissertation. Und ja, sie hat weitgehend Beruhigendes zu berichten: Coronaviren wurden nicht gefunden.

Übrigens entwickelte Professor Drosten bereits im Jahr 2003 den ersten Test zum Nachweis von SARS-CoV-1 und sequenzierte damals bereits den Bauplan der Viren. Als dann am 16. Januar 2020 die WHO auf ihren Seiten das Testprotokoll des ersten Corona-Tests aus China veröffentlichte, konnte Drosten schnell reagieren und bereits Ende Januar (!) einen brauchbaren Corona-Test vorlegen. Dieser war gemeinsam mit dem Forscher Olfert Landt entwickelt worden. Letzterer vertrieb den Test dann auch über seine Firma TIB MOLBIOL bereits ab Ende Januar 2020. Es sei gesagt: Es handelt sich hier um eine Spitzenleistung aus Deutschland.

Die SARS-CoV-1 Pandemie 2002/2003

Nein, es ist nicht so, dass die Covid-19-Pandemie so überraschend wie ein Komet unsere Welt beglückte oder halt bedrohte. Es gab Vorläufer und sie kamen eher als eine Art sanfte Vorwarnung. Vor allem ist da die sogenannte SARS-CoV-1-Pandemie in den Jahren 2002 und 2003 zu benennen, welche weltweit 770 Menschenleben forderte. Der damalige Erreger soll in Südchina von Fledermäusen auf Menschen übergesprungen sein, die ersten Infizierten waren wahrscheinlich ein Bauer aus der Provinz Guangdong und ein auf Wild spezialisierter Koch.

Das Ganze verlief letztlich relativ unspektakulär. Was macht hier also den Unterschied zur großen Corona-Pandemie? Anders als bei dem neuen Virus SARS-CoV-2 waren die Menschen bei SARS-CoV-1 über Tröpfcheninfektionen erst bei tatsächlich eingetretenen

Symptomen für andere infektiös. Hingegen übertragen bei SARS-COV-2 auch symptomfreie Menschen über längere Zeiträume das Virus. Damals, also in den Jahren 2002 und 2003, verzögerte die chinesische Regierung die WHO-Benachrichtigung um mehrere Monate. Bei SARS-COV-2 kann durchaus auch eine gewisse Zeitverzögerung angenommen werden, aber offensichtlich kooperieren die Chinesen in Sachen Informationen international heute weitaus besser. Letzteres kann sich in nicht allzu weiter Zukunft als der Schritt in die richtige Richtung herausstellen, denn wer friedlich leben will, muss Konflikte mittlerweile auch international ausdiskutieren können.

Der erste Corona-Infizierte & Aspirin

Kommen wir zum Anfang dieses Buchs zurück und damit zu unserem Markthändler Chen Qingbo – welcher in den Medien allgemein als der erste Virus-Infizierte dargestellt wird. Der 42-jährige Chinese fühlt sich an diesem 20. Dezember 2019 gar nicht wohl. Am Nachmittag sucht er einen Arzt auf, der ihm eine Infusion verabreicht. Die nächsten drei Tage arbeitet er aber schon wieder am Verkaufsstand und dies weiterhin begleitet von Fieber und trockenem Reizhusten.

Um ihn herum befinden sich aber nicht nur seine drei Mitarbeiter, sondern eben auch noch tausende Kunden und Interessenten für seine Produkte. Der Laden muss laufen und Chen Qingbo ebenso. Damit er durchhalten kann, gibt es Aspirin in großen Mengen und dies morgens, mittags und abends. Aber es hilft nichts, am Dienstag und Mittwoch muss er sich auf seine Angestellten verlassen und bleibt zu Hause. Am Donnerstag, bei uns der zweite Weihnachtstag, verschlechtert sich sein Zustand nochmals. Chen Qingbo kommt mit Verdacht auf eine Viruserkrankung in das Zentralkrankenhaus von Wuhan. Die Ärzte führen eine Lungenspiegelung durch. Es wird eine Probe aus dem Lungengewebe wie auch Bronchialflüssigkeit entnommen. Im Anschluss wird ein neuartiges Virus entdeckt und entschlüsselt. Ja, hierbei handelt es sich um SARS-CoV-2, dessen Existenz kurz darauf bekanntgegeben wird. Darüber hinaus wird die vollständige Genomsequenz am 13. Januar 2020 der weltweiten Wissenschaft zur Verfügung gestellt.

Was geschah im zeitlichen Zwischenraum?

Wir halten fest: Mit hoher Wahrscheinlichkeit befindet sich das Virus bereits September 2019 unter uns Menschen. Dann, Weihnachten 2019, wird es zum ersten Mal in China definiert. Und Mitte Januar 2020 geht dann die betreffende Mitteilung international. Daraus ergibt sich wiederum ein zeitlicher Zwischenraum von etwa drei Wochen.

Die Frage, was in der Zwischenzeit geschah, lässt sich wie folgt beantworten: Mehr und mehr Patienten mit ähnlichen Symptomen werden täglich in die Krankenhäuser von Wuhan eingeliefert. Fast alle haben die gleichen auffälligen Veränderungen im Thorax-CT. Andererseits waren trotz der gleichen Auffälligkeiten nicht alle auf dem betreffenden Markt in Wuhan.

Vermutlich am 30. Dezember 2020 gibt die Ärztin Ai Fen bestätigte Viruskranke an Kollegen bekannt. Die Chefin der Notaufnahme, einer Zweigstelle des Wuhaner Zentralkrankenhauses 7, hatte bronchoskopisch gewonnenes Material an das Labor Bio-Capital nach Peking zur genetischen Sequenzierung eingesendet. Das Ergebnis lautet: SARS-Coronaviren.

Diese Information verschickt sie warnend über die Messanger-Gruppe ihrer eigenen Abteilung wie auch jene für Infektionskrankheiten im eigenen Haus. Daneben geht eine Mitteilung an das Gesundheitszentrum in Wuhan. Ein gewisser Dr. Li Wenliang, seines Zeichens Augenarzt im Zentralkrankenhaus, erfährt von der Analyse und den weiteren Verdachtsfällen. Er informiert Kollegen und Freunde außerhalb des Krankenhauses, womit er zum Whistleblower wird.

Das kurze Leben des Herrn Wenliang

Li Wenliang wurde in Beizhen in der Provinz Liaoning geboren und studierte sieben Jahre Medizin an der Universität Wuhan. Hier approbierte er als Arzt und spezialisierte sich auf Augenheilkunde. Daneben war er Mitglied der KP Chinas. Er wurde nur 33 Jahre alt, denn er starb Anfang Februar, nachdem er sich am 8. Januar 2020 bei einer Patientin an Covid-19 angesteckt hatte. Über die genauen Umstände seines Todes, welcher Folge seiner Covid-

19-Infektion gewesen sein soll, ist nicht viel bekannt. Er verstarb am 7. Februar 2020.

Der chinesische Chefvirologe George Fu Gao und die vorläufige Zufriedenheit Donald Trumps

Der chinesische Chefvirologe George Fu Gao, Generaldirektor des chinesischen Zentrums für Krankheitskontrolle und -prävention, ist bereits Ende Dezember durch Internetberichte über eine neue Infektionskrankheit in Wuhan informiert. Er reagiert schnell und schickt Anfang Januar ein erstes Team in die Elf-Millionen-Metropole. Eigentlich hatte der oberste Seuchenschützer Chinas bereits im Jahr 2002 wesentlich früher ausgeführt: „Viren wie SARS können jederzeit auftreten, aber es wird nie wieder einen Vorfall wie SARS geben".

Das klingt selbstbewusst. Wie bereits geschildert hatte bei dem damaligen Ausbruch der SARS-Pandemie die chinesische Regierung ja noch die notwendige Benachrichtigung an die WHO verzögert wie auch Berichte über die Erkrankung zensiert. Jetzt aber, unter George Fu Gao, wird ein anderer Weg eingeschlagen: Das Büro der Weltgesundheitsbehörde, WHO, in Peking ist bereits am 31. Dezember 2019 offiziell über das neuartige Virus informiert. Auch der Chef der US-Seuchenschutzkontrolle Robert Redfield wird von George Fu Gao persönlich telefonisch benachrichtigt.

Das spricht sich bis zum amerikanischen Präsidenten herum und so lobt Donald Trump die chinesische Regierung Ende Januar 2020 für die rasche Weitergabe der Informationen. Leider ist das nicht das Ende der Geschichte, wie wir heute wissen.

Start der Entwicklung von Gegenmitteln

Bereits am 13. Januar 2020 wird die komplette Genomsequenz des SARS-CoV-2 von chinesischen Wissenschaftlern in der NCBI-Gen-Bank hinterlegt. Hierbei steht NCBI für National Center for Biotechnology Information. Dieses befindet sich in der US-amerikanischen Stadt Bethesda. Dort sind die genetischen Codes von über 2.000 Viren gelistet, sodass diese stets weltweit Wissenschaftlern zur Verfügung stehen. Warum diese Transparenz so wichtig ist, liegt auf der Hand: Denn sobald sich die Informationen zu SARS-CoV-2 hier befinden, kann sofort die internationale Arbeit an Testsystemen, Medikamenten wie auch einer Impfstoffentwicklung aufgenommen werden.

18. Januar 2020

Frau Prof. Dr. Li Lanjuan, die in China führende Epidemiologin, erscheint mit einer eigenen Delegation in Wuhan. Vor allem werden die Krankenhäuser, der Huanan-Markt und das Zentrum für Seuchenkontrolle dabei aufgesucht. Bereits einen Tag später befindet sich die sehr anerkannte Wissenschaftlerin schon wieder zum Rapport in Peking. Die Folgen sind allseits bekannt: Die chinesische Regierung eröffnet die betreffenden Ergebnisse umgehend über die Hauptnachrichten des Landes und informiert damit zugleich die gesamte Welt.

Zwei Tage nach dem Besuch der Delegation, am 20. Januar 2020 erfahren die Chinesen also die ganze Wahrheit: Schutzkleidung, Schutzbrillen und Masken sind ab jetzt wichtiger als alles andere. Und ja, die entsprechenden Materialien werden in großer Anzahl bereits nach Wuhan geliefert.

Ebenfalls an diesem Tag gibt der 82-jährige chinesische Lungenspezialist Zhong Nanshan bekannt, dass das neuartige Virus von Mensch zu Mensch übertragbar ist. Zhong Nanshan hatte 2002 das SARS-Virus entdeckt und jetzt verkündete er sozusagen den biologisch fortentwickelten Nachfolger – wie auch den Umstand, dass bereits 14 Mitarbeiter des medizinischen Personals in der Stadt infiziert seien. War die Transparenz dieser Informationen im strengen und geheimen China etwas Besonderes, so wird das sogar noch durch ein Ereignis übertroffen: Es spricht nun Präsident Xi Jinping – und zwar auf allen chinesischen Fernsehkanälen – zum Volk.

Man hatte also die Gefahr erkannt, alle informiert und doch war die Sache in China gar nicht so klar, wie man denken könnte: Zum einen trugen zwar viele Menschen bereits in den Straßen Wuhans Schutzmasken. Allerdings ließen die Behörden noch am 21. Januar 2020 eine große Tanz- und Gesangsgala stattfinden.

Auch war zuvor zum traditionellen Neujahrsfest das „Festmahl der 10.000" im Sinne des Wortes durchgezogen worden – und dies ebenfalls ganz offiziell genehmigt. Übrigens ist der Name der Veranstaltung leicht missverständlich, denn es nahmen im Jahr 2020 rund 40.000 Gäste daran teil.

Keine neue chinesische Mauer

Ende Januar beginnt China nicht damit eine neue Mauer um das Riesenreich zu bauen, noch irgendwo eine Kopie des Eifelturms hinzustellen, sondern man plant ein 1.500-Betten Notkrankenhaus in Wuhan zu erstellen. Nichts Besonderes? Doch schon, denn das Ganze soll innerhalb von zehn Tagen fertig sein und das wird es dann auch. Die entsprechenden Bilder kommen im Rest der Welt „merkwürdig gut" an. Mulmig ist allgemein das Gefühl beim Betrachten von vermummten Bauarbeitern allerdings schon. Übrigens waren es an ihrer Zahl 7.000 Arbeiter.

Daneben erhalten westliche Behörden sowohl von der NASA wie auch der ESA Sattlitten präsentiert, welche eine erhebliche CO_2-Reduktion über den betroffenen Regionen in China anzeigen. Das ist etwas wirklich Neues, denn da mitten im asiatischen Riesenreich ist eigentlich nicht wirklich mit klarer Luft zu rechnen – außer in Zeiten eines Lockdowns.

Letzteres ist auch schnell zu erklären, denn die meisten Menschen in Wuhan besitzen keine eigenen Autos. Und von Mitte Januar bis Anfang Februar bewegten sich nahezu alle zu Fuß durch die eisige winterliche Kälte, da der öffentliche Verkehr eingestellt war. Und wie nahezu alles andere, waren zudem auch die Fabriken geschlossen.

Zoomt man sich aber näher in diese Zeit, ergibt sich noch ein anderes Bild: Vor den Krankenhäusern bildeten sich lange Menscheschlangen und dies rund um die Uhr. Angehörige von Kranken riefen um Hilfe und niemand kümmerte sich darum. Das überforderte Krankenhauspersonal konnte einfach nicht schneller arbeiten. Später sollte es den Ärzten in der italienischen Lombardei ebenso ergehen. Aber das ahnte man in Europa da noch nicht. Ein trügerisches Gefühl der Sicherheit herrscht hier vor, welches auf der Tatsache beruht, dass China ja sehr weit weg ist.

Michael versteht ihn, glaubt er zumindest. Allerdings wundert er sich manchmal, dass dieser Künstler so immens berühmt ist, weil er doch nichts anderes macht, als Dinge so zusammen zu stellen, wie man es in künstlerischen Studiengängen wie Kunst oder Architektur halt so lernt. Das Ganze ist nicht sonderlich innovativ, auch verbergen sich dahinter nicht eigene Mythen wie bei Beuys und selbst verschrobene intellektuelle Spielereien wie bei Duchamp sind da Mangelware. Es ist einfach nur strikte und durchaus kluge Kunst, wobei dann diese Beschreibung auch ganz gut auf die Persönlichkeit des Künstlers selbst passt. Richtig geraten: Die Rede ist von Ai Weiwei.

Der chinesische und zumeist gezwungenermaßen im Ausland lebende Künstler wertete an die 500 Stunden Filmmaterial für den Film Coronation aus, dessen Thema die Pandemie in China ist. Wiederum wurde das Filmmaterial anonym und unter Gefahr von chinesischen Bürgern dem Künstler zugeschickt. Im Detail finden sich hier Drohnenaufnahmen von Wuhan ebenso wie Aufnahmen der Sicherheitskameras von Krankenhäusern oder solche, die Mediziner zeigen, welche an COVID-19 erkrankte Patienten behandeln.

Da sind die menschenleeren Straßen Wuhans ganz real zu sehen. Hier und dort wird ein frisch Verstorbener luftdicht verpackt und auf eine Bahre gehievt. Dann ist da dieser seltsame Mensch mit Gasmaske, im gelben Gefahrgutanzug auf einem Elektroroller lautlos durch die Gassen fahrend, dabei Desinfektionsmittel versprühend. An anderer Stelle warten Menschen in langen Schlangen für Corona-Tests, während Strahler kommunistische Insignien auf die Fassaden von Hochhäusern projizieren.

Diese Bilder ziehen vorbei wie ein surrealer und vor allem endloser Traum. Das Ganze wirkt steril und kühl. Und ja, das alles ist Absicht und letztlich der Sinn dahinter. Und wenn man den Film dann unbedingt interpretieren möchte, dann besagt er nichts anderes, als dass ein Zusammenhang zwischen der menschlichen Gesellschaft und der Pandemie besteht – und dieser Zusammenhang heißt „seelische Kälte".

Die Hälfte der Welt wird sich anstecken

Ende Januar 2020 bekommt eine israelische Sicherheitsfirma Schmuckstücke aus dem Einbruch im Dresdner Grünen Gewölbe angeboten. Boeing stellt mit dem Großraumjet 777X nicht nur ein neues Flugzeug vor, nein, es handelt sich hierbei um das größte zweistrahlige Verkehrsflugzeug der Welt. Und im Leipziger Zoo wird ein Elefantenbaby geboren. Das sind eher die üblichen News und dann erfährt man noch, dass es sich mit SARS-CoV-2 um ein neuartiges Virus handelt, welches auf eine nicht immune Bevölkerung stößt.

Darüber hinaus geht da bereits eine hohe Kontagiosität, also Fähigkeit der Ansteckung, aus den chinesischen Zahlen und Berichten hervor. Der R-Wert, also die Basisreproduktionszahl, welcher besagt, wie viele andere Menschen ein einzelner Infizierter ansteckt, wurde in dem anerkannten Wissenschaftsjournal „The New England Journal of Medicine" bereits Mitte Januar auf den Wert 2,2 geschätzt. Man konnte also bereits zu diesem Zeitpunkt schlussfolgern, dass sich, wenn der Ausbruch unkontrolliert bliebe, etwa die Hälfte der Weltbevölkerung infizieren würde, bevor schließlich die Pandemie ausläuft.

Und was Virologen sofort auffällt: Der R-Wert wurde zu diesem Zeitpunkt bereits deutlich höher angesetzt, als bei der Schweinegrippepandemie mit dem H1N1-Virus 2009. Der diesbezügliche R-Wert (Basisreproduktionszahl) betrug lediglich 1,4. Und dann ist da noch ein zweiter Unterschied zur Schweinegrippe: Die Rede ist von der sogenannten Letalität. Damit ist das Sterblichkeitsrisiko gemeint.

Die Daten aus China Ende Januar 2020 zeigten eine höhere Sterblichkeit durch das neue Corona-Virus, und zwar wurde diese nun zwischen 0,5 bis 2 Prozent geschätzt. Die Schweinegrippe hatte bei einer deutlich geringeren Sterblichkeit von etwa 0,04 Prozent weltweit zu über 250.000 Todesopfern geführt. Vorläufiges Fazit: Extrem viele Menschen werden sich anstecken. Und extrem viele Menschen werden sterben.

Ein erster europäischer Fehler?

Ende Januar 2020 bezeichnete Prof. Dr. Lothar Wieler, seines Zeichens Präsident des deutschen Robert-Koch-Institutes, das Virus als nicht sehr ansteckend und den damit verbundenen Krankheitsverlauf dem einer Grippe ähnlich. Robert Wieler ist Tierarzt sowie Fachtierarzt für Mikrobiologie – und er hätte die damals vorliegenden Informationen zu diesem Zeitpunkt anders interpretieren müssen. Hat er aber nicht. Das Besondere beim Thema Seuchenbekämpfung sind schnelle Entscheidungen und daneben so etwas wie „Wissenschaft in Echtzeit".

Seit Urzeiten nutzen Menschen in Gefahrensituationen ihre Intuition. Nun ja, der Umstand, dass es den Homo Sapiens heute noch gibt, widerlegt zumindest den Sinn dieser Vorgehensweise nicht. Im Fall der sich damals anbahnenden Pandemie war letztlich auch intuitives Vorgehen gefragt, aber eben eines, welches aus den spärlich vorliegenden Fakten ein Bild der Zukunft bauen konnte. Die dazu nötige Fantasie fehlte dem Robert-Koch-Institut.

China und die Welt

Ab Mitte Februar 2020 entspannt sich die Lage in Wuhan deutlich. Die medizinischen Hilfsteams aus 19 anderen Regionen Chinas versorgen jetzt die neu eingerichteten Behelfs- und Notkrankenhäuser. Die Patienten in Wuhan teilt man in vier Gruppen: Schwerkranke, Infizierte, Verdachtsfälle und dann noch jene Personen, die Kontakt zu den drei genannten Gruppen hatten. Die Schwerkranken kommen in dafür bestimmte Krankenhäuser, die Infizierten mit leichten Symptomen in Behelfskrankenhäuser. Verdachtsfälle werden in Hotels, Wohnheimen, Schulen und Universitäten untergebracht. Letzteres wird später im Westen pragmatischer gelöst, sozusagen wird dort keine Überlandverschickung angeordnet, sondern einfach Quarantäne zu Hause.

Am 19. Februar 2020 waren in der chinesischen Region Hubei seit Beginn des Jahres etwa 70.000 Menschen auf SARS-CoV-2 positiv getestet worden. Daneben waren über 2.000 verstorben, während sich rund zehntausend Bürger wegen des Virus in einem der Krankenhäuser Wuhans befanden. Wiederum spricht die Hospitalisierungsrate von 14 Prozent dafür, dass die Chinesen frühzeitiger hospitalisiert wurden, als dies später in den europäischen Staaten geschah. Andererseits führte dies in China zu vermehrten Infektionen des medizinischen Personals. Die offizielle Zahl der Todesopfer zu diesem Zeitpunkt mit rund 2.000 entsprach einer Letalität von 2,8 Prozent.

Zu diesem Zeitpunkt schrieb die chinesische Autorin Fang Fang in ihrem Blog: „… Von der anfänglichen Ausbreitung bis zur jetzigen Situation, haben wir die Situation zuerst falsch eingeschätzt, dann verschleppt und schließlich falsch gehandelt. Wir haben versäumt, dem Virus zuvorzukommen und rennen seither ständig hinterher. Dafür zahlen wir einen enorm hohen Preis."

Corona Future

Corona Future? Damit ging die Sache los und so hieß das Projekt von Dieter und Michael in den ersten Monaten. Zur Erinnerung, die beiden Brüder hatten eines Abends telefoniert, waren besorgt sowie wagemutig zugleich und gründeten eben dieses Projekt – nach drei Tagen Bedenkzeit. Diese Zeit benötigte man da doch noch, um sicherzustellen, dass es sich bei dem Ganzen nicht um eine Schnapsidee handelt. War es dann aber. Und wieder nicht. Gut, wir werden ja sehen.

Ziel war zuerst einmal eine Internetseite, worauf man Artikel über die Pandemie veröffentlichen würde. Es sollte um vielfältige Informationen gehen, etwa über die medizinische Seite der Pandemie oder mal die politische, und daneben sollte auf Hilfeprojekte der Regierung oder von Organisationen aufmerksam gemacht werden und auf deren Kontaktadressen im Internet. Im Nachhinein weiß man, dass das viel zu viel für ein Gesamtbudget war, welches unter dem Neupreis eines Kleinwagen lag.

Daneben, irgendwie und irgendwo, schwebte da im Raum die Vorstellung, würde sich aus all dem eine Plattform ergeben. Es gab auch nach wenigen Tagen erstaunlich viele Mitarbeiter, einen Freund von Dieters Weinportal, welcher mühsam Hilfsadressen im Internet recherchierte, oder eine Schwägerin, die als professionelle Texterin zuvor bei einem führenden Telefonie-Anbieter gearbeitet hatte. Nicht zu vergessen, da war noch Dieters jüngste Tochter, welche die gesamte Social-Media-Abteilung zugewiesen bekam, einfach so und weil sie so etwas Ähnliches studiert.

Kurz: Die Truppe war weder gut noch schlecht, hier und da sogar professionell und die ersten Tage und Wochen machte es wirklich viel Spaß – danach übrigens auch. Aber mit der Zeit wurde die Sache halt etwas ernster. Zu Beginn von großen Projekten scheint immer ein besonderer Sonnenschein, einer, der noch so viel Faszination und Perspektive verspricht. „Das nennen wir dann einen Traum", sagt Michael heute und lacht dazu.

Er selbst hatte sich vor allem in den ersten Wochen um zwei Themen gekümmert: Das Aufsetzen einer komplexen Internetseite und neben der Technik entwickelte er gleich die gesamte Grafik dazu. So gesehen ging nichts wirklich schief und nach ein paar weiteren Wochen stand sie dann im Internet, die sogenannte „Corona Future" Internetseite.

Warum reagierte der Westen weniger dynamisch?

Zuerst einmal versuchte man im Westen genauso wie in China den globalen Warenstrom aufrechtzuerhalten. Daneben ist demokratischen Staaten eine gewisse Anfangsträgheit zu eigen. Ein anderer und möglicherweise wichtigerer Grund für das späte Reagieren des Westens ist das hiesige Unverständnis im Umgang mit Logarithmen bezüglich einer Pandemie. Lediglich Japan, Taiwan, Südkorea, Island, der Vatikan und im Verlauf der Pandemie auch China konnten die Zahlen letztlich analysieren und damit richtige Prognosen erstellen. Und nein, die restliche Welt konnte dies tatsächlich nicht.

Man muss diese Aussage aber noch um einen Verweis ergänzen: China und Südkorea hatten bereits umfassende Erfahrungen mit einer SARS-Pandemie aus den Jahren 2002/2003 sammeln können. Wiederum können Kritiker des westlichen Vorgehens jetzt einwerfen, dass man ja außerhalb von Asien einen Zeitvorsprung von mehreren Wochen hatte, etwa um vorbeugende Maßnahmen in welcher Form auch immer einzuleiten. Um diese Diskussion vorerst abzuschließen, sei hier einer der besten deutschen Fußballer mit dem nahezu biblischen Namen Matthäus zitiert, der da sagte: „Wäre, wäre, Fahrradkette."

Ein Onkologe plappert nach

Anfang Februar hat Dieter auf seiner Arbeitsstelle, ein onkologisches Zentrum mit Tagesklinik, alle anwesenden Mitarbeiter beruhigt: Er stellte die Risiken des neuen Virus nicht höher als jene einer landläufigen Grippe dar.

In der Tat forderte die schwerste Grippeepidemie der letzten dreißig Jahre 25.000 Todesopfer in Deutschland. Dazu muss man noch wissen, besagte Epidemie ereignete sich zwischen den Jahren 2018 und 2019. Bitte verstehen Sie die Frage nicht zynisch, aber haben Sie persönlich mitbekommen, dass wir da mehr als eine normale Grippesaison hatten? Wahrscheinlich nicht. Aber zurück zum Onkologen und seinen Mitarbeitern: Jener plapperte zu diesem Zeitpunkt lediglich die gängigen Meinungen nach, welche halt in nahezu allen Medien inklusive der medizinischen Fachzeitschriften wie waschechte Fakten daherkamen. Mehr oder weniger waren das alles aber echte „fake news".

Rechenkünste einer Kanzlerin

Das renommierte US-Magazin „The Atlantic" hält Angela Merkel für den eigentlichen Grund, warum Deutschland mehr Erfolg in der Corona-Krise im Jahr 2020 als manch anderes Land hat. Daneben geht es im Folgenden nicht nur um Frau Merkel, sondern auch um die Berechnung von Geschwindigkeitskonstanten. Wenn Sie keine Leuchte in Mathematik waren, können Sie aber getrost weiterlesen, denn so schwer ist das Thema gar nicht.

Im Februar und März des Jahres 2020 wurden die zuständigen Institutionen in Deutschland mit unterschiedlichsten Empfehlungen von Spezialisten überrascht. Die einen wollten das ganze Land sofort herunterfahren, während die anderen dies für absolut falsch hielten. Autoritär gegen Laissez-faire – so könnte man das Geschehen nennen. Einig war man sich lediglich über die notwendige Entwicklung einer Impfung.

Und jetzt kommt Frau Merkel als promovierte Physikerin ins Spiel: Ihre Dissertation „Untersuchung des Mechanismus von Zerfallsreaktionen mit einfachem Bindungsbruch und Berechnung ihrer Geschwindigkeitskonstanten auf der Grundlage quantenchemischer und statistischer Methoden", handelt vom Zerfall von Molekülen bei Verbrennungsprozessen mit etlichen statistischen Berechnungen. Das alles heißt für den nicht fachkundigen Leser übersetzt so viel wie: Diese Politikerin kann mit komplexen mathematischen Problemen umgehen.

Wenn Sie jetzt nicken, dann lassen Sie uns weitermachen – und zwar mit einem sehr einfachen Beispiel: Da ist ein Teich, welcher zu einem Viertel mit Seerosen bedeckt ist, welche sich täglich einmal in zwei Hälften teilen. Wann ist das Gewässer ganz mit Seerosen bedeckt? Die meisten Politiker benötigen bereits für solche Aufgaben einen Berater, Frau Merkel mit Sicherheit nicht. Und die Antwort? Nun ja, die erfahren Sie demnächst auf der Internetseite www.21-million-lights.de wie auch noch viele Nebeninformationen , die nicht mehr in dieses Buch gepasst haben.

Der erste Fall in Deutschland

Möglicherweise geht der 27. Januar 2020 auf eher traurige Weise als ein besonderer Tag in die deutsche Geschichte ein, denn an diesem Tag wurde der erste Fall mit dem neuen Coronavirus in Deutschland nachgewiesen. Besagtes Virus trug ein Mitarbeiter der Firma Webasto aus Bayern in sich. Der 33 Jahre alte Mann hatte sich bei einer aus China eingereisten Kollegin angesteckt. Schnell konnten dann 241 Kontaktpersonen in dem sogenannten Webasto-Cluster identifiziert werden, davon hatten sich sechzehn Personen infiziert. Wiederum zeigte sich eine Infektionskette, in welcher Infizierte ohne Symptome bei der Ansteckung von Gesunden eine wichtige Rolle spielten.

Das Robert-Koch-Institut realisierte im Februar diese Informationen nicht (ganz). Am 27. Januar 2020 erklärte der Präsident des RKI, Prof. Dr. Wieler, im Morgenmagazin des ZDF: „Deutschland ist absolut gut vorbereitet, die Gefahr für Deutschland ist sehr gering." Nun ja, später ist man immer klüger. Zum Beispiel weiß man heute, dass zum Jahrestag des ersten entdeckten SARS-CoV-2-Virus auf deutschem Boden im Januar 2020 mehr als 50.000 Deutsche mit oder an Corona verstorben sind – und dass noch weitere dazu kommen sollten.

Südkorea handelt im Januar 2020 erfolgreich

Der südkoreanische Präsident Moon Jae-In rief am 20. Januar 2020 den sogenannten Seuchennotstand aus. Ein 20-köpfiger Expertenausschuss hatte diese Entscheidung maßgeblich beeinflusst. Man hatte bereits im Jahr 2009 Seuchenerfahrung mit der Schweinegrippe und darauf 2015 mit MERS (Middle East Respiratory Syndrome) machen können. Letzteres hatte sich in Südkorea über zwei Kliniken ausgebreitet, worauf diese geschlossen wurden. Das klingt undramatisch, jedoch kam damals die Wirtschaft des Landes für Wochen zum Erliegen.

Ende Januar 2020 ließ die Regierung hunderte Teststellen im ganzen Land nach dem „Drive-in-Prinzip" einrichten. Das Ganze war zudem für die Bevölkerung kostenfrei.

Positiv getestete Koreaner wurden in staatliche Isolierstationen gebracht und im Anschluss daran wurden bei diesen die Quarantänemaßnahmen per App überwacht. Zuwiderhandlungen gegen diese Maßnahmen werden in Südkorea mit bis zu einem Jahr Gefängnis bestraft.

So funktioniert die Überwachung: Ist ein Bürger positiv getestet, wird seine Handynummer der Polizei gemeldet, die eine Freigabe von den entsprechenden Telefondaten und Bewegungsprofilen bei einer der drei südkoreanischen Telefongesellschaften beantragt. Darauf werden die betreffenden Aufzeichnungen der Kontakt- und Bewegungsprofile der vorangegangenen zwei Wochen den Behörden übergeben.

Auch dank dieser Methode hatte Südkorea bis Mitte März 2021 nur wenige SARS-CoV-2-Infektionen. Selbst nach einem verhängnisvollen Gottesdienst der sektenartigen Shincheonji-Kirche-Jesu, viele der Anwesenden hatten sich angesteckt, gelang die Nachverfolgung des Infektionsgeschehens bei über 5.000 Menschen. Es sei in diesem Zusammenhang darauf hingewiesen: Südkorea gilt als ein Land mit einer jungen und vorbildlichen demokratischen Staatsform.

Apps in europäischen Staaten

Europa weist Anfang des 21. Jahrhunderts eine eigenwillige Beziehung zu den eigenen Staatsformen wie auch ganz allgemein zu Überwachungstechnik auf. Die Ursachen liegen in der eigenen Geschichte, welche in Sachen Krieg, Terror und Unmenschlichkeit einen absoluten Tiefpunkt in der Geschichte des Homo Sapiens erreichte. Die Erinnerungen an diesen Albtraum sind in die Volksseele eingegangen. So tut man sich mehr als schwer, die Staatsmacht in Sachen technischer Überwachung auszubauen.

Dies führte jedoch im Fall der Pandemie in eine Zwickmühle: Zum einen war man Anfang 2020 schlichtweg nicht auf eine solche vorbereitet, obwohl westliche Vordenker wie Bill Gates schon lange davor gewarnt hatten. Das Thema Pandemie wurde ignoriert, weil es einfach nicht zu einem demokratischen Gefüge passt. Und weil dies so ist, verfügte man ganz praktisch über keinerlei Technik zur Nachverfolgung der Infizierten. Auch war kurz zuvor, und damit im Jahr 2019, der Datenschutz behördlich zum großen Thema ernannt worden, was komplexe Erlasse zur Folge hatte.

An dem Themenbereich „intelligente App" selbst hat sich bisher wenig geändert, außer dass die Diskussion darüber anhält. So stand recht früh der deutsche Philosoph Julian Nida-Rümelin auf der Seite der Technik-Befürworter. Als ehemaliger Staatsminister im Bundeskanzleramt mit dem Aufgabengebiet Kultur und Medien ist er es gewohnt, auf die Umsetzbarkeit von Ideen zu achten. Die von ihm bereits Anfang 2020 vorgeschlagenen Maßnahmen sollten ähnlich wie in Südkorea das Infektionsgeschehen nachvollziehbar machen. Nida-Rümelin verweist immer wieder darauf, dass die Sorge vor einer staatlichen Nachverfolgung weitgehend unbegründet ist, da es heute verlässliche Anonymisierungsverfahren gibt.

Ebenfalls verwies er darauf, dass die zu erwartenden besseren Ergebnisse in Asien eher kulturell als ideologisch erklärbar sind. Die ostasiatische Form, Solidarität einzufordern, Freiwillige zu mobilisieren, funktioniert in einer solchen Krise halt besser als der westliche Individualismus.

Zeit ist relativ. Wer es nicht glaubt, erfährt es an dieser Stelle, denn wir machen einen kurzweiligen Zeitsprung von Anfang 2020 bis zum Anfang 2021: Eine europaweite Corona-App ist auch im

März 2021 nicht absehbar. Vor allem wollen die einzelnen EU-Staaten die Souveränität über ihre eigenen Grenzen und das, was im eigenen Land geschieht, für sich behalten. Andererseits soll dann doch ab Sommer 2021 für alle EU-Bürger ein digitales Impf-Zertifikat eingeführt werden.

21 Million Lights. Wie alles begann

Es war spät, um die ein Uhr nachts an der Innenalster in Hamburg. Und es war still, viel zu still und so schien es, als würde die Natur zu sprechen beginnen. Jene, die sonst selbst um diese späte Uhrzeit übertönt wird, von den Geräuschen der entfernten Schnellstraßen und Autobahnen der Großstadt. Jetzt aber surrte der Wind durch die Baumwipfel, diese verbiegend, bis daraus Töne entstanden, von da oben heruntersingend. Und der gleiche Wind, ja er ist schon ein himmlisches Kind, bewegt das Wasser des Sees sachte gegen die Ufer, bis aus dem leisen Plätschern ein sanftes Trommeln wird.

Durch diese Nacht, mit ihrem Wind, ihrem Gewässer und den schweigenden Autobahnen in der Ferne gleitet jenes Rad mitsamt dem Radler staunend hindurch, leuchtend mit einer hellen Lampe. Der einzige Mensch weit und breit. Zudem einer, der schaut und hört in die Dunkelheit hinein, mal von fern, mal von nah. Dann, irgendwann, eigentlich da, wo gar nichts mehr oder eben doch noch etwas hätte passieren müssen, fragt etwas in ihm: „Was möchtest du wirklich jetzt und für immer?" Die Antwort, so empfand es der Radler, kam von selbst, so als wenn sie schon immer darauf gewartet hätte: „Noch mehr von dem, was ist. Mehr Lichterflackern. Mehr Klang. Von all der Faszination etwas mehr."

Das war die Antwort und seitdem schweigen sie wieder, wenn sie sich begegnen, der See und der Himmel darüber. Und alles Weitere? Es wird geschehen. Und eines ist auch schon klar. Es gibt Wunder. Es gibt Wunderbares. Aber damit das Wirklichkeit wird, benötigt es noch etwas von dieser menschlichen Zeit.

Kollektives

Nur weil der eine mal nicht schlafen konnte und der andere ihm am nächsten Abend zuhörte, entstand ein Projekt, zu welchem eigentlich auch dieses Buch gehört. Fragt man tiefer – etwa in sich selbst hinein –, so ergibt sich, wenn alle ehrlich sind, in Sachen Pandemie ein Bild aus Angst und daneben Stillstand.

Jeder richtet sich in seinem Zuhause ein, die Kontakte und Bewegungsradien werden reduziert, das eigene Heim aufgemöbelt. Man nennt es auch Cocooning. Das Gegenteil von der Zeit zuvor tritt ein, konnte man da nicht mehr stillhalten, so muss man es nun umso mehr. Und eine Erkenntnis zeichnet sich ab an diesem aufdämmernden Horizont der Stille: All die ganzen Bewegungen, diese Fernurlaube und wichtigen Business-Reisen, dienen möglicherweise nur dazu, diese dunkelste Angst in unseren Tiefen, jene Angst vor Einsamkeit und Tod, zu übermalen.

In einem Artikel, der von den französischen prominenten Denkern Jean-Luc Nancy und Jean-François Bouthors gemeinsam verfasst wurde und Mitte Mai 2020 in „Le Monde" veröffentlicht wurde, nähern sich die prominenten Autoren aus einer weiten Perspektive dem Thema Corona an. Gleich zu Anfang wird von der Möglichkeit einer „echten mentalen Revolution" gesprochen. Denn die „Maschine, das System", sei fast zum Stillstand gekommen.

Die beiden Philosophen sehen eine Krise entstehen, deren Konsequenzen in sozialer, wirtschaftlicher, politischer und geopolitischer Hinsicht gigantisch sein wird. Das alles, so legen sie dar, wird wahrscheinlich das gesamte System erschüttern oder sogar gänzlich zum Zusammenbruch bringen. Der Gedankengang imponiert und auch macht er natürlich Angst. Zumindest ein Jahr später steht alles noch, also unser System, die Parteien und auch das Mehl in den Supermarktregalen.

Zurück zum Artikel: Es folgt ein Hinweis darauf, dass die ursprüngliche Entwicklung unserer Demokratien eine Antwort auf den Zusammenbruch von despotischen ungerechten Regimen war. Letztlich war dieses neue System, also diese Demokratie der Griechen, ein Versuch, Wege zu entdecken, „wie ein Volk gemeinsam in die Zukunft eintreten kann".

Auch können die beiden erklären, warum erstaunlich viele unserer Mitmenschen so gut mit dem Lockdown zurechtkommen: Sie nutzen die Ruhe und entdecken neben der äußeren endlich auch die innere Freiheit. Vor ihren Augen bricht die innere Tyrannei der Unruhe und des Getriebenseins zusammen. Noch einmal anders: Die Aussage dieser beiden Denker, also Jean-Luc Nancy und Jean-François Bouthors, ist keine sonderlich negative, sondern eine sozusagen frohe Botschaft – für uns und an unsere Zukunft. Das klingt jetzt sehr christlich, Herrgott, warum auch nicht?

Zwei Telefonate

Jetzt ging alles zwischen Hamburg (Michael) und Köln (Dieter) in wenigen Telefonaten recht schnell. Zum Beispiel benötigten die beiden für die Findung des Projektnamens nur ein halbstündiges Telefonat – und von da an hieß die Sache „Corona Future". Vielleicht war das zu knapp? Später zumindest würde sich eben dieser Name ändern. Aber für den zügigen Start war es eigentlich genau richtig, also sich einig zu sein und derart zu handeln.

Mit der Plattform „Corona Future" wollten die beiden Hilfestellungen von Menschen für Menschen in der Corona-Krise anbieten. Daneben sollte die Möglichkeit zur Community offenbleiben. Nach etwa zwei Wochen stand die entsprechende Internetseite und nach drei Wochen war sie mit ersten Artikeln bereits gefüllt. Das Ganze wirkte von Anfang an recht professionell. Das war schon einmal gut.

Und das Schlechte? Nun, das folgt wie immer auf dem Fuß. Woche für Woche, Tag für Tag, kontrollierte Michael die Besucherzahlen, aber mehr als drei, vier und na gut, vielleicht waren es auch mal fünf an einem Tag sollten es bis September 2020 nicht werden. Die Seite war unter den ersten Suchergebnisseiten überhaupt nicht zu finden, obwohl wie schon gesagt, alles professionell erarbeitet war und sogar Optimierungsprogramme bezüglich der Suchauffindung durch Google und Konsorten eingesetzt wurden.

Woran lag es? Nun gut, Artikel über „Haareschneiden im Lockdown" oder „staatliche Finanzquellen für gefährdete Künstler" brachten wirklich alle Zeitschriften und Online-Portale in diesen Tagen.

Allerdings wurde dies dann auch von „Bild" bis zum „Spiegel" zum Tagesgeschäft. Diese setzten ihre eingespielten Mitarbeiterteams daran. Aber das war noch nicht alles und wäre es nicht geschehen, man würde es nicht glauben: Im Frühjahr des Jahres 2020 übertrumpften sich Firmen und sogar Banken darin, Informationsseiten über praktische und finanzielle Hilfsangebote bezüglich Corona einzurichten. Der Mensch wurde gut. Wir wurden gut. Nein, das ist hier nicht ironisch gemeint.

Daneben war das Seltsame, dass all das, was die sonst so laute Werbebranche produzierte, plötzlich leiser und weniger aufgesetzt daher kam. Nein, das meiste wurde ohne Gewinnstreben produziert – es war einfach gut und ehrlich gemeint.

In der Tat ging nach dem ersten Lockdown in Deutschland ein Ruck durch die Gesellschaft, der ständige Leistungsdruck hatte deutlich nachgelassen. Das Designerkleid und der neue Porsche waren im Zeitraffer fast zur Maskerade verkommen und zunächst auch einmal ohne Verwendung. Die große wie auch kleine Show war gestoppt. Dafür rückten die Familie oder die sehr nahen Freunde in ihrer Bedeutung auf.

Die Idee an sich und eine Eventagentur

Er ging nicht ran. Gut, es war ja auch Wochenende, da ruft man eigentlich nicht an. Aber in Eventagenturen lief ja eigentlich nichts mehr – außer Stornierungen.

Michael hatte für seine Eventagentur vor noch nicht allzu langer Zeit mehrere erfolgreiche Konzepte und Präsentationen entwickelt. Das war alles erfolgreich gewesen und jetzt, mit dieser Idee, dachte Michael, wäre eine professionelle Unterstützung gut. So sendete er die Beschreibung der Idee ganz knapp als SMS.

Und ja, jener J. ruft sofort zurück. Er wäre gespannt und das ist Michael auch, denn er holt jetzt weiter aus und umschreibt das Grundlegende so knapp wie möglich: „Fahrradfahrer oder Fußgänger treffen sich nachts rund um die Alster. Alle sind beleuchtet, irgendwie mit Fahrradlampen oder Taschenlampen – halt eine leuchtende Menge und vielleicht kommt noch Ton dazu, Musiker auf einem beleuchteten Floß." Die Antwort des Event-Profis kommt prompt und einsilbig:
„Super".
Schweigen.

Nachfragen. Also, ob es noch einen Einwand gibt.
„Nein."

Italien stellt Direktfüge nach China ein

Ende Januar 2020 erkranken in Italien zwei chinesische Touristen an Covid-19. Das Land reagiert, indem diese sofort isoliert werden und Direktflüge nach und von China eingestellt werden. Wie sich herausstellen wird, geschieht selbst das zu spät. Der Virus ist bereits in Europa und vor allem hat dieser sich unbemerkt in Italien verbreitet. Italien selbst ist stärker industriell mit China verbunden, als man es gemeinhin denkt.

Vor allem werden Schuhe und Kleidung aus China in der Lombardei zu fertigen Produkten zusammengesetzt. Es ist dann wohl kein Zufall, dass eben dieses Gebiet mit den Industriezentren Mailand und Bergamo am meisten von Corona betroffen ist.

Daneben sind alle Italiener erschüttert und dies aus unterschiedlichen Gründen: Da sind jene, die einfach nur menschliche Angst haben. Dann gibt es solche, welche im Glauben die nötige seelische Stärke suchen. Daneben gibt es noch nachdenkliche und unter diesen zornige – wie etwa den italienischen Denker Giorgio Agamben.

Agamben veröffentlicht Ende Februar 2020 den Artikel „Die Erfindung einer Epidemie" in der italienischen Tageszeitung „Il manifesto". Darin spricht er von „hektischen, irrationalen und völlig grundlosen Notfallmaßnahmen" bezüglich des Corona Virus. Er unterstellt dem Geschehen, lediglich eine „vermutete Epidemie" zu sein. Zwei Wochen später vergleicht er die behördlich angeordneten Einschränkungen in Italien mit früheren Terrorgesetzen, welche „faktisch und rechtlich jeden Bürger zum potenziellen Terroristen machten". Agamben mag als eine Art Corona-Querdenker von manchen falsch verstanden werden, aber er schreibt wortgewaltig und zumeist doppelbödig. Er ist ein philosophierender Poet und seine Botschaft ist eigentlich einfach: Man darf nicht zulassen, dass Menschen das Mitmenschliche abschaffen.

Wer nun ins Feld führt, dies alles seien die Worte eines alten Europäers oder eines jungen Querdenkers, der irrt. Denn eben dieser Mann, dessen Vorfahren übrigens Armenier waren, tat sich Zeit seines Lebens öffentlich als ein provokanter Denker und überzeugter Demokrat hervor. Jedoch einer, der nichts lieber tat, als die Welt in jeglicher Hinsicht zu hinterfragen.

Um was geht es Giorgio Agamben eigentlich im Kern? Er betont die Gefahr durch undemokratische Übergriffe der politischen Macht. Vor allem geht seines Erachtens in einer Gesellschaft mit maskenverhangenen Gesichtern die Offenheit zueinander verloren. Es schwindet sozusagen „das Zwischen den Menschen".

Aber auch der Ersatz, die elektronische Interaktion auf „Distanz", unterwandert die direkte menschliche Kommunikation und Begegnung. Leere Plätze, maskierte Gesichter, Theater ohne Schauspieler, Musikhäuser ohne Musiker, Beerdigungen ohne Trauernde – was ist das für eine Welt?

Eigentlich kann man sich Agamben in diesen Kernpunkten nur anschließen. Michael waren sie eigentlich bereits sehr klar, als er sein Event entwickelte. Dieses soll eine Antwort auf die durch diese Pandemie zunehmende Distanz in unserer Welt sein. Das Event beweist wiederum, dass Menschen auch ganz real „auf Distanz nah beieinander" sein können. Wie das geht? Später dazu mehr.

Eine italienische Krankheit: die Krankenhäuser?

In besagter Lombardei existiert eine ganze Reihe von Privatkliniken. Auch haben diese einen gar nicht mal schlechten Ruf. Das Problem liegt woanders: Die dortigen medizinischen Experten behandeln lediglich Selbstzahler. Insofern wundert es nicht, dass sich besagte Kliniken in der Anfangszeit der Krise nicht reibungslos in die Versorgung von Infizierten eingliedern ließen.

Anders gesagt: Wir haben es in Italien mit einem Parallelsystem von Privatpraxen mit rascher Versorgung und zudem mit Praxen vom staatlichen Gesundheitsservice zu tun. Für die Liebhaber von Fakten und Zahlen bedeutet dies: Zur Intensivversorgung der 60 Millionen Italiener stehen etwa 5.000 Plätze zur Verfügung. Dies bedeutet etwa 8 Betten pro 100.000 Einwohner. Zum Vergleich: In Deutschland sind es dagegen stolze 29 Betten – also fast viermal so viel.

Daneben ist da noch ein anderes Problem, welches erst ein kurioser Vorfall ans Tageslicht brachte: Vor mehreren Jahren führte die römische Polizei eine Razzia in der Universitätsklinik von Rom durch. Ein großer Teil der 5.000 Mitarbeiter der Gemelli-Klinik wurde aber nicht am Arbeitsplatz angetroffen. Nein, die gefragten Mediziner waren selbst durchaus bei bester Gesundheit, denn andere Ermittler trafen diese zeitgleich in verschiedenen Privatkliniken oder -praxen an. Kurz: Die hier versammelten Daten und Zahlen zeigen bereits, wie es um die medizinische Versorgung in Italien bestellt ist. Daneben lassen die geschilderten Szenarien an der ethischen Einstellung der dortigen Mediziner doch schon etwas zweifeln.

Frühjahr 2020 – die Katastrophe erobert den Westen

In Italien sind am 21. Februar 2020 lediglich 39 Corona-Infektionen registriert. Drei Wochen später sind es bereits fünfundzwanzigtausend und schon am 1. April wird die Hunderttausend überschritten sein. Ende März 2020 schreibt die italienische Schriftstellerin Francesca Melandri einen später in 32 Sprachen übersetzten Brief. Dieser beginnt mit den Sätzen: „Ich schreibe euch aus Italien, als auch aus eurer Zukunft. Wir sind jetzt dort, wo ihr in wenigen Tagen sein werdet." Was war geschehen, im Land der Renaissance? Mitte März geschah da etwas, was man im westlichen Europa lange nicht mehr gesehen hatte: Auf den Filmaufnahmen sind gestapelte Särge zu erkennen – in Militärfahrzeugen, welche zum Abtransport bereitstehen. Nun ja, all das wollte man hier mitten in Europa eigentlich nie mehr wiedersehen.

Italien, ausgestorbene Plätze und Schamanismus

Michael Taussig ist ein international renommierter Anthropologe. Nun ja, daneben ist er auch noch Australier, was vielleicht gleich eine gewisse Bedeutung bekommen könnte. Um zur Sache zu kommen, in einem bereits im März 2020 veröffentlichten Artikel geht der Anthropologe einer recht plakativen Frage nach: „Ob bei der sich anbahnenden Pandemie ein Schamane helfen könnte."
Allerdings wurde Taussig selbst diese Frage zuvor gestellt und er fand sie dann so interessant, um drum herum einen Aufsatz zu

schreiben. Es sei vorweggenommen, trotz des Gebrauchs von genügend Wörtern bleibt uns der Autor eine präzise Antwort letztlich schuldig. Stattdessen wirft der Australier bewusst ein ganz anderes Licht auf die Pandemie: Er unterstellt dieser, surreale Bilder zu entwickeln, solche, wie wir sie von surrealistischen Künstlern kennen. Derart werden dann reale aktuelle Bilder der Pandemie mit jenen des Italieners Giorgio de Chirico gegenübergestellt.

Taussig bemerkt dazu: „Allein in Städten mit leeren Straßen und Plätzen zu sein, ist schamanischer als die „echte Sache“." „Lapidar bemerkt er zudem, die westlichen Kulturen entzauberten schon vor langer Zeit die Natur. Ja oder nein, wir sehen nicht das, was abergläubische Kulturen erblicken, sondern wir erkennen einfach nur wenig. Noch kürzer: Unsere Welt ist nackt. Und auch wenn es absurd klingt, darauf sind wir sehr stolz.

Daneben, aber darauf geht Taussig nicht vertiefend ein, erinnerten die ersten Wochen des Lockdowns eher an ein Kunsthappening, wie es sich beispielsweise der Dadaist Marcell Duchamps ausgedacht haben könnte. Ein Gedanke, über den es sich lohnt, etwas länger als üblich zu reflektieren.

März 2020 in einer Arztpraxis in Deutschland

Italien? Das wirkt zumindest auf Europa Anfang 2020 recht verstörend. Aber wie schaut es woanders aus, etwa in Deutschland? Nun ja, das große Land sieht insgesamt im März 2020 rot. Erst sind da die verstörenden Bilder aus China mit Masken tragenden Menschen, die eigentlich mehr an Aliens erinnern. Während das Reich der Mitte tausende von Kilometern entfernt liegt, erreichen die Menschen in Deutschland nun jeden Tag diese Bilder aus Italien, dem gefühlt südlichen Nachbarn.

Das wirkt – eben auch auf Dieter in seiner Arztpraxis in Köln. Resolut sind neuerdings seine Schritte, so als würden diese seinen Gedanken folgen, welche halt ein anderes Verhalten von ihm, seiner Familie und erst recht seinen Mitarbeitern fordern: Jetzt heißt es durchgreifen!

Und so ist es denn auch: Die Ansprachen an die Mitarbeiter werden klarer, der Ton schärfer und ja, es tut sich was. Dieter und seine Frau werden kurzerhand zum Krisenteam, welches, ausgerüstet mit medizinischem Know-how, rudimentärem Wissen über Virenausbreitung und einer Kreditkarte sich daran macht, die Kölner Bau- und Drogeriemärkte zu durchforsten. Handschuhe, Masken und Schutzanzüge kommen in den Einkaufswagen, solange bis noch ein zweiter besorgt werden muss. Irgendwann gelangt man doch noch zur Kasse, wo das Paar seltsam gemustert wird. „Prepper", flüstert jemand. Dieter hat das Wort schon einmal gehört, kennt aber seine Bedeutung nicht. Aber er weiß wie man mit dem iPhone umgeht und siehe da: Prepper sind ängstliche Menschen, die bei Ankündigung von möglichen Katastrophen mit übermäßiger Einlagerung von Lebensmitteln und anderem reagieren.

Aber auch vor Ort in der Praxis selbst wird etwas getan: Ein Glaser baut mehrere Plexiglasschutzwände. Den im Anschluss aufgerufenen Preis findet Dieter mehr als happig, was er denn auch einen „Corona-Preis" nennt. Der Handwerker begründet seine Forderung mit erhöhten Materialpreisen. „Fake News", denkt Dieter und bezahlt.

New York, März 2020

Noch in den 2010er-Jahren unseres Jahrhunderts hätte ein Jeder ohne langes Zögern auf die Frage nach der Hauptstadt der Welt mit „New York" geantwortet. Jedoch, seien wir ehrlich, hat „irgendwie" der Stern der niemals schlafenden Stadt an Leuchtkraft verloren. Aber! – Es reichte dann doch noch die Strahlkraft der Megametropole, um das berühmteste Virus der Welt überproportional an sich zu binden: Vom 25. März bis zum 27. März 2020 erhöhte sich dort die Zahl der Infizierten von 17.000 auf 26.000.

Über 3.000 New Yorker Polizisten hatten sich infiziert, etwa zehn Prozent der gesamten dortigen Belegschaft. Ohne Zweifel erlebte die US-amerikanische Bankenmetropole eine große Krise. Andererseits ist nicht das eingetreten, was US-Blockbuster so gerne zeigen: ein totaler Untergang.

Und jetzt machen wir einen schnellen Sprung nach Deutschland, um dann wieder in die USA zurückzukehren: Das deutsche Verlagswesen erwirtschaftet jährlich etwa 35 Milliarden Euro Umsatz. Im ersten Corona-Jahr profitierten viele Zeitungsverleger von dem Thema Pandemie. Verlagshäuser mit fortgeschrittener Digitalisierung konnten mit ePaper-Abos ihre Auflagen erhöhen, wie etwa die Süddeutsche. Manche wie der Münchner Merkur oder der Spiegel erhöhten auch ihren Bekanntheitsgrad durch teilweise frei zugängliche Online-Informationen. Die deutsche Boulevard-Zeitung Bild setzt sonst häufig auf die Themen Hitler, Boris Becker oder Mauerfall, also wenn die Auflage zu sehr in den Keller geht. Aber auf diese Gassenhauer konnte man dann endlich im Jahr 2020 einmal weitestgehend verzichten. Andererseits reichte das Thema Corona an sich den Medien so noch nicht. Stattdessen begannen sie nun den publizistischen Glücksfall mittels starker Bilder standesgemäß auszuschlachten.

Die beiden folgenden Fälle gehören in diese Kategorie: Zuerst einmal war da die USNS Comfort, ein Hospitalschiff der United States Navy mit einer Kapazität von tausend Betten. Das Schiff wurde nach New York entsandt, um die dortigen Krankenhäuser zu entlasten. Es traf auch Ende März in der Millionenstadt ein. Die Medien machten aus dem Dampfer schnell so etwas wie Noahs Arche. Nur, als Ende April 2020 diese Arche, weil kaum genutzt, wieder verschwand, schwieg dazu nahezu die gesamte Berichterstattung.

Über eine andere Geschichte, welche ebenfalls auffällig durch die Medien kolportiert wurde, berichtete im deutschen Sprachraum der Bestsellerautor Daniel Kehlmann. In einem Interview beschreibt er jenes Krankenhaus aus Zelten im New Yorker Central Park, errichtet und betrieben von einer religiösen Organisation, welche sonst ihre Feldlazarette in Afrika aufbaut.

Letztlich, so kritisierte der damals in den Staaten lebende Schriftsteller, waren die Zelte nie ausgelastet, aber dafür entstanden höchst dramatische Bilder, welche um die Welt gingen. Das Ganze hatte ungeahnte Folgen für sein Privatleben, denn es meldeten sich Freunde und Bekannte aus Deutschland, „von denen ich seit zwanzig Jahren nicht gehört hatte, und fragten, ob wir es noch rausgeschafft hätten."

Damit ist die Geschichte um das seltsame Zeltkrankenhaus aber noch nicht zu Ende: Anfang April wurde der Aktionskünstler Reverend Billy, welcher häufig im Gewand eines Straßenpredigers konsumkritische Botschaften verkündet, von der New Yorker Polizei eben dort festgenommen. Er hatte versucht, eine Regenbogenflagge an einem der Zelte anzubringen.

Wie sich herausstellte, handelte es sich bei Samaritan's Purse, dem Betreiber des Zeltkrankenhauses, um eine christliche Organisation, die immer wieder geschlechtliche Minderheiten wie Lesben und Homosexuelle kritisiert und sogar ausschließen soll. Reverend Billy und seine Anhänger hatten darauf aufmerksam machen wollen, dass in dem Hospital homo- und transsexuelle Patientinnen und Patienten möglicherweise diskriminiert würden. Zur Ehrenrettung der deutschen Presse sei aber nun noch betont: Die Berichterstattung über diesen Vorfall schaffte es als Filmbeitrag schließlich in die deutsche Tagesschau.

Die bleibende Ungewissheit

Gekommen, um zu bleiben: Wissenschaftlich betrachtet existiert das Corona-Virus wahrscheinlich seit September 2019 auf unserem Planeten. Molekulargenetisch untersuchte Proben der bisher bekannten drei großen Linien von Mutanten führen außer in das allseits bekannte Wuhan auch zu einer bereits im September aufgetretenen Viruslinie in der chinesischen Provinz Yunnan. Eigentlich kann man heute bereits festhalten, dass der Ursprung des Virus nur noch angenommen werden. Der Vollständigkeit halber sei aber noch darauf verwiesen, dass bereits im Herbst 2019 auffällige computertomographische Befunde in Wuhan erhoben wurden, welche im Nachhinein Covid-19-Infektionen zugeordnet werden können. Es soll zudem in China das genetische Muster des Virus bereits im Oktober 2019 im Blut oder Kot einer Fledermaus nachgewiesen worden sein. Das Fledermausmaterial selbst entstammt wohl einer Höhle, welche sich 800 Kilometer von Wuhan entfernt befindet.

Schwarze Schwäne

In seinem 2001 erschienenem Buch „Fooled By Randomness" verwendete der im Libanon geborene Autor Nassim Nicholas Taleb den Begriff „Schwarzer Schwan" für ein Ereignis, das selten und eigentlich unwahrscheinlich ist. Taleb selbst ist Finanzmathematiker und Essayist. Nach einer Karriere als Spezialist für Finanzderivate

57

an der Wall-Street widmet er sich seit mehr als zwanzig Jahren der Berechnung von Zufallsereignissen.

Dann, im Jahr 2001, erschien sein Sachbuch „The black Swan" und wurde ein internationaler Bestseller. In dem Buch erklärt der Autor unter anderem, dass in der Natur tatsächlich schwarze Schwäne vorkommen, allerdings extrem selten.

Im mittelalterlichen Europa waren solche Tiere sogar vollkommen unbekannt. Das ursprüngliche Verbreitungsgebiet dieser seltenen Exemplare ist Australien. Daneben wurde in Neuseeland der schwarze Schwan lediglich „eingebürgert". Es sei noch einmal gesagt: Bis zur Entdeckung Australiens ging man in Europa davon aus, dass alle Schwäne weiß sind. Trotzdem gibt es nach Nassim Nicholas Taleb jene schwarzen Schwäne, also unwahrscheinliche Ereignisse, die trotzdem auftreten. Und dies halt viel häufiger als wir denken. Zum Beispiel ist für ihn der erstaunliche Erfolg von Google ein schwarzer Schwan, genauso die Terrorattacken von 2001 oder die globale Finanzkrise 2009/10.

Aber warum bürgern wir dieses dunkle und schöne Tier hier in dieses Buch ein? Richtig, damit soll zum Ausdruck gebracht werden, dass alles, was möglich ist, letztlich auch real eintreten kann – und damit eben auch eine weltweite Pandemie wie Corona oder noch schlimmere gesundheitliche Beeinträchtigungen der Menschheit. Aber auch andere Ereignisse, die wir für unmöglich halten, können Menschen (wie Tieren) geschehen.

Hotspot: Karneval in Gangelt

Gangelt? Muss man nicht kennen. Das Örtchen liegt bei Heinsberg und dieses liegt bei Aachen. Und Aachen? War vor langer Zeit einmal die Hauptstadt Europas und beherbergt heute eine technische Hochschule, an der Michael Architektur studiert hat. Dieses Aachen liegt im äußersten Westen Deutschlands und damit an der Grenze zu Belgien und den Niederlanden. In Gangelt feiert man gerne Karneval und dies dann auch im Jahr 2020. Im Nachhinein, da sind sich wohl alle einig, hätte man das besser gelassen. Es geschieht dann auch auf einer Karnevalssitzung: Von einem einzigen Infizierten verbreitet sich das Virus auf rund 70 Gäste. Da wurde scheinbar etwas zu oft „Alaaf" gerufen, das ist der in der

Region übliche karnevalistische Gruß.

Nach Karneval folgt mit dem Aschermittwoch die Fastenzeit, so auch in Gangelt. Ganz unlustig melden sich nun fast im Stundentakt neue Erkrankte. Professor Streeck von der Universität Bonn, dort sagt man übrigens auch „Alaaf", lässt sein Team Antikörperproben von den etwa fünfzehnhundert Bewohnern Gangelts nehmen. Die Letalitätsrate errechnet er anschließend mit 0,37 Prozent. Zur Erklärung: Jene Rate gibt den Anteil der Erkrankten an, welche an der Krankheit versterben. Wiederum ist die nun vorliegende Zahl überraschend, hatte doch die Johns-Hopkins-Universität deutlich höhere Letalitätsraten um die zwei Prozent errechnet.

Dies löst Diskussionen aus, nein, nicht darüber, ob eine lustige Karnevalsveranstaltung die Immunkräfte schwächen kann, sondern dass scheinbar dieses Virus gar nicht so gefährlich ist. Armin Laschet, seines Zeichens NRW-Ministerpräsident, tritt in diesem Zusammenhang öffentlich für eine rasche und gezielte Lockerung der mittlerweile eingeführten Kontaktsperren in Gangelt ein.

Zugleich wurden die Bonner Studienergebnisse von dem Berliner Chefvirologen Christian Drosten aufgrund fehlerhafter Methodik kritisiert. Man muss wissen, Streeck übernahm als dessen Nachfolger die Direktion des Lehrstuhls für Virologie in Bonn. Drosten selbst wurde Direktor des renommierten Instituts für Virologie an der Charité in Berlin.

Wochenlanges Planen

Startphasen tragen eine eigene Schönheit in sich. Die Idee mit dem Event war also faszinierend schön, poetisch und noch etwas mehr. Aber aus der ganzen Angelegenheit war erstaunlich viel Arbeit geworden, denn die eigentlich einfache Idee sollte ja als Präsentation so dargestellt werden, dass beispielsweise selbst ein Hamburger Bürgermeister darauf aufmerksam würde. Nur musste man diesem und seinen Mitarbeitern erst einmal ganz genau das Konzept erklären.

Die detaillierte Präsentation wuchs täglich an – und Michael trifft Entscheidungen: So rückt der Event von der Außenalster in den Bereich Jungfernstieg und man würde alles rastern. Mindestens tausend Besucher sollen für den Bereich Binnenalster zugelassen werden. Daneben gibt es ein paar kurze telefonische Diskussionen mit besagtem J. Und ja, Hamburg soll mit diesem Event ein Zeichen setzen. Man würde Menschen in Zeiten einer Corona-Krise derart zusammenbringen, dass diese in einem Raster von 1,5 Metern zueinander stehen. Letztlich kristallisiert sich ein nächtlich auf dem Wasser stattfindendes Geschehen heraus, während die Zuschauer auf den breiten Uferstraßen mit leuchtenden Smartphones dem beiwohnen.

Das Ganze wird nun als umfassende Präsentation von über 30 Seiten an das Stadtmarketing per E-Mail gesendet. Die Idee ist überzeugend aufbereitet und wird als sozial und die Gemeinschaft stärkend beschrieben – und eben auch als konform mit den aktuellen Corona-Gesetzen. Daneben wird natürlich auf die Professionalität der Verfasser im Bereich Event und Marketing hingewiesen.

Nur, Michel kommt in den folgenden Wochen an dieser offiziellen Hamburger Stelle nicht vorbei. Der Grund ist einfach: Man ignoriert ihn, antwortet nicht und leitet auch nicht weiter. Und wenn man dort nicht erhört wird, kann nur noch der liebe Gott oder vielleicht Frau Merkel weiterhelfen. Das aber realisiert Michael erst an den nachfolgenden Tagen, als sich nämlich nichts tut. Wie auch immer. Die Sache verschwindet erst einmal, Michael werkelt weiter an der Internetseite Corona-Future (so heißt sie zu diesem Zeitpunkt noch) herum. Und dann, es ist ein trüber Tag, erreicht ihn eine E-Mail von J., der schreibt, dass er alles getan hätte, was aus seiner Perspektive möglich war.

Später erst, viel später, versteht Michael die damalige Situation besser: Das Stadtmarketing hatte in der wilden Anfangs-Corona-Zeit anderes zu tun, als sich planerisch an Events zu beteiligen. Im Detail beschäftigten sich diese Institutionen zu dieser Zeit mit der Rückabwicklung von Events – was juristisch ein Balanceakt der unangenehmen Art ist. Die einzige Art und Weise, solche Events trotzdem in die Wirklichkeit zu bringen, ist eigentlich einfach: Man entwickelt diese ohne Amts- und sonstige Förderhilfen. Letzteres hat Michael heute verstanden und handelt nach dieser Vorgabe.

Eine Zusatzidee? Nein, gleich zwei

Ja, man könnte die Teilnehmer des Events per GPS steuern. Immer wieder stolperte Michael über diesen Gedanken, wobei hiermit nur gemeint ist, dass man eine bestimmte Anzahl an Menschen auf ein zuvor definiertes Gebiet lassen könnte.

Interessanter ist ein anderer, sehr naheliegender Gedanke: Man könnte technisch die Smartphones ansteuern, um diese als Endgeräte selbst für den Event zu nutzen. Ja, das ist eine gute Idee. Und endlich scheint der Kern der Idee erreicht zu sein: Eine App würde die Smartphones der Event-Teilnehmer steuern und farbige Lichter abwechselnd in der Nacht aufleuchten lassen. Die synchronen Lichter als Gesamtkunstwerk. Und was noch? Ja, es könnte noch weiter gehen, selbst Musik oder Gesang ließe sich über eine solche App aussteuern.

Es traf sich gut, dass Michael mit mehreren Grafikern über seine Idee gesprochen hatte, einer verwies auf eine interessante Person aus der Eventbranche. Ein anderer verwies immer wieder auf die Möglichkeit von Sponsoring durch ein Industrieunternehmen.

Dann war da noch die andere Person aus der Eventbranche, ein Geschäftsführer, der zu den führenden kreativen Köpfen der deutschen Eventbranche zählt. Und dieser meldete sich nach einer kurzen Anfrage auch freundlich zurück. Alles Weitere ging schnell, eine Verschwiegenheitsvereinbarung wurde unterschrieben, dann eröffnete Michael telefonisch dem Kreativen seine Schatzkiste. Und ja, auch der mit Kreativpreisen verwöhnte Eventmensch war angetan, sagte das auch, und wollte sich bald wieder melden.

Tat er dann auch, mit einem kurzen Anruf. Er unterstrich, dass es stimmt, die App mit den leuchtenden Smartphones sei das Wesentliche. Der Rest, all die Planungen, wo die Leute stehen, was auf dem Wasser geschehen soll, nun ja, das wäre eher unwichtig. Einfach sich an die Masse richten, das war seine Empfehlung. „People to people" – sozusagen.

Man wollte weiterschauen, weiter zusammenarbeiten. Wie, wusste man noch nicht so genau. Was der Leser hier wissen muss: Es waren surreale Zeiten, vor allem für Menschen, die Berufe hatten, die dabei waren, auszusterben und der Bereich Event gehörte definitiv dazu. Was dann geschieht in Sachen möglicher Zusammenarbeit, ist mit einem Wort recht präzise zu beschreiben:

nichts. Nein nicht ganz, irgendwann später teilte der Star-Kreative mit, leider keine Zeit zu haben und dass die Idee trotzdem super wäre.

Ein unverhoffter Anruf

Telefon. Genauer gesagt das Summen des Smartphones. Es ist J., das zeigt zumindest das Display an und Michael wundert sich. Man hatte sich ja bezüglich des Projekts fast schon pathetisch verabschiedet. Nun ja, da steht wirklich jener Name auf dem Display und ein paar Sekunden später redet Michael bereits mit besagtem Anrufer. Dieser kommt schnell zur Sache: Ob ein Kontakt zur Elbphilharmonie helfen könnte? Sofortiges „Ja".

Eine halbe Sekunde Luft holen und dann spürt Michael diesen Energieschub, der ihn sogleich antworten lässt: Auf dem Balkon des Hauses, es ist ein umlaufender Balkon und streng genommen eher eine architektonische Fuge, also, dort sollte, könnte – nein, muss das Orchester stehen. Und unten, drum herum, befinden sich dann die Fans der Elphi und dies sind in Hamburg auch ohne Touristen gerechnet ziemlich viele. Und dann, lange dauert das Gespräch nicht, verspricht J. jene Person darauf anzusprechen und alles weitere wird man dann ja sehen.

Eine neue Idee ist geboren, eine, die Michael lange Wochen beschäftigen wird – nur eine Person ganz und gar nicht: Nämlich jene ominöse Kontaktperson. Sie fiel aus. Daher gingen von dieser keine Verbindungen aus, noch leitete sie etwas weiter. Andererseits, und das ist das Gute daran, hat ein faszinierender Funken jetzt endlich bei Michael gezündet.

Schnupfen und so …

Es ist so: Michael und Dieter haben selten die Grippe. Rein statistisch ist das ungewöhnlich, denn Männer haben laut wissenschaftlichen Studien nun einmal ein schlechter funktionierendes Immunsystem bei Virusinfektionen als Frauen. Zwar infizieren sie sich gleich häufig wie Frauen und Kinder, aber erkranken dann halt schwerer. Um zum Punkt zu kommen: „Männerschnupfen", das sollte man also in Zukunft nicht mehr despektierlich sagen.

Und Kinder? Diese werden eben durch die Spontanität ihres Immunsystems vor schweren Covid-19-Verläufen geschützt. Übrigens beschleunigen bei Frauen sogenannte Östrogene die Abwehrkräfte des Immunsystems. Auch verfügt das weibliche Geschlecht über genetische Vorteile, denn dort finden sich gleich zwei X-Chromosomen, auf welchen dann Steuerelemente der Immunabwehr vererbt werden können.

Und Männer? Im Gegensatz zu Frauen haben diese nur ein X-Chromosom und es scheint so, dass das dort vorhandene Y-Chromosom deren Immunsystem nicht stärkt. Hinzu kommt nun noch das viele Testosteron, welches ein besseres Andocken der Corona-Viren an die Zellen ermöglicht. Dieses Testosteron fördert sonst eher andere männliche Eigenschaften wie Muskelaufbau, Potenz, die Libido, aber auch egozentrisches Verhalten. Unterm Strich lässt es die Männerwelt sozusagen „gefährlicher leben".

So, zurück zu den beiden Brüdern, Anfang 2020 hatten beide eine außergewöhnlich starke Erkältung. Richtig, beide befürchteten, es könne Covid-19 sein. Dieter hat sich negativ getestet und auch keine Antikörper entwickelt. Michael war die Erkältungsphase peinlich, er ist ja selbstständig und da muss man halt auch telefonieren und in dieser Zeit hörte er sich eher wie ein bellender Hund an. Das sagten dann auch die Kunden. Auf jeden Fall sind beide Brüder bis März 2021 anscheinend Corona-Virus-frei geblieben. Nun ja, es gibt aber eben auch die Dunkelziffer mit dem ungefähren Faktor vier. Das heißt, auf eine detektierte SARS-CoV-2-Infektion kommen durchschnittlich etwa vier nicht entdeckte.

Über die Grippe

Manche mögen sich noch erinnern, an den Respekt, welchen Oma und Opa vor der Grippe hatten. Die Krankheit wurde vor nicht allzu langer Zeit sehr ernst genommen. So gesehen hat man erst in der jüngeren Vergangenheit das Phänomen Grippe unterschätzt. Ein guter Grund, um sich das einmal genauer anzuschauen.

Von allen Grippewellen ragt die Spanische Grippe mit Abstand heraus. Damals, vor hundert Jahren, forderte diese einen weltweiten Tribut von 50 bis 80 Millionen Toten. Daneben hatten sich zu jener Zeit etwa eine halbe Milliarde von den damals knapp zwei Milliarden Menschen infiziert. Das sind Superlative! Und dagegen ist Corona nach aktuellem Stand eher noch, die Autoren unterstreichen dies, „das harmlosere Übel".

Aber auch heute sind die steigenden Zahlen langsam beängstigend: Mit SARS-CoV-2 haben sich im März 2021 bereits über 120 Millionen Menschen infiziert und 2,7 Millionen sind bereits daran oder damit verstorben. Bei einer hohen Dunkelziffer könnten es aber auch bis eine halbe Milliarde Infizierter sein. Wir sind aber inzwischen von den damaligen 1,9 Millionen Menschen zu Zeiten der Spanischen Grippe auf knapp 8 Milliarden Erdenbürger angewachsen. Heute leben auf unserem Planeten Erde in etwa so viele Menschen wie bis zur Jahrtausendwende 2000 jemals auf der Erde gelebt haben.

Zurück zur Spanischen Grippe. Diese geschah im Zeitraum von 1918 bis 1819 in zwei Wellen. Als Patient Nummer eins wird hier der Soldat Albert Gitchell angesehen. Dieser meldete sich am 4. März 1918 im Camp Funston, einem US-Militärlager, mit heftigen Grippesymptomen krank. Innerhalb weniger Stunden folgten Hunderte andere Soldaten, ebenfalls über Fieber, Hals- und Kopfschmerzen klagend. Kurz: Die Grippe breitete sich ungeheuer schnell unter den Rekruten aus – zumal diese in beengten Ausbildungslagern auf ihren Kriegseinsatz warteten.

US-Soldaten nannten die Erkrankung damals auch „Knock-me-down-fever" oder „Kameradschaftsgrippe". Es waren dann auch diese amerikanischen Soldaten, welche die Infektion nach Frankreich an die Front brachten. Von dort gelangte die Grippe dann nach Spanien, Italien und Deutschland. Auf deutscher Seite wurden 500.000 Soldaten tödlich außer Gefecht gesetzt, während im deutschen Reich über 400.000 Menschen insgesamt an den beiden Wellen der Grippe verstarben. Daneben erreichte bereits Ende Mai 1918 die spanische Grippe Indien und wenig später auch China und Japan.

Die bereits erwähnte zweite tödliche Welle mit diesmal vermehrten Opfern unter jüngeren Menschen brach im August 1918 rund um den Atlantik aus. Die Franzosen vermuteten den Ursprung in der Schweiz, während man dort die Deutschen und Österreicher verdächtigte. Auf jeden Fall wanderte diese nochmals tödlichere

Welle entlang der Eisenbahnlinien rund um den afrikanischen Kontinent und kam im November 1918 in Südafrika an. Selbst das Ende des ersten Weltkriegs am 9. November 1918 war dann ein tragisches, denn zumindest da, wo gefeiert wurde, infizierten sich viele.

China als Ursprungsland der Asiatischen Grippe

Die Spanische Grippe wird heute als der Prototyp von Pandemien einer globalisierten Welt angesehen. Eigentlich weiß man spätestens seitdem um die Gefährlichkeit der Grippe. Weniger bekannt ist die Asiatische Grippe. Sie wurde von einem Virus übertragen, welches sich aus genetischem Material von menschlichen Grippeviren in Kombination mit Geflügelpestviren zusammensetzte. Hier hatte ein sogenannter Antigenshift stattgefunden.

Man vermutet heute China als entsprechendes Ursprungsland dieser Grippe. Die Pandemie selbst forderte 1957 und 1958 etwa zwei Millionen Opfer weltweit. In Deutschland wurde damals die Übersterblichkeit mit etwa 30.000 Menschen für ein Jahr angegeben.

Unter dem Begriff Übersterblichkeit versteht man die Zahl der zusätzlichen Verstorbenen an einem Ereignis oder an einer bestimmten Erkrankung in einem bestimmten Zeitraum in einer definierten Region. In Deutschland sind im Jahr 2020 zwar etwa 40.000 Menschen, überwiegend im Rentenalter, mehr verstorben als im Durchschnitt der vier Jahre zuvor. Jedoch ergibt sich gegenüber 2019 für das gesamte Jahr 2020 aus den veröffentlichten Sterbetafeln keine Übersterblichkeit. Im Dezember 2020 lag die Übersterblichkeit in Deutschland bei 28 Prozent, im Januar 2021 bei 18 Prozent. Im Februar 2021 ist diese dann um 3 Prozent unter den Durchschnitt der Jahre 2017 bis 2019 gefallen. Dass es bisher gesamt keine nennenswerte Übersterblichkeit gab, erklärt sich wahrscheinlich durch den nachfolgenden Umstand: Die sonst übliche Grippewelle ist durch die Schutzmaßnahmen gegen Corona praktisch ausgeblieben.

Ein Jahrzehnt nach der Asiatischen Grippe im Jahr 1968 grassierte weltweit die Hongkong-Grippe. Diese forderte über eine Million Opfer. In Deutschland verstarben an ihr geschätzt 40.000 Menschen. Als wahrscheinliches Ursprungsland gilt auch hier China.

Zwei Donalds und eine USA

Donald, das ist der Vorname einer Comic-Figur und eben auch eines ehemaligen US-Präsidenten. Besagter Präsident wiederum bezeichnete das Virus höchst selten mit seinem wirklichen Namen „SARS-CoV-2". Stattdessen sprach er im März 2020 nach Bekanntwerden der ersten Infektionen in den USA sogleich vom „Chinese Virus". Es ist sogar überliefert, wie er diesen Begriff eigenhändig in seine Redemanuskripte einarbeitete.

Noch im Februar 2020 hatte der US-Präsident die USA in Sachen Virus als wenig verwundbar dargestellt. Im März kam es anders und er musste die Sache neu darstellen. Trump bezichtigte jetzt sogar die Europäer für die Verbreitung des Virus in den USA. Das klingt rabiat, stimmte aber – mit einer Einschränkung: Das Virus stammte zwar aus China, aber außerhalb Asiens trat es auffallend stark zuerst einmal in Europa auf. Frau Merkel bemerkte zu den anfangs niedrigen Corona-Zahlen der USA, dass die Amerikaner ja noch nicht einmal richtig testen können. In der Tat waren dort fehlerhafte Tests im Umlauf.

Das eigentliche Problem von Trumps Politik ist oder war das Getöse – um sich selbst und wie er, Trump, nun einmal die Welt sieht. Gerade in Mitteleuropa mag man so etwas nicht, es hat dort im letzten Jahrhundert zu viel Getrommel und Getöse gegeben. In Deutschland erzählt man sich gerne einen Trump-Witz, bei dem drei Staatslenker in den Himmel gelangen. Gott fragt jeden einzelnen, welche sozialen oder politischen Innovationen er im Himmel durchführen würde. Die ersten beiden Staatslenker können mit himmlisch einleuchtenden Maßnahmen punkten. Schließlich wendet sich Gott an Trump. Jener fackelt nicht lange und erklärt, dass er den Chefsessel ab sofort für sich beansprucht.

Wie auch immer, Donald Trump handelte eher selten göttlich, machte aber in Sachen Corona auch nicht mehr Fehler als so manch anderer Staatslenker. Als er beispielsweise im Frühjahr die Einreise aus China und anschließend aus Europa massiv einschränkte, war das an sich die richtige Maßnahme, nur leider bereits zu spät. Das Virus war längst in den Staaten.

Was kritisiert wird und vermutlich zurecht: Trump führte während seiner Amtszeit der ganzen Welt immer deutlicher vor, was für ein Narzisst er ist. Seine Anhänger wären nicht seine Anhänger, wenn sie dies wiederum ganz anders sehen würden. Für sie verkörpert er den beständigen und starken US-Amerikaner.

„America First". Diese Karte spielte Trump dann auch gegen China aus, was durchaus eine neue und möglicherweise weitsichtige Strategie sein könnte. Nur machte sich Trump mit seinem Gehabe bei der neuen geostrategischen Ausrichtung des Westens die Europäer nicht zum Verbündeten. Mehr noch, er schaffte es bis zum Ende seiner Amtszeit bestens den überwiegenden Anteil der westlichen Medien gegen sich aufzubringen. Weil dem so war, wurde dann seine Hauptkommunikationsplattform das Social-Media-Portal Twitter.

Und dann passierte Trump mit seinem Twitter-Account, was bereits einige andere erlebten: Twitter schaltete Trump den Account ab. Ähnliche Erfahrungen, und zwar mit Facebook, wird der in der weiten Welt zwar unbekannte Michael bezüglich seines Events dann mit Facebook auch noch machen. Doch das ist eine Geschichte, auf die wir später noch eingehen.

Kommen wir zurück zu Trump, dem im Jahr 2020 noch amtierenden Präsidenten der USA. Nach Ausbruch der Corona-Pandemie hatte dieser instinktiv auf Impfungen gesetzt. Als guter Kaufmann hatte er sich die Ware in den Monaten April bis Juni 2020 von den Firmen auch zeigen lassen. Dann wurde bestellt, reichlich für alle – also für alle US-Bürger. America First? Die bestellten Chargen kamen am Ende aus unbekannten Gründen ganze drei Wochen zu spät an. Wäre alles pünktlich vonstatten gegangen, wäre wohlmöglich das Wahlergebnis anders ausgefallen, halt zugunsten Trumps.

Letztlich, so sehen es heute viele, hat Trump die übermäßig vielen Corona-Opfer im Jahr 2020 in den USA mit zu verantworten. Daneben gibt es in seiner eigenen Familienchronik auch ein tragisches Virus-Opfer: Sein Großvater, jener, der als Einwanderer aus Deutschland die Grundlagen in den USA zur reichen Trump-Dynastie legte, erlag im Jahr 1918 der Spanischen Grippe. Wie wir wissen, erging es da dem Neffen Donald besser – er überlebte trotz Ansteckung die bisher größte „Grippewelle" des 21. Jahrhunderts.

Die WHO

WHO? W, H, O – so nennt man die Organisation in der Deutschen Tagesschau. Das ist auch nicht ganz falsch. Im Englischen spricht man die Buchstaben wiederum nicht aus, wohl weil das W ein wahrer Zungenbrecher ist. Daher ist dort von der „World Health Organization" die Rede. Was dann übersetzt Weltgesundheits-Organisation bedeutet.

Das Wortgebilde ist zwar lang, aber man gewöhnt sich daran. Daneben hat die WHO mittlerweile auch eine längere Geschichte: 1948 wurde als Sonderorganisation der Vereinten Nationen gegründet. Dies geschah mit dem Ziel, allen Menschen das höchstmögliche Gesundheitsniveau zu ermöglichen. Der wichtigste Punkt der damaligen wie auch heute noch gültigen Gründungsurkunde ist hierbei die Definition von Gesundheit – als körperliches, psychisches und soziales Wohlbefinden. Zu den Hauptaufgaben der WHO zählen die weltweite Koordination von Aktivitäten gegen übertragbare Krankheiten wie Malaria, AIDS – und wie eben auch aktuell gegen SARS-CoV-2.

Kommen wir zu weiteren Details: Große Erfolge der Organisation sind die vollständige Eindämmung der Pocken (1980) sowie die weltweite Impfung gegen Polio (Kinderlähmung). Dabei ist die WHO bei drohenden Pandemien für die Information der Weltengemeinschaft zuständig und darüber hinaus werden zeitnahe Empfehlungen gegeben. Übrigens steht die WHO prinzipiell allen Mitgliedsstaaten der UN offen. Dabei entrichten die aktuell 194 Mitgliedsstaaten Beiträge, welche sich an der Zahlungsfähigkeit der einzelnen Länder ausrichten.

Alle Mitglieder verfügen bei der Wahl des Generalsekretärs oder bei der Festlegung zukünftiger Programme über je eine Stimme. Die mehr als 7.000 Mitarbeiter setzen die jährlich festgelegten Programme in etwa 350 Zentren und Forschungseinrichtungen der WHO um. 2017 wurde der Biologe und ehemalige Gesundheitsminister von Äthiopien, Dr. Tedros Adhanom Ghebreyesus, unter anderen mit den Stimmen der Chinesen und der 55 afrikanischen Staaten in einer Kampfabstimmung zum Generaldirektor der Organisation gewählt.

Letzteres ist nicht ganz unwichtig, denn bis dahin hatte sich das Komitee stets vorab auf einen Kandidaten einigen können. Für den umstrittenen Äthiopier benötigte man nun aber drei Wahlgänge. Während des Wahlprozesses kam es dann vor dem WHO-Hauptsitzes in Genf zu Protesten von einer Gruppe Äthiopier. Nach deren Dafürhalten sei Dr. Tedros Adhanom Ghebreyesus korrupt und hätte als ehemaliger Gesundheitsminister Äthiopiens mehrfach schwerwiegend versagt – und ausgebrochene Epidemien vertuscht!

Im Januar 2020 scheint dann die Pannenserie des Dr. Tedros Adhanom Ghebreyesus in die nächste Runde zu gehen, diesmal aber gleich weltweit. Gemeint ist die Fehleinschätzung der Bedeutung von SARS-CoV-2 durch die WHO. Ja, Ghebreyesus war maßgeblich daran beteiligt. Mit Absicht? Und wenn ja, mit welcher?

Vielleicht erst einmal anders herum: Eine Entschleunigung der Virusverbreitung von SARS-CoV-2 auf der Welt wäre zu diesem Zeitpunkt noch möglich gewesen. Es wäre bei langsamerer Ausbreitung mehr Vorbereitungszeit für Gegenmaßnahmen geblieben. Die erste Welle für die westliche Welt hätte es in diesem Ausmaß nie geben dürfen.

Jedoch zweifelte die WHO bis Mitte Januar die Mensch-zu-Mensch-Übertragung an. Sie übernahm stattdessen im Januar 2020 die offizielle chinesische Version, wonach der Ausbruch auf einem Tiermarkt erfolgt war und zudem lokal eingedämmt werden kann. Damit gab sie als weltweit akzeptierte Gesundheitsbehörde eine falsche Entwarnung an die 194 Mitgliedsstaaten heraus.

Auch noch Ende Januar und Anfang Februar 2020 spielt die WHO bei der weltweiten Ausbreitung des SARS-CoV-2-Virus eher eine beschleunigende Rolle. Noch Ende Januar zögerte die Organisation den weltweiten Gesundheitsnotstand auszurufen. Zu diesem Zeitpunkt lobte besagter WHO-Generaldirektor Ghebreyesus nach seinem Treffen mit dem chinesischen Staatsoberhaupt XI Jinping die Chinesen für ihre rasche Reaktion und Übermittlung der Daten zu SARS-CoV-2. Diesem Lob schloss sich übrigens Donald Trump an.

Aber: Die Übertragungswege der Infektion können den Spezialisten der WHO spätestens Mitte Januar 2020 eigentlich nicht verborgen geblieben sein. Die chinesische Regierung hat jedoch erst nach dem 14. Januar 2020 eine Übertragung von Mensch zu Mensch offiziell eingestanden. Dies wurde auch der Ende Januar in China verweilenden WHO-Abordnung so mitgeteilt.

Für die Spezialisten der WHO wie auch ihren Generaldirektor, musste zu diesem Zeitpunkt Ende Januar das Pandemie-Risiko eindeutig gewesen sein. Damit verbunden war ihr Wissen, dass die westliche Welt zu einer vollständigen Quarantäne mit absoluten Ausgangssperren für die gesamte Bevölkerung nicht in der Lage sein werde. Folgenschwer waren insofern die WHO-Ratschläge zu offenen chinesischen Grenzen, trotz der vorliegenden Informationen aus der Provinz Hubei. Anders gesagt: Zu diesem Zeitpunkt wäre eine deutliche Verlangsamung der weltweiten Virusausbreitung durch eine Unterbindung des Reiseverkehrs von und nach China möglich gewesen. Dies lag jedoch nicht im wirtschaftlichen Interesse Chinas.

Was folgt sind Spekulationen oder Gerüchte: Die Wachstums-prognose für China war für das Jahr 2020 bereits da schon leicht rückläufig. Insofern könnte es so gewesen sein, dass Chinas Staatsoberhaupt bei seinem Treffen Ende Januar mit dem WHO-Generaldirektor das finanzielle Engagement Chinas in Äthiopien als Druckmittel nutzte. Äthiopien ist mit 12 Milliarden Euro bei China verschuldet. Das Reich der Mitte wiederum unterstützt besonders gerne Großprojekte im Straßen- und Schienenverkehr und beabsichtigt weitere Investitionen von 50 Milliarden Dollar auf dem afrikanischen Kontinent zu tätigen, einen größeren Teil davon möglicherweise in Äthiopien.

Als dann die WHO dem Inselstaat Taiwan die internationale Kooperation gegen die Ausbreitung der Covid-19 Pandemie ver-sagte, blieb eine Reaktion der USA im Februar 2020 nicht aus. Trump war aufgebracht, er konnte allerdings Ghebreyesus nicht feuern. Stattdessen drehte er der ganzen Organisation den Geld-hahn ab.

Man muss hierzu wissen, dass heute nur noch 14 Staaten offizielle politische Beziehungen zu Taiwan halten. Auch ein erneuter Versuch Taiwans, der Weltgesundheitsorganisation in einem Beobachterstatus beizutreten, scheiterte Anfang 2020 an dem Einfluss der Volksrepublik China. Wiederum hat Taiwan die Weltengemeinschaft im Januar und Februar 2020 immer wieder vor der Pandemie durch SARS-CoV-2 gewarnt. Taiwans Behörden unter-streichen den Umstand, dass sie die WHO bereits am 31. Dezember 2019 vor der Möglichkeit einer Übertragung des SARS-CoV-2 Vi-rus von Mensch zu Mensch warnten. Die WHO streitet dies ab.

„Die WHO hat es wirklich vermasselt", so Trump mit seinen drastischen Worten. Die USA waren mit rund 14 Prozent des WHO-Budgets von etwa 5,6 Milliarden Dollar bisher der größte staatliche Geldgeber. Richtig, Bill Gates ist auch noch zu erwähnen, dieser steuert knapp zehn Prozent des WHO-Gesamtbudget über seine eigene Stiftung, die Bill & Melinda Gates Foundation bei.

Und noch etwas: Im Frühjahr 2020 erhöhte China seine bis dahin bescheidenen Finanzhilfen an die WHO und spendete einmal 20 Millionen. Nach dem Ausfall der USA dann nochmals 30 Millionen Dollar. Eigentlich kam es damit nur seinen eigentlichen Pflichtbeiträgen nach. Zum Verständnis: 2019 erwirtschaftete China ein Bruttoinlandsprodukt von 14 Billionen US-Dollar. Darüber liegt nur noch die USA mit 21 Billionen. Deutschland erwirtschaftet knapp 4 Billionen, Indien 2,8 Billionen und Russland 1,7 Billionen Dollar.

Mächtige Grüße aus China

Anfang des 16. Jahrhunderts gelangten portugiesische Seefahrer in den Indischen Ozean und erfuhren eben da, dass wenige Jahre zuvor dort schon einmal solch große Segelschiffe wie die der Portugiesen gesichtet worden waren. Hoch wie mehrstöckige Häuser wären diese gewesen und bewaffnet mit modernen Kanonen. Die Portugiesen erschraken, aber konnten in der Folgezeit nichts von einer konkurrierenden Flotte entdecken.

Heute wissen wir, es war eine chinesische Flotte gewesen, eine hochgerüstete und riesige dazu. Man geht von 300 Schiffen aus, darunter befanden sich sechzig sogenannte „Schatzschiffe", deren Länge von etwa 80 Metern bis heute in Sachen Holzschiffbau unübertroffen ist. Der Name „Schatzschiff" war damals wohl tatsächlich Programm gewesen, denn diese Schiffe trugen enorme Schätze wie Porzellan, Seide oder Gewürze mit sich. Die Luxusgüter waren als Geschenke vorgesehen und man erwartete, dass die derart Beschenkten zum Gegenbesuch in Peking erscheinen würden, halt um dort ebenfalls Tribute zu entrichten.

Tatsächlich waren die Chinesen nicht knausrig und verschenkten oftmals mehr, als sie später wieder erhielten. Dahinter stand die kluge Überlegung, dass wenn man sein Reich erweitern möchte, nicht gegen alles und jeden Krieg führen kann, sondern sich Verbündete mit Geschenken schafft. Eine Strategie, welche mehr oder weniger auch das Römische Reich einsetzte, später dann die USA etwa mit dem Marshallplan, also einem Wiederaufbauplan für Europa nach dem zweiten Weltkrieg.

Warum aber die Chinesen im 16. Jahrhundert wieder von dieser Strategie abließen, das weiß man heute nicht. Möglicherweise war das Ganze zu aufwendig geworden. Auf jeden Fall wurden die riesigen Schiffe zu Brenn- oder Bauholz verarbeitet und das freigesetzte Personal anderweitig eingesetzt. Und nein, mit einer Krankheit beziehungsweise Seuche hatte das Ganze nichts zu tun.

Allerdings, und das ist durchaus interessant, hatte eine aus China stammende Seuche etwa zwei Jahrhunderte zuvor tatsächlich weite Teile der Welt „erobert" und größte Schäden angerichtet. Die Rede ist von der Pest. Die Wissenschaft ist sich heute sicher, dass die betreffende Ausbreitung von China über das Rote Meer nach Europa erfolgte. Ein sogenannter genetischer Stammbaum der damaligen Pesterreger lässt sich von seinem ersten Ausbruch 1347 in Marseille über chinesische Schiffe, die über das rote Meer und den indischen Ozean kamen, bis nach China verfolgen. Übrigens war oder ist jene Pest kein Virus, sondern viel größer als ein solches: Es handelt sich hierbei um ein Bakterium.

China und seine neue Geostrategie

Geberfreundlichkeit? Wie wir sahen, hatte China eine solche Strategie schon einmal umfangreich angewendet. Heute wie damals wird diese verwendet, um ein sehr mächtiges Land zu werden. Auch die USA geben gelegentlich mehr als sie profitieren, darauf machte Trump sogar lautstark aufmerksam.

Trotzdem ist das politische Prinzip jeweils ein etwas anderes: Die USA setzen seit langer Zeit schon auf Wandel durch Handel. Es ist oder war dann Präsident Trump, der mit der Politik des „Decoupling", also der Entkopplung, eine Umkehr einfädelte. Seine Agenda bedeutete dann auch „America first" und diese beiden Wörter standen unter anderem gegen den Aufstieg Chinas zu einer Weltmacht.

Zumindest sieht man letzteres in Europa so. Aber das könnte

ein Denkfehler sein, denn Trump tat nichts anderes, als die USA weniger international auszulegen. Allerdings vergessen die Europäer, dass die USA erst seit dem ersten Weltkrieg über ihre eigenen Grenzen hinaus militärisch wie politisch handeln und daher gar nicht über eine solche Expansions-Tradition verfügen wie etwa Frankreich, England oder Deutschland. Es mag die Ironie der Geschichte sein, dass sich die USA unter Trump so verhielten wie China zu Zeiten der Renaissance mit seiner Riesenflotte. Kurz: Die USA ziehen sich ins eigene Riesenreich zurück. Es ist letztlich Europa, mitsamt seiner langen Expansionspolitik, welches sich nicht vorstellen kann, dass eine auf eigenem Territorium unbesiegte Großmacht einfach so die „Segel streicht".

Und der Rest der Welt? Viele afrikanische Staaten hängen inzwischen finanziell am Tropf Chinas. Die von China installierte Infrastruktur mit wirtschaftsstrategisch wichtigen Straßen und Eisenbahnsträngen sind den Afrikanern nicht geschenkt, denn die Kosten haben die Chinesen sozusagen nur angeschrieben.

China hat bereits in den letzten Jahren unterschiedlichste Impfstrukturprogramme in Afrika finanziert. In diesem Sinne kündigte der chinesische Präsident Xi Jinping im Mai 2020 Hilfe durch chinesische Impfstoffe für den globalen Süden an. Daher: China will oder wird sich mit seiner Impfdiplomatie Ansehen verschaffen. Zumindest wird dies wohl in Ägypten, der Türkei, Brasilien, Serbien oder Indonesien auch gelingen, denn bereits seit Anfang 2021 werden diese Länder mit chinesischen Impfstoffen versorgt.

Mitte Februar 2021 erklärt das chinesische Außenministerium, dass es 19 afrikanische Staaten kurzfristig Corona-Impfstoffe zur Verfügung stellen will. Der ungarische Ministerpräsident Victor Orban hat im Januar 2021 neben zwei Millionen Dosen Sputnik-Impfstoff aus Russland zusätzlich fünf Millionen Dosen chinesischen Impfstoff bei Sinopharm bestellt. China ist zu seiner weiteren Reputation zusätzlich der internationalen Covax-Initiative beigetreten. Es präsentiert sich somit als international verantwortliches Land für die gerechte internationale Verteilung der Impfstoffe, während die USA und Großbritannien einen Export-Stopp für Corona-Impfstoffe verfügt haben.

Macht ohne Glanz

Wie wir sahen, wird aus dem Verursacher China aktuell der Retter China. Sozusagen als Zugabe gibt es neuerdings auch ungewohnte Machtauftritte seitens China: Auf dem südchinesischen Meer werden immer wieder Inseln ins Reich der Mitte geologisch eingemeindet. Darüber kräht sozusagen noch kein Hahn, lauter sind dann aber schon die Schüsse der Chinesen auf ein philippinisches Kriegsschiff oder das Rammen vietnamesischer Fischerboote sowie Auseinandersetzungen mit Indien an der Grenze. Nicht zu vergessen ist die chinesische Intervention in Hongkong.

Vor allem aber ist die Welt dank China bereits aus dem Lot geraten, die Rede ist von einem kleinen Virus, das wir alle lapidar Corona nennen. China steht damit neuerdings doch „irgendwie" in einer internationalen Schuld. Und ja, die Weltgemeinschaft darf ein Land für diesen Umstand kritisieren, erst recht, wenn dieses nicht zum ersten Mal die Menschheit in Gefahr bringt. Es sei hier nur an die Pestausbrüche der letzten 1.000 Jahren erinnert wie auch an mehrere Grippe-Pandemien oder SARS. All dies war „Made in China".

Andererseits sollte nicht vergessen werden, dass wir es mit einer wahrhaften Kulturnation zu tun haben. China verfügt wie kaum ein Land dieser Welt über eine enorm lange Kulturgeschichte. Da sind Dichter und Denker genauso wie Buddhisten und Konfuzius-Gelehrte. Nicht zu vergessen ist da ein Militär, welches raffinierte Kampfkünste wie Kung-Fu und Tai-Chi entwickelte. Weil man recht selten Krieg führte, wurden die Soldaten mit diesen sogenannten inneren Kampfkünsten beschäftigt.

Möglicherweise benötigt dieses eigentlich faszinierende Land die Anerkennung, etwas wirklich Großes zu sein. Vielleicht können wir, die Menschen im Westen, eben diese Anerkennung ungeheuchelt dem chinesischen Volk geben? Erinnern wir aber zugleich das „Reich der Mitte" an seine Verantwortung vor der Welt wie auch seiner eigenen Geschichte – erst recht in Zeiten, wo „unsere Welt" von einer Krise in die nächste taumelt.

Indien? Indien!

Beliefert China die Welt schon länger mit Hardware, so tut sich Indien zunehmend im Bereich IT hervor. Daneben positioniert sich das ebenfalls aufstrebende Land in der Corona-Pandemie neu. Die indische Pharmaindustrie ist schon länger für die westliche Welt nicht mehr wegzudenken. Etwa 20 Prozent der weltweit produzierten Generika, und damit der Massenproduktion von Medikamenten mit abgelaufenem Patenschutz, kommen heute aus Indien. Aktuell steht das Land in Sachen Impfstoffproduktion ganz vorne, denn etwa 60 Prozent der weltweiten Impfstoffproduktion kommt von den dortigen Impfstofffirmen. Übrigens stammt die Maschinentechnik dieser gigantischen Produktionsanlagen sehr häufig aus Deutschland.

Die Vereinten Nationen lassen hier schon lange die für ihr weltweites Impfprogramm benötigten Impfstoffe in Mengen von Milliarden Dosen herstellen. Indischen Impfstofffirmen wie die des Multimilliardärs Cyrus Poonawalla sind bereits seit April 2020 in die Produktion von Corona-Impfstoffen eingebunden. Im Detail wird dort aus den von der Universität Oxford gelieferten Schimpansen-Zellkulturen der Corona-Impfstoffe AstraZeneca produziert.

Umstritten: AstraZeneca

Für den AstraZeneca-Impfstoff teilten sich für die Produktion (auf Vorrat) bereits vor der Zulassung die Bill & Melinda Gates Foundation und der Fabrikant Poonawalla das finanzielle Risiko. In Zahlen ausgedrückt: 500 Dosen werden seit Anfang 2021 pro Minute gefertigt. Kommen wir zu den Details: Eine Einzeldosis dieses sogenannten Vektorimpfstoffes besteht aus 25 Milliarden Schimpansen-Adenoviren, diese sind genetisch so verändert, dass sie beim Menschen keine Infektionen verursachen. Zudem ist in diesen Viren eine Erbinformation zur Herstellung von Oberflächeneiweißen integriert. Diese transportieren das Gen für das Spike-Protein in menschliche Zellen. Somit wird nach der Impfung das Oberflächenprotein des Corona-Virus SARS-CoV-2 anhand dieser DNA-Erbinformation im menschlichen Körper produziert. Letztlich führt das zu der gewünschten Antikörper-produktion.

Südafrika hat im Februar 2021 das Impfprogramm mit AZD1222 von AstraZeneca zunächst gestoppt. Die dortige Überprüfung des Impfschutzes gegen die südafrikanische SARS-CoV-2-Mutante B1351 zeigte lediglich eine Wirksamkeit von 25 Prozent gegen-über milden Verläufen von Covid-19.

Von den 2.000 durch die Universität Johannesburg beobachteten Probanden zeigte niemand einen schweren Verlauf – dies gilt für Geimpfte wie auch jene Probanden, die Placebo erhielten. Jedoch lag das Durchschnittsalter aller Probanden bei lediglich 31 Jahren. Dieter meint dazu im März 2021: Die Impfstoffe sollen eigentlich nicht vor Schnupfen und Husten schützen, sondern vor tödlichen oder schweren COVID-19-Verläufen.

Bei den Impfstoffen von Moderna, Biontech und Curevac wird mRNA in unsere Zellen eingebracht. Nach allem was wir wissen, kann diese mRNA nicht in unsere Erbsubstanz gelangen.

Anders ist es bei den Impfstoffen von AstraZeneca, Sputnik V, Johnson & Johnson: Bei diesen sogenannten Vektorimpfstoffen wird DNA in unsere Zellkerne eingebracht. Das ist eigentlich neu, nur ein Ebola- und ein Dengue-Vakzine sind mit dieser Technik zugelassen, was allerdings alles bisher kaum „verimpft" wurde.

Es werden versehentliche Aufnahmen der neuen DNA in unsere eigene DNA geschehen, wobei sich die möglichen Folgen auch erst Jahre später zeigen können. Und es wird davon ausge-gangen, dass diese Zellen als Defekt von unserem Immunsystem entdeckt und vernichtet werden. Nun, niemand kann eine Garan-tie geben, dass nicht zum Beispiel ein seltener Weichteilkrebs in einer der betroffenen Muskelzellen entsteht.

Die im März 2021 erstmals beim AstraZeneca-Produkt ge-meldete Thrombose von Hirnvenen scheint durch eine Aktivierung von Thrombozyten, den Blutgerinnungs-Plättchen, ausgelöst zu werden. Dafür wiederum sind durch die Impfung gebildete Anti-körper möglicherweise verantwortlich.

A, B oder C?

Die Lage ist ernst. Trumps frühere Wortwahl von einem „chinesischen

Virus" fügt sich gut in Verschwörungstheorien über eine absichtliche Manipulation und daher künstliche Herstellung des SARS-CoV-2-Virus. Der Aussender des teuflischen Dings wäre dann für den Westen China. James Bond hat versagt. Aber auch die Installation eines Virus in Wuhan durch einen westlichen Bösewicht ist, sagen wir mal theoretisch und absolut nicht auszuschließen. Tatsächlich finden sich Spuren des Corona-Virus in Europa bereits im September 2019. In für die Krebsforschung eingefrorenen Blutproben von September 2019 konnte nachgewiesen werden, dass bereits damals einzelne Patienten Antikörper gegen SARS-CoV-2 gebildet hatten.

Wenden wir uns zum aktuellen Stand der Wissenschaft: Professor Kristian Andersen vom Scripps Research Institute, Kalifornien, veröffentlichte im renommierten Journal Nature Medicine 2020 eine Studie, welche zu dem Ergebnis kommt, dass genetische Manipulationen an SARS-CoV-2 eher auszuschließen sind. Wiederum konnte eine Studiengruppe von der Universität Cambridge um Peter Forster und seinem Bruder Michael Forster von der Universität Kiel bei der Aufarbeitung von Proben aus China drei Mutanten des Virus nachweisen – diese werden Typ A, B, und C genannt.

Typ A
Für Typ A gilt: Dieser wurde möglicherweise schon vor November 2019 auf Menschen übertragen, er gilt als die älteste Variante. Der Ursprungsort könnte die Provinz Guangdong in China sein. Diese liegt etwa 500 km von Wuhan entfernt. Und noch etwas: Typ A ist vom sogenannten Genom her den Corona-Viren in Fledermäusen am ähnlichsten.

Typ B
Dieser ist in der Stadt Wuhan häufiger als Typ A vertreten. Auch herrscht Typ B in Europa vor.

Typ C
Der Typ C ist eine Mutante von Typ B und hat sich auch nach Europa und Australien ausgebreitet.

Welcher Typ herrscht im Westen vor?
In Australien, Amerika und Europa sollen überwiegend Typ A und B vorherrschen.

Karneval 2020 in Köln. Und Düsseldorf gewinnt

Rheinland. Karneval. Da wird man der, der man nicht ist und kommt als solcher anderen auf lustige Weise nah. Lust auf dies und das hat der Mensch ja immer, aber Anfang 2020 stand im lockeren Rheinland erst einmal ernsthaft die Frage an, ob man überhaupt lustig sein dürfe. Immerhin munkelte oder wusste man, dass dieses Corona-Virus aus China irgendwo in Europa schon angekommen wäre.

Andererseits benötigt der Homo Carnevalensis Colonia ja auch mal Entspannung, worum es tiefenpsychologisch ja bei diesem Fest hauptsächlich geht. Er taucht eng an eng in die Menschenmasse ein, Tabugrenzen werden etwas verschoben. Die Verkleidung, auch eine Maske, kann durchaus transzendental wirken und bereits Kant pflegte eine gewisse Kritik an der reinen Vernunft. So akademisch tiefsinnig sieht das der Karnevalist aber nicht, stattdessen nimmt dieser mit einer gewissen Narrenfreude die Rolle des eigenen Kostüms an und entwickelt derart auch eine andere Sicht auf die ebenfalls kostümierten Mitmenschen.

Kommen wir zum praktischen Teil. Und damit zu Dieter und seiner Frau Maria. Am 19. Februar 2020 geht es zur sogenannten Stunksitzung. Hierbei handelt es sich um eine durchaus moderne oder auch postmoderne Form des Karnevals. Erfunden haben das Ganze vor ein paar Jahrzehnten langhaarige Exhippies und politisch Linke. Die erste Sitzung startete im Orwell-Jahr 1984 und seitdem entwickelte sich daraus eine Art Tradition. Heute steht die Sitzung dafür ein, wogegen sie sich früher gewendet hat: Kölsches Establishment. Die in die Jahre gekommen Besucher wählen Grün oder Links – und das Portmonee sitzt rechts.

Von solchen Menschen, ob sie sich so sehen oder nicht, gibt es mehr als man denkt – und daher ist das Gewühl um Dieter und Maria groß. Da sind dann auch die engen Freunde und die halt weniger engen. Man kommt sich nah. Wangenküsschen hier, sich in die Arme nehmen dort. Daneben ist da diese Lautstärke, bestehend aus lustigem Zurufen und glucksendem Lachen. Schrecklich ansteckend ist das, wunderbar sowieso. Und ja, all das ist Köln, wie es singt, feiert und Gefahren vergisst.

Und Corona? Das ist hier in den kölschen Köpfen etwas Exotisches. Man trinkt schließlich Kölsch und nicht Altbier aus

Düsseldorf. „Und erst recht kein Corona aus Südamerika."
So wird gescherzt, aber es stimmt nicht ganz, denn zumindest am Anfang dieser Stunksitzung schlummert zum ersten Mal seit langem ein gewisser Stunk in den Köpfen. Da horcht also nicht nur der Dieter mal nach, ob da neben dem Lachen, Kichern und Glucksen nicht doch irgendwo ein Husten oder wenigstens kratzendes Keuchen zu vernehmen ist. Aber nein, da sind nur die ansteckenden Klänge allerbester Laune.

Das macht Spaß, da bleiben wir noch. Beim ersten Toilettengang wäscht sich Dieter noch sehr gründlich die Hände, auch vermeidet er tunlichst den Hautkontakt mit Türklinken. Nur ist da nichts Auffälliges und auch nicht beim zweiten und dritten Blick, kein Husten und auch kein Schniefen. Ja, diese Kostümierten in Köln sind fit, fast schon verdächtig fit.

Kommen wir zurück zum Bier: Man muss wissen, Kölsch ist ein obergäriges Bier, schmeckt gut und wird in schlanken 0,2 oder 0,3 Liter Gläsern kredenzt. Nach vier solcher Gläser ist jeder Keim von Corona-Gefahr gänzlich weggetrunken. So wollten das dann wohl auch die Veranstalter, denn in dem seit Dezember des Vorjahres laufenden Bühnenprogramm gab es keinen einzigen Beitrag zum zukünftigem Thema Corona.

Und der Zoch? Kütt noch ein letzte Mal

Weltweit war der 24.02.2020 ein eher normaler Tag, nur nicht im Rheinland. Das Stichwort lautet hier „Rosenmontagszug". Dummerweise regnete es am Vormittag, was ein Grund gewesen sein kann, dass „nur knapp eine Million" Narren dem Geschehen beiwohnen wollten. Man munkelt zudem, dass neben dem Zug in der rheinischen Hochburg auch die Angst umging. Das Ganze ging aber noch einmal gut, denn im Anschluss wurden keine eindeutig dem Kölner Karneval zugeordnete Infektionen bekannt.

Man muss es nur wissen, aber nicht verstehen: Zwischen Köln und Düsseldorf herrscht seit Jahrzehnten oder sogar Jahrhunderten eine eigentlich alberne Konkurrenz. Schaut man genauer hin, sind sich nämlich die Bewohner der Städte in Sprache, Kultur und Karneval ziemlich ähnlich. Die Unterschiede sind dann schnell ausgemacht: Düsseldorf, der Landesregierungssitz, ist als Stadt schlichtweg reicher – und Köln hat dafür einen weltberühmten Dom.

In Sachen Karneval ging im Jahr 2020 allerdings Düsseldorf deutlich in Führung: Der dortige Rosenmontagszug punktete mit einem auf die Schnelle eingefügten Mottowagen. Das Thema: Corona! Im Detail sah das so aus, dass sich auf einem Pritschenwagen zwei große Nachbildungen des Virus befanden. Ein Virus war dabei das Übergroße Corona-Virus. Das andere war gelbgrün und streckte lustig die Zunge zum Gegenüber heraus. Unlustig ist das wirklich nicht. Nur helfen tat es am Ende nicht, denn im Folgejahr hilft auch kein Zunge-Rausstrecken: Der Karneval in Düsseldorf und Köln ist für 2021 ausgefallen.

Deutschland 2020? Bestens vorbereitet

Vierundzwanzig? Das steht bei uns im Westen für Weihnachten und überhaupt eine runde Sache, schließlich hat der Tag 24 Stunden und nicht 23 oder 25. An diesem Abend, dem 24. Februar um 20 Uhr erfuhr durch die Tagesschau ganz Deutschland, wie es um das Land und die restliche Welt bestellt ist. Gut, andere wussten es schon länger, es gibt ja Internet und Social-Media. Aber noch ist in Sachen Medien besagte Tagesschau das Maß aller Dinge und die betreffende Einschaltquote hat sich sogar in den Corona-Zeiten gesteigert: Anfang 2021 erreicht an einem Sonntagabend die Tagesschau gemeinsam mit den Tagesthemen etwa 17 Millionen Zuschauer mehr als im Jahr zuvor.

Zu erfahren ist dann an diesem vierundzwanzigsten, dass die deutsche Bundesregierung durch das neue Virus eine veränderte Lage sieht. Gesundheitsminister Spahn rechne damit, dass sich die Pandemie auch in Deutschland ausbreiten kann. Aber wir, also Deutschland und Herr Spahn mit seinem nicht kleinen Mitarbeiterstab, wären bestens vorbereitet. Darauf folgt ein Bericht aus der Lombardei. Dort hat der italienische Zivilschutz sechs Opfer bestätigt. Daneben war von über 200 Infizierten die Rede. Leere Supermarktregale in der Stadt Genua werden gezeigt und mit dem Wort Hamsterkauf kommentiert. Das Wort versteht man und zugleich klingt es nach uralten Zeiten.

Aber das ist noch nicht das Ende der Fahnenstange, denn

nun wird von mehreren abgeriegelten Orten in der Lombardei berichtet. Man sieht Menschen in Schlangen vor Apotheken und Supermärkten stehen, jeder einzelne einen Mundschutz tragend. Es folgt noch eine Nahaufnahme auf ein solches Maskengesicht. „Was ist hier los?" krächzt der Mann dahinter und fügt im gleichen Stil an, dass er leere Nudelregale seit dem 2. Weltkrieg nicht mehr gesehen habe.

Elbphilharmonie

Die Elbphilharmonie? Kennt man heute in ganz Deutschland und darüber hinaus. Das war nicht immer so, denn das Konzerthaus wurde ja erst 2016 fertiggestellt. Übrigens war das Gebäude von Anfang an als Wahrzeichen der Stadt angedacht und trägt bereits als Entwurf eine Besonderheit in sich: Das eigentliche Gebäude setzt auf einen Speicher auf, den sogenannten Kaispeicher A aus dem Jahr 1963. Dessen Hülle sollte also erhalten werden. Daneben ist da die Poesie des Ganzen zu erwähnen, denn die Auslegung des Bauwerks erinnert bewusst an Wasser, Segel, Eisberge wie auch an einen Quarzkristall.

Schaut man zurück in die Geschichte der stolzen Hansestadt, dann schließt diese mit der Philharmonie an eine fast vergessene Tradition an: Hamburg war vor dem zweiten Weltkrieg in Sachen Musik nach Berlin führend in Deutschland. Allerdings war die Stadt die letzten Jahrzehnte in der internationalen Musikszene, jener die man „klassisch" nennt, eher unbedeutend und damit barg die Idee ein gewisses Risiko. Jedoch ist man ja nachher immer klüger – in diesem Falle im positiven Sinne. Denn die durchaus riskante Rechnung, die Stadt wieder zu einem seriösen, deutschen Musikhotspot zu machen, ging bekanntlich auf.

Daneben stiegen während der langen Bauphase die Kosten ins Unermessliche, also auf mehr als eine Milliarde Euro. Jedoch schaffte man „das Finanzielle" dann auch noch. Das heute Wichtigste aber ist: Der Betrieb funktioniert, die Sache wird sehr gut angenommen, also wenn nicht gerade Lockdown ist.

Blasen? Können zerplatzen

Manchmal oder immer – weiß man eigentlich das Ergebnis schon vorher. Aber der Reihe nach: Die Präsentation für das Event an der Elbphilharmonie und das darin vorgestellte Konzept war verschickt und es gab wieder einmal keinerlei Reaktion. Vielleicht war die Sache auch im SPAM-Filter der angeschriebenen Marketing-Leiterin gelandet?

Die Sache schien sich zum Flop zu entwickeln, aber das wie auch vieles andere war der Sonne über Hamburg herzlich egal, sie schien einfach. Überhaupt war die Stimmung in der Hansestadt wie wohl auch in ganz Deutschland im Frühsommer 2020 schon wieder selbstbewusster. Man arrangierte sich, nutzte bei Restaurants den Außenbereich und solange es nicht in Strömen regnete, ging das auch gut.

Es war ein solch sonniger Tag, ein Freitag, an dem das Handy von Michael klingelt, just als dieser mit einem Freund unter freiem Himmel im Schanzenviertel zu Mittag isst. Mittagstisch, 8 Euro, Koreanisch, Hähnchen, dazu Cola light. Das Getränk in Gläsern, die aufgrund ihrer gedrungenen Form kleiner wirken, als das, was wirklich in sie reingeht. Normalerweise nimmt Michael in der Mittagszeit keine Anrufe an, aber im Lockdown kann jeder unbekannte Anrufer auch ein neuer Auftrag sein. Und solche sind in diesem Sommer rar.

Eine Frauenstimme, freundlich und zugleich mit einem bestimmten Zug. Irgendwas mit Philharmonie und NDR. Man versteht ja oft die ersten Worte nicht so gut. Dann ist da diese Frage, wie ein Meteorit durch den Raum beziehungsweise das Telefonat schwebend, wie lange die Präsentation bereits der Elbphilharmonie vorliegen würde? So genau kann Michael das gar nicht sagen, er tippt so auf einen Monat. Und nein, erklärt er, auch eine Eingangsbestätigung seitens der Philharmonie hätte er nicht bekommen.

Die Dame erläutert, dass die Präsentation sie wohl aus technischen Problemen erst heute erreicht hätte. Sie verspricht sich darum schnellstmöglich zu kümmern. Und ja, sie findet die Idee mehr als gut, denn es wäre nun einmal die Aufgabe von Kultur, der Gesellschaft in guten wie in schlechten Zeiten zur Seite zu stehen. Ja, das stimmt schon, denkt Michael und dann ist das Gespräch beendet und eigentlich ist jetzt auch Wochenende.

Ein paar Tage später telefoniert er mit jener Dame erneut. Sie stellt sich als die Marketingleiterin des NDR-Orchesters heraus und erklärte die Idee nochmals für gut. Aber man könne seitens des Orchesters nicht kooperieren. Möglicherweise ja doch, also Frühjahr 2021 – und damit ein Dreivierteljahr später. Man spürt es sofort, auch daraus wird nichts mehr werden.

Totgeburt, Fehlstart, Himmelfahrtskommando: Wörter für ein Scheitern gibt es einige. Andererseits muss man auch die Elbphilharmonie verstehen: Die Mitarbeiter dort haben studiert, makellose Lebensläufe und vor allem Festanstellungen. Warum in Teufels Namen sich auf Abenteuer mit irgendeinem Michael einlassen? Möglicherweise ist dieser Kerl sogar ein Spinner? Gut möglich …

Stattdessen brachte die Elbphilharmonie dann einen Werbefilm heraus. Der erinnerte seltsamerweise ein wenig an Ischgl: Zwei Schönheiten trinken Aperol Spritz und freuen sich über ein Open-Air-Konzert auf dem Platz vor der Philharmonie. Das alles wirkt ganz so, als gäbe es das nicht, was Frau Merkel „die größte Herausforderung seit dem Krieg" nannte. Michael fragt sich immer noch: „Sind wir schon so weit, dass nur noch Aperol Spritz hilft?"

Fronleichnam Ende Mai 2020 – in Holland

Fronleichnam? Das ist der Feiertag mit der Prozession in katholisch geprägten Bundesländern. Gefeiert wird die Eucharistie, womit die leibliche Gegenwart durch Jesus Christus beim letzten Abendmahl gemeint ist. Wenn man so will, eigentlich ein schöner Gedanke: Der Gottessohn ist um uns – wie auch in uns. Im übertragenen Sinn sind wir alle damit Gottes Familie.

Dieter und seine Frau sind in ihr Ferienhaus nach Nordholland gefahren. Vor ein paar Jahren haben sie es erworben und darauf mit ihren eigenen Kindern eigenhändig renoviert. Es hat allen Spaß gemacht und ganz nebenbei die Familie zusammengeschweißt. Aus dem Haus ist dann so etwas wie ein Familienhaus für alle geworden. Wenn es einen Gott gibt und dieser dann auch zugeschaut hat, dann wäre er mit der Sache zufrieden", glaubt zumindest Dieter.

Holland und Maskenpflicht? Nein, zu diesem Zeitpunkt kommen die für ihre Liberalität berühmten Holländer ohne

Masken aus. Aber Corona-Vorschriften gibt es da auch zur Genüge, zum Beispiel muss vor dem Lieblingsstrandpavillon von Dieter und Maria vor dem Betreten der großen Terrasse erst einmal am Eingang gewartet werden. Das ist neu, macht aber nichts, denn man wird schließlich freundlich abgeholt und an einen freien Tisch geleitet. Das alles wirkt nicht so steif wie es sich anhört. Nein, mit einem englischen Club hat es nichts zu tun und daneben kann man auch aufatmen, denn hier herrscht eben keine Maskenpflicht, die Tische stehen weiter auseinander.

Also: Danke Holland – zumindest für ein paar schöne Stunden und Tage. Ach so, daneben gibt es da beim Dieter doch noch einen kritischen Gedanken, der da wissen will, ob das alles hier auf der Schönen Terrasse des Strandpavillons wirklich „coronasicher" ist. Es wird sich also taxierend umgeschaut und dazu nachgedacht: „Die Behörden scheinen hier eine Infektion über Speisen auszuschließen, ebenfalls eine Infektion auf Restaurantterrassen oder in der Toilettenanlage."

Der Gedankengang hat dann fast schon das Niveau eines Sherlock Holmes. Es sei verraten, später in diesem Jahr wird sich Dieter noch weiter und bissiger zum privaten Corona-Tester für Restaurants und Zeltplätze entwickeln. Corona ist zu Pandemiezeiten eben das Thema. Um das Ganze abzurunden, geht es am Abend in Dieters holländisches Lieblingsrestaurant. Bereits am Eingang wird er da jetzt anders begrüßt, denn da steht eine romantisch angeleuchtet Flasche. Es handelt sich hierbei um Desinfektionspaste. Diese besondere „hygienische Zeremonie" wird übrigens in Deutschland erst ein halbes Jahr später eingeführt. Was dann noch so auffällt? Ja, ohne Mundschutz wirken die Kellnerinnen und der Chef freundlicher als ihre deutschen Kollegen.

Die Internetseite

„Wenn man grundlegend etwas falsch angeht, dann kann man nachjustieren, wie man will, es kommt nichts Gerades mehr heraus", sagt Michael. Deckt man jedoch den Fehler auf und stellt sich ihm, beziehungsweise geht die Sache neu an, dann entstehen erst in diesem Moment wahrhafte Erfolgsaussichten. Letzteres sagen mittlerweile beide Brüder. Es scheint das Learning des gesamten

Vorhabens zu sein.

Aus den Anfangsfehlern haben sich Veränderungen ergeben: Die Internetseite verbesserte sich, indem sich das Niveau der dort lancierten Artikel vertiefte. Genauer gesagt waren alle Beiträge von Anbeginn sehr professionell – aber ließen thematisch wenig Gedankentiefe zu. Anders gesagt: Die Themenauswahl war zu beliebig.

Daneben entstand nun ein Event, welcher, ja man kann es sagen, die Tiefen der menschlichen Seele anspricht. Und nicht zu vergessen, wurde letztlich dieses Buch geschrieben, welches aus vielen Perspektiven das Thema Pandemie beleuchtet. All das war nicht nur Arbeit, sondern zum Teil auch Überwindung und Bereitschaft, sich dem Leben immer wieder neu zu stellen.

Kommen wir jetzt noch einmal zurück zum Internetprojekt: Zuerst hieß dieses Corona-Future und so auch die Internetseite. Schließlich wurde der Event von Michael in One Million Lights umbenannt. Auch diesen Namen tragen aber bereits andere Organisationen und Michael besinnt sich erneut. Das Logo wird gewechselt, eine neue Internetadresse hinzugebucht und dann erledigt der Programmierer noch einmal den Umzug – ohne zu knurren. Und diesmal ist die Adresse endgültig: www.21-million-lights.de

Bereits zuvor wurden ja hier die Mitarbeiter der Anfangsphase beschrieben. Mit der Zeit kamen neue hinzu, während andere fern bleiben. Eigentlich ist das ein natürlicher Prozess. Daneben muss der Ehrlichkeit halber gesagt werden, dass alles halt an Michael hing. Nur, er selbst kam in den Anfangsmonaten leider nicht in den Genuss, selbst etwas zu schreiben. Es fehlte schlichtweg die Zeit dazu. Die meisten Artikel, es waren bereits mehrere dutzend, kamen aus anderen Quellen. Einen Teil hatte Christina als ehemalige Redakteurin eines bekannten Telekommunikations-Anbieters übernommen. Einige Textbeiträge kamen zudem von Julian, einem Freund von Michael. Genauer gesagt ist dieser Doktor der Indologie. Außerdem half noch ein weiterer kluger Freund mit einigen eher experimentellen Artikeln. Nicht zu vergessen ist Dieter, dieser recherchierte viel und schrieb vor allem zu wissenschaftlichen insbesondere epidemiologischen Themen. Später kamen von ihm Rezensionen zu Büchern mit dem Thema Corona hinzu.

Insgesamt hatten die „Gebrüder Mainka" aber die Arbeit unterschätzt, denn wie man sich eine Corona-Maske bastelt, das ist zwar nett zu lesen, aber eben nicht in einer Stunde recherchiert, geschrieben und lektoriert. Und die großen Informationsseiten der Presse hatten und haben diese Themen ebenso auf der Agenda ihrer digitalen Ausgaben – und dies genauso frühzeitig oder noch schneller.

Und noch etwas: Während die Bildzeitung für den gleichen Artikel mit sogar weniger Hintergrundinformationen sagen wir einmal zwei Millionen Klicks wöchentlich einfuhr, waren es hier anfangs manchmal nur ein Dutzend – oder noch weniger. Kurz: Es lief zu Beginn gar nicht. Wobei es da noch so etwas wie ein gutes Gefühl gab, denn allen machte die Arbeit an der Plattform Freude. Im Juni 2020 diskutieren Dieter und Michael über den schein-baren Misserfolg der Seite. Ja, es erschien unmöglich, diese in irgendeiner Weise zum Erfolg zu bringen. Dieter ist dafür, weiter zu machen. Nun ja, das war damals auch einfacher für ihn, denn Michael hatte weit mehr mit der Sache arbeitstechnisch zu tun.

Erst ab Spätsommer 2020, das Event war bereits in weiten Teilen entwickelt, fand Michael endlich mehr Zeit und ent-wickelte eine ganze Reihe von tiefgehenden Artikeln darüber, was aktuelle und internationale Philosophen, Schriftsteller und spirituelle Denker über die Pandemie zu sagen haben. Diese Verän-derung des Schwerpunkts der Seite führte dann im Winter 2020 zu ständig steigenden Besucherzahlen. Das war „der" Erfolg. Man hatte also etwas richtig gemacht und zugleich etwas Gutes für alle getan. Denn: Die Mehrzahl der Besucher verweilen heute sehr lange auf der Seite, viele eine halbe Stunde und länger. Eine solche Verweildauer ist etwas Besonderes und damit ein Zeichen, dass die Sache bestens angenommen wird.

Holland im Juni

Es ist schon verwunderlich, über was man alles bei einer Radtour durch die holländischen Dünen so nachdenken kann. An diesem Morgen war über das Radio zu erfahren, dass der Virus auch in Afrika angekommen ist. 200.000 Corona-Infizierte werden von dort gemeldet.

Dieter nimmt an, dass aufgrund der hohen Testkosten und feh-lender Laborkapazitäten die Dunkelziffer an Infizierten auf diesem Kontinent deutlich höher sein könnte als in den nördlichen Ländern. In Europa und den USA mag die Dunkelziffer bei drei bis vier liegen. Daher kommen auf einen nachgewiesenen Corona-Infizierten vier bis fünf nicht entdeckte Fälle. Gleiches, so schätzt er, gilt dann auch für Südamerika und das erklärt möglicherweise die relativ hohe Sterblichkeit in diesem Land.

Und ja, in den afrikanischen Ländern spielt sich viel öffentliches Leben an der freien Luft ab, wodurch die Infektion dort weniger übertragen wird. Den eigentlichen Schutz erhalten die Afrikaner durch ihre Jugend. Die im Durchschnitt sehr junge Bevölkerung dort erlebt eine Corona-Infektion zumeist harmlos. Übrigens liegt das Durchschnittsalter der 1,2 Milliarden Afrikaner bei 18 Jahren. Im Gegensatz dazu haben Italiener mit 47 Jahren den höchsten Altersmedian aller Europäer.

Das sind schon Gedankenketten – und eben diese wollen in Dieters Onkologenkopf einfach nicht enden. Vielleicht sind es ja auch die holländischen Dünen? Diese hat man schnell verinnerlicht und so viel geschieht dann da auch nicht, also wenn man sich da radelnd hindurchbewegt.

Dieter kann da gut denken und er tut es halt schon wieder: Jetzt ist da beispielsweise dieser Gedanke rund um den Präsidenten des Robert-Koch Institutes. Richtig: Professor Dr. Lothar H. Wieler. Der Mann ist eigentlich Mikrobiologe und Facharzt für Tierseuchenlehre. Dieser Wieler hatte im Frühjahr 2020 einmal verkündet, es gäbe in Deutschland keinerlei Anlass, eine besonders hohe Dunkelziffer bezüglich Corona-Fälle anzunehmen. Sehr früh und damit bereits am Anfang der Corona-Krise sei ja hier mit Testungen begonnen worden. Man habe den Überblick. Das hatte ja auch eingeleuchtet, aber trotzdem war es ein Irrleuchten. Viele seiner bisherigen Schlussfolgerungen und Interpretationen der Zahlen, und dies besonders im Frühjahr 2020, erwiesen sich schlicht als falsch. Erst zu Beginn der zweiten Welle, also im Winter 2020, wurde Lothar H. Wieler mit Spekulationen weit vorsichtiger und präsentierte zurückhaltender die reinen Fakten. Ende 2020 hat er seine Institution endlich darauf getrimmt, Zahlenmaterial zur Corona-Epidemie professionell dazustellen.

Dieter denkt da an sein Studium und seine ersten Jahre als Arzt und er bemerkt es erst gar nicht, wie kritisch er jetzt wird. Denn: Wenn er damals als junger Arzt bei schwierigen Fällen so oft vollkommen falsch gelegen hätte, dann wären Patienten gestorben. Junge und unerfahrene Ärzte, wie er ja damals einer war, lassen sich daher vom erfahrenen Team lieber zweimal die Richtigkeit der eigenen Handlungen und Strategien bestätigen.

Und jetzt? Der Wind weht und ja, da vorne, nicht weit entfernt gibt es eine Würstchenbude, versteckt am Ortseingang an den Dünen liegend. Wut kann hungrig machen.

Warum Masken?

Holland war schön, windig, sonnig – und es war ohne Masken. Jetzt geht es zurück in ein Land mit solchen. Nach nur vier Tagen haben Dieter und Maria eben dieses „gesichtsfreie" Gefühl rasch verinnerlicht und sind daneben zum Urteil gekommen, dass man diese Stofffetzen vor Nase und Mund nicht vermissen muss. Jetzt, zurück in der Heimat, fragt sich Dieter klammheimlich: „Ist das wirklich nötig – also die Sache mit den Masken?"

Das sagt er nicht nur vor sich hin, sondern beginnt eben auch zu recherchieren, eine Angelegenheit, die noch in Zeiten seines Studiums und zu Anfang seiner Assistenzarztzeit sehr kompliziert war. Da gab es keinen Personal-Computer und kein Internet, alles was man nicht wusste, wurde in speziellen Büchern nachgeschlagen. Eine Möglichkeit war es auch, die Erfahreneren zu fragen. Manchmal versuchte man sich im Spekulieren oder aber man ließ es ganz.

Vor Kurzem hat Dieter das eigene holländische Ferienhaus auf Google Earth betrachtet, faszinierend. So etwas gab es früher erst recht nicht und somit kann er, der nun einmal kein ganz so junger Mann mehr ist, jetzt auch sagen: „Ja, es war tatsächlich nicht alles früher besser." Nur die Sache mit dem Knacken, also dieser komische Witz, „früher waren wir knackig, heute knacken die Gelenke", – nun ja, an dem ist schon was Wahres dran. „Außer man ist so klug", sagt Dieter, „und fährt E-Bike".

Da wäre also noch die Internetrecherche um das Thema Masken und siehe da: Der Jenaer Bürgermeister hatte die Maskenpflicht für besagte Stadt am 6. April 2020 und damit drei Wochen vor Beginn der bundesweiten Einführung erlassen. Die dortige Ansteckungsrate sank darauf nahezu auf null. Der Makroökonom

Klaus Wälde, seines Zeichens Professor an der Universität Mainz, hat mit seinem Team dazu Daten aus Städten mit ähnlichem Bevölkerungsanteil wie Darmstadt und Rostock verglichen. Die Infektionsrate konnte demnach durch die Maskenpflicht um über 70 Prozent gesenkt werden. Aktuellere Zahlen von 2021 gehen eher von 20 bis 30 Prozent aus. Erst die Impfungen führen zu einem weit über 90-prozentigen Schutz vor Tod durch COVID-19. So zumindest werden „uns" die Zahlen von Johnson & Johnson, AstraZeneca, BioNTech und Moderna im April 2021 präsentiert.

Im Juni 2020 jedenfalls folgten auf die Zahlen über die Wirksamkeit von Masken zweifelnde Reaktionen. Das wiederum wirkt in den hochkochenden Diskussionen fast schon natürlich, findet zumindest Dieter. Er glaubt, dass an den Ergebnissen aus Jena etwas dran war oder ist, zumal ja auch die WHO in Metaanalysen eine Reduktion der Infektionen um etwa 85 Prozent errechnet hat.

Gut, so wie es aussieht, bezieht sich die diesbezügliche Studie auf professionelle Masken mit den Schutzstufen FFP 2 oder FFP 3 bei korrekter Anwendung. Letzteres, also die optimale Anwendung, die schafft wiederum kaum jemand. Denn Viren auf den Maskenoberflächen werden beim Abnehmen oder Aufziehen oft auf die Hand abgestreift, was aus medizinischer Sicht nichts anderes als Lebensgefahr für nicht geimpfte Ältere und junge Menschen mit hohen Risikofaktoren bedeutet. Vor allem aber tragen die wenigsten Maskenträger ihre Masken wirklich dicht und stramm auf der Haut anliegend.

Ein Wochenstart

In Indien gibt es einen Guru, der sich selbst Sadhguru nennt. Das bedeutet übrigens „wahrer Guru" und daran, also an dem Namen, könnte tatsächlich etwas dran sein. Diesen Sadhguru kennt man mittlerweile in den USA dank seines Bestsellers „Inner engineering" auch sehr gut. Prominente wie Mike Tyson, Nico Rosberg oder Will Smith stehen in freundschaftlichem Kontakt mit dem durchaus umtriebigen Inder. Daneben ist Sadhguru halt einfach klug, weise und originell – und er hat zum Thema Pandemie einmal öffentlich die nachfolgende Fabel erzählt:

Es ist Frühling und da hoppelt ein junger Hase gut gelaunt über eine Wiese. Die Sonne scheint und schöner kann es nicht werden. Allerdings begegnet der Hase einem Frosch, welcher sich in einem sehr tiefen Erdloch befindet, woraus er es aus eigenen Kräften nicht schafft. Das versteht der Hase und spricht: „Gut, ich besorge eine Leiter." Darauf hoppelt er davon und kommt nach einiger Zeit mit einer solchen zurück. Nur sitzt da der Frosch bereits auf der Wiese. Der Hase ist verwundert und erkundigt sich, wie der Frosch das geschafft hat. Dieser entgegnet, dass eine Schlange in das Loch kam.

Eine tiefgehende Interpretation der eher lustigen Geschichte ist eigentlich überflüssig, da sich der Sinn dahinter in einem Satz erklären lässt: Steigt eine Bedrohung soweit an, dass es wirklich gefährlich wird, müssen alle Kräfte mobilisiert werden – und dann schafft man auch das vorher scheinbar Unmögliche. Im Falle des Froschs ist das ein Sprung, den er sonst nicht geschafft hätte.

Sonne in Köln

Es ist zwar nicht mehr Frühling wie in der Fabel rund um den Frosch und seine Leiter, aber dafür ein schöner Montag, genauer gesagt der 15. Juni 2020 in Köln. Das maskenfreie Holland war sozusagen gestern und jetzt appelliert Dieter in der Frühbesprechung noch einmal an alle, die erhaltenen Masken auch zu tragen. Er notiert wenig später: „Auf den Sinn professioneller Masken, die wir inzwischen in großer Menge bevorratet haben, wurde ausdrücklich hingewiesen."

Fast klingt es unglaubhaft: Die aufgrund der Pandemie durchaus sehr angespannte Situation in der Praxis hat sich entspannt.

Der Grund ist ein negativer, denn das gesamte Ärzteteam wie auch das medizinische Personal wurden mehrfach auf das Virus getestet und die Ergebnisse blieben allesamt negativ. Bestens. Besonders mulmig war die Stimmung dann aber kurz vor der Ergebnisbekanntgabe gewesen. Wer will schon gerne das schwarze Schaf sein?

Im Juni 2020 war es bereits eine gute Nachricht, wenn nach den Empfehlungen des Gesundheitsamtes Köln in Arztpraxen keine zusätzlichen Schutzkittel zu der üblichen medizinischen Arbeitskleidung getragen werden mussten. Diese Kittel waren eine ziemliche Plackerei und man litt darunter extrem unter Wärmestaus.

Erst wenn bei einem Patienten der Verdacht auf eine Infektion besteht, werden zusätzlich ein Schutzkittel, eine Schutzbrille sowie eine FFP2- oder FFP2-Maske vor der Entnahme der Mund- und Rachenabstriche getragen.

„Ja, dies gilt nach wie vor, wenn Patienten unter Quarantäne stehen", erklärt Dieter in der Frühbesprechung. Im Juli 2020 wird dann generell in Arztpraxen dazu übergegangen, FFP2-Masken zu tragen. Mengen an diesen Masken waren von der Bundesregierung für die Praxen zur Verfügung gestellt worden, jedoch stellte sich später heraus, dass die „neue Ware" teilweise minderwertig war.

Mitte 2020 hatten nahezu alle Masken keine CE Zeichen, andere noch nicht einmal die chinesische Norm P92 aufgedruckt. Bei der Auftragsvergabe durch die Bundesregierung waren solche Normen in der ersten Hälfte 2020 wohl erst gar nicht gefordert.

Die Corona-Warn-App und Georg Orwell

1984? In diesem Jahr las Michael den Roman „1984" von George Orwell. Ein Bestseller? Nein, das Buch war sozusagen ein Longseller, dessen Popularität erst nach dem Jahr 1984 langsam abnahm. Und wo wir schon dabei sind, es war einer der ersten dystopischen Romane und ist damit streng genommen sogar ein Vorläufer von Walking Dead und all den anderen dunklen und schwermütigen Serien auf Netflix.

Wie auch immer, spätestens in den 80er-Jahren des letzten Jahrhunderts war das Buch in den Buchhandlungen ein Renner. Der Zeitgeist war ein anderer, logisch. Nicht nur die Leser des Romans, sondern fast die gesamte Bevölkerung, lehnten es ab, von der eigenen Regierung vollständig überwacht zu werden. Um eben dieses Thema ging es in dem Roman „1984" halt.

Vierzig Jahre zuvor war Deutschland schließlich ein Überwachungsstaat gewesen und im gesamten Osten war es dann so geblieben. Für die Jüngeren unter uns: Zu jener Zeit, also 1984, gab es nicht nur die Teilung Deutschlands, sondern im östlichen Teil namens DDR sozusagen Spitzel an jeder Ecke. Das mag sich dramatisch anhören, aber Dieter und Michael waren Ende der 70er-Jahre mehrmals ganz real in dieser DDR gewesen – und auch wenn sie keine von diesen Spitzeln entdecken konnten, war das

Lebensgefühl dort bedrückend.

Und jetzt? Vierzig Jahre nach 1984 und dreißig Jahre nach der „Ostzone" beziehungsweise DDR werden wir alle mehr oder weniger überwacht. Und dies gleich von mehreren großen Brüdern, welche da Zuckerberg und Konsorten heißen. Rebellion, Aufstand, RAF? Nix da, wir klicken jede Woche ganz freiwillig im Internet irgendwas an, womit wir alle unsere Daten den „Konsorten" zur freien Verfügung übereignen.

Dazu klicken wir irgendwann genervt von immer wieder neuen Datenschutzeinstellungen der Betreiber einfach auf „Akzeptieren" und nicht auf „Einstellungen". Selbst wenn wir uns die Zeit zur Eingrenzung der Datenfreigabe nehmen, wird uns die Auswahlpflicht dann bei der nächsten Nutzung (manchmal am gleichen Tag) erneut gestellt. Dabei klicken wir ganz pauschal Dinge an wie: Ihre genauen Standortdaten verwenden, Marktforschung einsetzen, Geräteeigenschaften zur Identifikation abfragen, Personenbezogene Daten an Drittanbieter oder Drittländer vermitteln – und so weiter.

Dieter machte vor Kurzem den Test und rief die Internetseite von „Bild" auf. Dabei akzeptierte er den Button „Akzeptiert" ausnahmsweise einmal nicht. Er bekam dann folgenden Hinweis: „Ergänzend arbeiten wir mit einigen Partnern auch auf Basis von berechtigtem Interesse und anderen Rechtsgrundlagen ohne Einwilligung zusammen. Diesen Einwilligungen können sie einzeln oder gesamt widersprechen, wenn sie den vorgegebenen Schaltflächen folgen." Viele, nein, wohl eher alle, haben bereits bewusst oder unbewusst einen großen Teil der eigenen Daten auf ihrem Smartphone an für sie völlig unbekannte Menschen und Unternehmen für völlig unklare Nutzungen freigegeben. So könnten wir doch einfach im Falle von Infektionen unsere Kontaktprofile einmal für eine gute Sache freigeben, meint Dieter. Damit könnten in Zeiten von Corona dann die Gesundheitsämter alle Kontaktpersonen der letzten 14 Tage auslesen und testen. „Die Pandemie würde immens abgebremst", sagt Dieter.

Datenfreigabe

Das Ding, diese Corona-App, scheint wirklich zu funktionieren. Zumindest öffnet sich alles wunschgemäß auf Dieters iPhone und er kann sich registrieren. Schon ist es soweit, die App arbeitet jetzt „warnend und beschützend" für ihn. Der Spahn, also der amtierende deutsche Gesundheitsminister, kann also doch was. Aber zu früh gefreut, denn ein paar Stunden später wird die jüngste Tochter, ihres Zeichens Studentin im Medienbereich, ein Nicht-Funktionieren der App vermelden. Erklärbar macht diesen Umstand wiederum die Fernseh-Nachricht von einem längeren Ausfall des Telekom-Mobilfunknetzes.

Da die Tochter eine günstige Studentenbude hat, wo Festnetz ein Fremdwort ist, erklärt diese Meldung zumindest, warum die App bei Tochter nicht funktioniert. Bei Dieter läuft das Smartphone, wenn er zuhause ist, über das dortige Festnetz, daher funktioniert bei ihm halt auch die App. Was Dieter zudem immer wieder verwundert und woran er wie auch sein Bruder merkt, dass man älter wird: Diese junge Generation hat auch keinen Fernseher und kein richtiges Telefon, sondern nur Smartphones und Laptops.

Übrigens ist Michael für seine Generation eine kleine Ausnahme, denn er schaut ebenfalls kein Fernsehen. Jedoch finden sich auf seinem iPhone nicht wirklich viele Apps. Aus den paar üblichen Apps stechen eine Wetter-App und dann noch eine Kriegsspiel-App hervor, bei welcher gegnerische Schiffe versenkt werden. Als staatlich anerkannter Wehrdienstverweigerer spielt er das erstaunlich gut. Nur, irgendwo in den Sehnen seiner rechten Hand muss das schlechte Gewissen sitzen, denn seit einiger Zeit plagt er sich mit einer lästigen Sehnenscheidenentzündung herum. Schnelldiagnose: Zu viel geballert. Langzeitdiagnose: Ein spirituelles Zeichen und damit ein Aufruf zur Meditation aus den Tiefen seines Unterbewusstseins.

Um zum Thema zurückzukommen: Dieter glaubte im Herbst 2020, dass Spahns App, welche ja eine Art Light-Version des Möglichen war (und ist), nicht nennenswert das Infektionsgeschehen einer zweiten, dritten oder vierten Welle beeinflussen kann. Seiner Meinung nach sollte man die App mit „verpflichtend" scharf stellen und diese als Kontaktdaten-Nachverfolgung, Überwachung von Quarantäneanordnungen, Dokumentation von Impf- und Antikörperstatus sowie Teststatus nutzen.

„Brutal?" Fragt er da fast schon scheinheilig und verweist sogleich darauf, dass noch einmal etwa 50.000 Corona-Tote in Deutschland das „brutale Ergebnis" einer dritten oder sogar vierten Welle wären. Stimmt schon, Michael jubelt bei solchen Gedanken nicht. Stattdessen baut er sein Event auf eine faszinierende Idee inklusive App auf. Dabei setzt er den Schwerpunkt eben nicht nur auf Kunst, sondern genauso darauf, dass Menschen selbst mehr Verantwortung übernehmen – können.

Gut und Böse

Sergio Benvenuto ist ein Mensch, der Kompliziertes denken kann. Aber eben auch einer, der Einfaches entdeckt und aufdeckt. Daneben ist der Mann aus Rom ein blitzgescheiter Psychoanalytiker und Philosoph. Interessanterweise hat er sich frühzeitig recht tiefgehend mit dem Thema Corona beziehungsweise der Pandemie beschäftigt.

Eine seiner wichtigsten Überlegungen geht dahin, dass es vielen modernen Menschen nicht ganz einfach fällt, die simple Vorstellung zu akzeptieren, dass die Natur keinem göttlichen oder menschlichen Plan gehorchen muss. Stattdessen ist diese Natur einfach nur Natur – und ebenso ist der Mensch einfach nur Mensch. Übertragen auf Corona bedeutet dies, dass es keine Schuld gibt, das Virus ist einfach nur da.

Mit dem Wissen, dass Sergio Benvenuto ein hervorragender Psychotherapeut ist, bedeutet dies: Der Mensch muss sich nicht schuldig fühlen, niemand muss das, noch nicht einmal das Virus. Aber was ist jetzt eigentlich diese Schuld „an sich"? Nun ja, die ist (psychoanalytisch gesehen) ein gewaltiges Problem, denn der „krankhafte" Patient bestraft sich selbst, indem er sich zum Schuldigen und damit als böse erklärt. Gestraft wird er, weil die Welt nicht so funktioniert, wie diese aus der Sicht des Menschen beziehungsweise des Patienten sein müsste. Und die Erlösung an sich? Auf die geht der Römer Sergio Benvenuto nicht erkenntlich ein, aber formuliert wie folgt: „Es gibt gar kein Gut und Böse. Wir Menschen haben diese beiden Wörter erfunden und wir sollten jetzt endlich einmal aufatmen."

Das ist doch einmal erfrischend und in diesem Sinne liest sich dann auch die folgende Geschichte ganz anders: Während der zweiten Welle der Spanischen Grippe im Oktober 1918 befahl Bischof Antonio Álvaro y Ballano in der spanischen Stadt

Zamora den Gläubigen, Abendgebete an neun aufeinander-folgenden Tagen in der Kathedrale der Stadt abzuhalten. Damit sollten die für das Virusgeschehen schuldigen Sünden gebüßt werden wie auch der allgemeine Undank an Gott. Die Kathedrale war zum Bersten voll. Die Menschen küssten zuvor in engen Reihen stehend nacheinander die Reliquien des Heiligen Rochus.

Zwischen September und Oktober nahm die Zahl der Opfer der Spanischen Grippe in Zamora jeden Tag weiter zu. Es gab lange kein richtiges Ende des Schreckens – und so wurde die Stadt mit dem Gottvertrauen ihres Bischofs und der Einwohner schlimmer von der Pandemie getroffen als jeder andere Ort Spaniens. Die ärzt-lichen Ratschläge waren überhaupt nicht befolgt worden. Dann aber setzte Ende Oktober die Provinzbehörde die Hygienevor-schriften mittels Strafandrohungen durch und der Schrecken nahm ein Ende.

Ja, man kann diese Geschichte vielschichtig deuten, hier ist sie zuerst einmal im Sinne der europäischen Aufklärung unterge-bracht und mit dem Verweis, dass ein Gott, der über der simplen Unterteilung in „Gut und Böse" steht, von den Menschen nicht wollen kann, dass sie vor lauter Glauben die Vernunft vergessen. Mancher Gläubige wird nun einwerfen, dass wahrhaftiger Glaube sogar Berge versetzen kann – und somit auch mit einer tödlichen Krankheit fertig wird. Ja, das kann schon sein, aber Berge durch mentale Kräfte zu versetzen, das gelingt auch nur denen, die übers Wasser laufen können.

Das liebe Vieh. Oder doch eine himmlische Strafe?

Früher, wann auch immer das war, sagte man: „Kleine Sünden be-straft der liebe Gott sofort." Und heute denkt man, wahrscheinlich ist der liebe Gott immer noch lieb, aber eben nicht mit den Mitar-beitern in der Fleischfabrik Tönnies in Rheda-Wiedenbrück. Dort stieg am 17. Juni 2020 die Zahl der positiv getesteten Mitarbeiter auf 657 Infizierte. Etwa 7.000 Menschen sind durch die dortigen Vorkommnisse in Quarantäne geraten. Darüber hinaus wurde be-hördlich die Schließung des Betriebs angeordnet.

Das ist aber nicht nur eine deutsche Geschichte, sondern eine, die sich im Sommer 2020 mehrfach weltweit ganz ähnlich zugetragen hat. Zum Beispiel hat es in den USA bereits im Frühjahr 2020 in Fleischfabriken heftige Ausbrüche des Corona-Virus gegeben. Hauptursache, sagen die Fachleute, scheint hüben wie drüben die Umwälzung kalter Luft verbunden mit harter körperlicher Arbeit zu sein. Daneben scheint die enge Unterbringung der meist über Drittfirmen angestellten ausländischen Lohnarbeiter ein weiterer Grund zu sein. Es klingt seltsam, aber in den USA wurden in der Zwischenzeit spürbar die Steaks teurer.

Die Wirtschaft: Deutschlands ganzer Stolz

Über Geld spricht man nicht, man hat es. Das sagte man früher. Die modernere und aus Deutschland stammende Finanzformel lautet dann so: „Geld gibt man, damit man nicht mehr drüber reden muss."

Willkommen also in der Mitte des Jahres 2020. Der erste Lockdown in „Good old Germany" ist erfolgreich überstanden und es sind auch die Straßen wieder so voll wie immer. Möglicherweise sogar nochmals voller, da ja nicht gerade viele Bürger sich auf Urlaubsreise begeben haben. Gerade aus dem Lockdown aufgetaucht legen sich die zuvor noch Unentschlossenen jetzt ein schnelles Fahrrad oder einen kleinen E-Hybrid-Flitzer zu. „Coronakonform" sozusagen, denn so werden virenmäßig die öffentlichen Verkehrsmittel entlastet und Infektionsrisiken reduziert. Auch die Urlaubsreise tritt man statt im nächtlichen Fernflieger tagsüber im eigenen PKW an. Das kannte man schon lange nicht mehr, aber Teutoburger Wald, Elbsandsteingebirge, Eifel, Schwarzwald und selbst der Bodensee sind bei der jungen Generation zu „hippen Destinations" mutiert.

Wie sieht es aber wirtschaftlich nach dem ersten Lockdown so aus? Die meisten haben sogar deutlich mehr Geld gespart als in früheren Jahren, das Ausgeben ging ja nicht so richtig. Man ist also „gut durchgekommen" – so als hätte man zuvor einen Stau auf der Autobahn Richtung Urlaubsland umfahren. In Zahlen ausgedrückt liest sich das so: In der Eurozone legten die Sparer im Jahr 2020 mit 0,6 Billionen Euro etwa doppelt so viel auf die hohe Kante wie im Jahr 2019. Aber das ist nur die eine Seite der Medaille, denn rund zehn Prozent der Deutschen sind „völlig down". Das sind zumeist Selbstständige, Künstler und Gastronomen – welche durch die staatlichen Förderprogramme gefallen sind.

Aber es gibt auch Schwergewichte, die mehr als nur ins Trudeln kommen. Da ist beispielsweise der größte deutsche Warenhauskonzern Galeria Karstadt Kaufhof. Dieser schließt im Jahr 2020 von seinen 172 Filialen ganze 62 Standorte, was mehr als ein Drittel ist. Darüber hinaus entlässt das Traditionsunternehmen etwa 6.000 Mitarbeiter. Nicht zu vergessen ist Ceconomy, was für Saturn und Mediamarkt steht. Das Unternehmen ringt trotz Staatskrediten von 1,7 Milliarden Euro ums Überleben. Und der große Leverkusener Kunststoffkonzern Covestro AG und viele andere exportorientierte deutsche Unternehmen haben durch Produktionsausfälle aufgrund fehlender Nachfrage starke Gewinneinbrüche im Jahr 2020 zu verzeichnen.

Lust auf mehr? Das gibt es in Hülle und Fülle: Der Lebensmittelgroßhändler Metro leidet unter verminderten Einkäufen der Gastronomie. Thyssen Krupp schrumpft bei nachlassender Stahlnachfrage, daneben liegt der Schiffbau darnieder und die für uns Deutsche so wichtige PKW-Branche weist zirka 30 Prozent weniger Absatz auf.

Andere sind da nochmals weiter „unten": Die sehr stolze Lufthansa schwebt nicht mehr über den Wolken, sondern unterhalb der Grasnarbe, denn die meisten ihrer Maschinen sind „geweißt". Daher existieren diese zwar auf dem Abstellfeld und als Kapital in den Büchern, aber sie starten nicht mehr. Die Passagieranzahl auf deutschen Flughäfen ist 2020 auf 10 Prozent im Vergleich vom Vorjahr gefallen. Übrigens war das Jahr 2019 trotz Fridays for Future „das Jahr" mit dem bisher höchsten Fluggastaufkommen innerhalb der deutschen Geschichte.

Kommen wir aber wieder zurück zur Wirtschaft: International sieht es da weitaus schlimmer als in Deutschland aus: In den USA sind im Jahr 2020 über 40 Millionen Menschen arbeitslos geworden. Daneben werden internationale Lieferketten im Jahr 2021 nicht mehr das frühere Volumen erreichen. Sozusagen ist international das seltsam fortschreitende Hamsterrad des Kapitalismus mit immer neuen Märkten und Verlagerung der Produktion in weitere Niedriglohnländer durch die Pandemie (vorerst) ausgebremst.

Letzteres wiederum findet mancher gar nicht so schlimm. Bücher zum Thema Minimalismus gehen seit einiger Zeit gut.

Die Fortschritte der künstlichen Intelligenz machen nicht nur eine perfektere Automatisierung von Fabriken möglich, sondern ermöglichen das, was schon immer denkbar war, aber niemand umsetzen wollte: Die Rückholung von ganzen Produktionsketten in den Westen. Dieter glaubt daran. Und Michael? Der findet es sogar sehr gut.

Disney Cat

Wer Roulette spielt kennt den Gedanken: Wie schön wäre es jetzt schon zu wissen, was gleich geschehen wird. Wahrsager kennen diesen Kundenwunsch ebenfalls nur zu gut. Was aber sagen uns jene eher konventionellen Wahrsager – gemeint sind Soziologen, Zukunftsforscher, Börsianer, Journalisten und Medienmenschen – über unsere Zukunft? Wenn nicht gerade wieder der Weltuntergang gepredigt wird, prophezeien diese ein neues Bewusstsein für Nachhaltigkeit.

Daneben, so munkeln die profanen Gurus, werden wohl ganz allgemein die Preise steigen. Dies führt zugleich zur indirekten Abwertung der Spareinlagen der unteren Schichten. Die Rede ist hier von Inflation und diese kann ein weltweites Phänomen werden. Schließlich laufen international die Geldpressen unter Hochdruck.

Unter der Hand ist es zudem kein Geheimnis, dass eine weltweite Inflation für viele Staaten und Unternehmen sowieso eine gute Lösung wäre. Damit ließen sich die in der Corona-Krise entstandenen zusätzlichen Schulden einfacher abbauen, während man bei niedrigen Leitzinsen sich überhaupt gegen den Schuldendienst stemmen könnte. Sparanlagen würden dann vermutlich an Wertigkeit verlieren und zugleich nimmt man an, dass große Rentenfonds, aber auch Betriebsrenten an Wert verlieren. Alles Geschehnisse, welche letztlich den „kleinen Mann" treffen. Aber war es bis auf die goldenen 70er-Jahre schon wirklich einmal anders?

Kommen wir also nun einmal von kleinen Gedanken zu erfrischend großen: Es gibt da im kleinen Slowenien einen marxistisch angehauchten Großdenker namens Slavoj Žižek. Dieser ist in so manch scheinbar konservativen Medium wie etwa der Tageszeitung „Welt" ein gern gesehener Stammgast. Man muss wissen, jener Žižek geht liebend gerne vom maximal Schlimmsten aus, vielleicht ja, weil es für ihn als Marxisten nichts Besonderes ist, wenn kommunistische Staaten untergehen. Und jetzt wären zur Abwechslung mal kapitalistische dran. Aber seine düsteren Prognosen tragen daneben eine gewisse Komik in sich. Michael vermutet, dass dies der eigentliche Grund für seine Popularität ist.

Der Leser ahnt es bereits, dieser Slavoj Žižek prophezeit in Sachen Corona-Krise den Untergang des Bisherigen. Was danach kommt, lässt der Denker aus dem Osten allerdings im Detail offen. Möglicherweise, so deutet dieser an, erwartet uns ein Marxismus 2.0? Wobei Žižek auch darauf hinweist, dass dieser ja schon da ist. Was in gewisser Weise stimmt, denn aktuell erleben wir weltweit eine Verstaatlichung von Unternehmen ohne gleichen. China und Russland sanktionieren zusätzlich politisch Abtrünnige. Daneben wird in solchen Staaten jenen zu mächtig gewordenen Unternehmern kurzerhand ein Börsengang verboten oder es entstehen andere Behinderungen.

Der größte Drama-Trumpf, den Slavoj Žižek dann noch im Ärmel hält, ist tatsächlich der totale Staatencrash. Dies wird bei ihm allerdings mit einem Gleichnis zu einer lustigen Angelegenheit. Er spricht hierbei von der sogenannten „Disney Cat". Gemeint ist diese jagende Katze aus „Tom und Jerry", wobei es bei dieser stets zu katastrophalen Szenen kommt. Meist beginnen diese damit, dass die rennende Katze gar nicht bemerkt, dass unter ihren Pfoten kein Boden mehr ist. Irgendwann aber schaut sie dann doch verwundert hinunter, worauf das Entsetzen einsetzt und darauf der totale Absturz.

Dieses Gleichnis spiegelt nach Slavoj Žižek die wirtschaftliche Lage des Westens (oder sogar der ganzen Welt) wider. Und weil er dies weiß und versteht, denkt er über ganz andere Gegenmittel als nur ökonomische nach. Zum Beispiel wünscht er sich von der Filmindustrie in Hollywood mehr Hoffnung am Horizont. In seinen Worten klingt das dann so: „Was wir brauchen, ist ein neues postpandemisches Hollywood." Zumindest damit ist Slavoj Žižek ein Visionär, auf den man hören sollte.

Gin-Tasting. Oder wie man sich heutzutage begrüßt

Freiheit bedeutet auch, sich diese zu nehmen. Also von Job, Sorgen, Geld und so weiter einfach mal loszulassen. Manche sagen sogar, dieser Weg führt zur Erleuchtung. Dem Dieter und seiner Frau Maria reicht es heute morgen aber einfach mal die jüngste Tochter zu besuchen.

Beim Überraschungsbesuch steht man also gut gelaunt vor ihrer Tür und läutet. Daneben sind da noch die Eckdaten zu erwähnen: WG in Köln, einfaches und angesagtes Viertel für Studenten, Alternative und Migranten. Nette Mitbewohner, helle Wohnung und „schöne Atmo". Drei, zwei … und da geht auch schon die Tür auf. Ob die Überraschung wirklich geglückt ist oder man extrem stört, weiß man als Eltern ja nie so genau.

Eintreten. Umschauen. Und Entspannen. Schließlich liegen nirgends Heroinspritzen oder Bekiffte rum. Und selbst die Spülmaschine läuft bereits am Vormittag. Statt sinnloses Lotterleben geschieht hier anderes: Es wird als universitäre Aufgabe ein Event vorbereitet: Gin Tasting. Die dazu notwendige Ausstattung ist schon da: Zucker, Alkohol, kleine Fläschchen und Kartons. Also doch Drogen, denkt der Dieter, wobei seine andere Gehirnhälfte ihm zuruft, dass sein geliebter Weinkeller doch auch in diese Kategorie fällt.

Die Eltern bleiben auch nicht lange, schließlich muss dieses „akademisches Gin Tasting" noch weiter vorbereitet werden. Und so macht man sich nach einem Probiergläschen Gin auch schon wieder aus dem Staub.

Wein schmeckt tatsächlich besser, denkt sich Dieter, und von Corona war da keine Spur. Jetzt heißt es Abschied nehmen. Er drückte seine Tochter zum ersten Mal seit etlichen Monaten – aber das dann mit Nase zur Seite. Corona lässt grüßen. Corona verändert unser Leben mehr als wir denken und nur manchmal wird das noch nicht wirklich klar. Jetzt aber, auf der Rückfahrt, die Autobahn ist frei, wird darüber philosophiert, also wie Corona nicht nur den Abstand vergrößert, sondern auch die Formen der Begrüßung.

Fußballer nutzen die Füße, was lustig aussieht. Es gibt noch den Knöchelcheck, auch Ghettocheck geschimpft. Italiener, Franzosen und Türken begrüßen sich, so wird gemunkelt, wie früher. Jene, die Yoga sehr ernst praktizieren gehen zu einem gebetsartigen Gruß inklusive kurzem Verneigen über, allerdings fehlt da noch das Aufsagen des Wortes „Namaste".

Dieter winkt gerne oder nimmt den Ellbogen-Check. Dieser scheint sich auch in Deutschland durchzusetzen. Mit Yoga und der indischen Verbeugung hat er es nicht so, aber seinen Patienten gibt er durchaus die Empfehlung zu solchen Übungen. Es sei darauf hingewiesen, eine Vielzahl von ernstzunehmenden Studien zeigen die lebensverlängernden Wirkungen von Yoga auf. Daneben wird der sprachliche Renner „bleiben Sie gesund" aus dem Jahr 2020 im darauffolgenden Jahr 2021 schon wieder „total out" sein. Das ist wie mit den Hits im Radio, irgendwann kann man sie einfach nicht mehr hören.

Die Gaia-Hypothese der Selbstregulierung

Der Name Gaia stammt aus der griechischen Mythologie und bezeichnet die personifizierte Erde. Gaia oder Gea ist die Urmutter unseres Planeten, aus der alles Lebendige entstanden ist.

Zunehmend entdecken führende Denker und Philosophen wie etwa Bruno Latour oder bereits weit früher Fritjof Capra die sogenannte Gaia-Hypothese. Nach dieser kann man die Erde und ihre Biosphäre als ein einziges Lebewesen oder ein sich selbst organisierendes Ganzes betrachten.

Die Erdoberfläche bildet demnach ein dynamisches System, welches die gesamte Biosphäre durch aktive Selbstregulierung stabilisiert. Darüber hinaus sorgt der „Organismus Erde", bestens versorgt mit Sonnenenergie, für geeignete Lebensbedingungen.

Übrigens lässt sich die Theorie ebenso auf den eigenen Körper übertragen, welcher sozusagen ein Gesamtorganismus ist, in dem sich fast unendlich viele Bakterien und Viren befinden, die wiederum alle mehr oder weniger kooperieren.

Und ja, diese Theorie rund um Gaia wird hier und da auch herangezogen, um solche Phänomene wie Corona-Viren zu erklären. Zumeist wird dann von einer „Ver- oder Entrückung der Lebensräume" gesprochen. Daher tauchen Viren in uns auch schon mal am falschen Platz auf und richten dann immensen Schaden an. Aber letztlich können die kleinen Viren nicht wirklich etwas dafür, denn sie machen halt nur ihren Job. Wenn also wer schuldig ist, dann sind es streng genommen jene, welche besagte Verrückungen zu verantworten haben. Im Fall von Corona scheinen das wir Menschen zu sein.

Wir erinnern uns: Viren sind fundamentale Bestandteile unseres Ökosystems. In jedem Milliliter Meerwasser sind mehr als eine Million von ihnen zu finden. All diese Viren haben steuernde Aufgaben – und dies halt auch in unserem Körper. Hier regeln diese zum Beispiel das Mikrobiom in unserem Darm. In Zahlen ausgedrückt bedeutet dies für diesen Teil unseres Körpers: Etwa 500 verschiedene Virenarten mit einer Virusmenge von etwa 10 hoch 15 sorgen im menschlichen Verdauungstrakt für die gewünschte automatische Steuerung. Eigentlich entwickelt man Demut vor der Natur wie auch dem eigenen Leben darin, wenn man sich diese Fakten vergegenwärtigt.

Latour, frei interpretiert

Der französische Philosoph Bruno Latour hat die Gaia-Hypothesen verinnerlicht und daneben sind seine Theorien erst einmal nicht ganz so einfach zu verstehen. Damit sich das ändert, beginnen wir mit einem einfachen Beispiel zur besagten Gaia-Hypothese: Man stelle sich einen Mann um die fünfzig Jahre vor. Die letzten Jahre waren stressig und er hat massiv Alkohol getrunken sowie Zigaretten geraucht. Dieser Konsum führte dann in letzter Zeit zu Problemen mit Lunge und Leber. Der Mann besucht nun einen Arzt und dieser quittiert ihm, dass es schlecht um seine Gesundheit und damit sein Leben steht.

Gut, der Mann ist geschockt. Zwei Wochen hält dieser Schockzustand an. Noch einmal betrinkt er sich teuflisch am Wochenende, raucht seine letzte Zigarette und wacht am nächsten Morgen schweißgebadet auf. Sein Beschluss steht: radikale Veränderung des Lebenswandels. Und es gelingt: Er treibt jetzt jeden Tag Sport, liest Lebensratgeber und meditiert jeden Morgen zehn Minuten. Alte Freunde müssen jetzt zweimal hinschauen, so sehr hat er sich gewandelt. Anders gesagt: Dieser Mann hat sich in kurzer Zeit stärker verändert als in seinem gesamten Leben zuvor.

So gesehen waren seine körperlichen Probleme nur ein Ausdruck einer viel größeren Krise gewesen. Sein Leben hatte wenig Sinn und er selbst hat es nicht als wertvoll angesehen. Andererseits hielt ihm schließlich sein eigener Körper einen „wahrhaften Spiegel" vor und drohte mit Kündigung. Letzteres hatte der Mann endlich verstanden – und durchlitten. Wir folgern: Jedes Problem trägt mindestens eine Lösung bereits in sich.

Menschen & Tiere

Wir Menschen domestizierten vor langer Zeit Tiere. Wir machten aus Wölfen unsere Hunde, aus Wildkatzen unsere Hauskatzen und so weiter. Das war auch alles gut so, aber die Sache läuft heute nicht mehr rund. Daher hier nachfolgend ein paar Beispiele – dies auch, damit Sie nach der Lektüre dieses Buchs nicht behaupten können, davon nichts gewusst zu haben: Alleine in Deutschland wurden bisher 45 Millionen männliche Küken pro Jahr nach ihrer Geburt aus ökonomischen Gründen getötet. Dies geschieht, weil die Tiere keine Eier legen und als Masthuhn weniger Brustfleisch als die Hennen vorweisen. Erst im Jahr 2020 wurden hier die Gesetze zum Besseren geändert. Aber es geht leider noch negativ weiter: Wir halten Schweine und Hühner in Hallen mit künstlichem Licht auf kleinstmöglichem Raum und dies derart, dass die Tiere eingepfercht in Metallschienen nicht mehr umfallen können. Letztlich ist hier in den zurückliegenden Jahrzehnten eine gigantische systematische Quäl-Industrie entstanden.

Zunehmend entdecken mehr Menschen die hier aufgezeigten Zusammenhänge. Einige neue Gesetze sollen die Qualen der Tiere durch die Massentierhaltung lindern, jedoch wird die Sache durch ein wenig „Lindern" leider nicht wirklich besser.

Dann ist da noch eine andere Sache: Da der Absatz von Fleisch in Deutschland rückläufig ist, aber die Produktion weiter steigt, wird zunehmend mehr Fleisch zu immer günstigeren Preisen exportiert. In Ghana ist die einheimische Hühnermast gänzlich zum Erliegen gekommen. Auch in anderen afrikanischen Ländern können die lokalen Versorger die Preise der europäischen Produkte von etwa einem Euro pro Kilogramm nicht unterbieten. Deutsche und Niederländer produzieren Fleisch billiger als die osteuropäischen Länder. Darüber hinaus gehören die deutschen

Fleischpreise zu den niedrigsten auf den Weltmärkten. Aufgrund dieser Gemengelage können deutsche Supermarktkunden letztlich für 20 Euro ausreichend Fleisch für ein Grillfest mit 20 Gästen einkaufen.

Es klingt vielleicht für einige zu romantisch oder verrückt, aber es soll Indianerstämme gegeben haben, die aßen Fleisch und taten dies mit einem sehr hohen Respekt vor Tier und Natur. Möglicherweise ist dieser Ansatz sogar der beste von allen. Probieren Sie es einmal aus, verbeugen sie sich vor dem Essen, selbst wenn es nur um Erdnüsse geht. Nein, nicht äußerlich in die Beuge gehen, sondern innerlich. Kleine Gesten verändern die Welt stärker als man denkt.

Unbemerkte Veränderungen der Finanzen in der Pandemie

Persönliche Gespräche mit Menschen in verantwortungsvollen Positionen bieten immer etwas mehr – an Einblicken in das „reale" Geschehen dieser Welt. Dieter spricht im Herbst 2020 mit einem Mann, der selbstständig im Immobiliensektor unterwegs ist. Dieser schildert plastisch anhand präziser Zahlen, wie es um die Immobilien in Köln bestellt ist. So haben etwa 20 Prozent der Vermieter finanzielle Probleme, ihr Eigentum zu halten. Daher erwirtschaften diese nicht mehr genug, um Kredite und Hausgeld, also die monatliche Gebühr an Unterhaltskosten und Rücklagen, zu bedienen. Daneben gibt es auch jene Fälle, in denen die Vermieter selbst mit dem eigenen Betrieb in Schieflage oder Kurzarbeit gekommen sind.

Einige Mieter zahlen auch gar nicht mehr. Wiederum können diese die Stundung der Mieten beantragen. Kündigungen konnten so im Jahr 2020 zurückgestellt werden, wenn die Rückstände auf den Auswirkungen der Corona-Pandemie beruhen. Die Zahlungsrückstände müssen dann bis zum 30. Juni 2022 beglichen werden. Darüber hinaus schützt auch ein Sozialschutzpaket der Bundesregierung vor dem Abstellen von Strom und Wasser während der Corona-Krise.

All das zeigt aber ein seltsames Bild, denn wer hätte gedacht, dass die Krise so schnell auf Vermieter oder Begüterte durchschlagen könnte? Dieter muss nun nachhaken: „Was wird passieren?" Die Antwort kommt salopp daher: Eine Reihe von Zwangsversteigerungen ab

Mitte 2021. Aber durch Inflationsängste bei rasch wachsender Geldmenge werden Immobilien nicht günstiger werden. Die Leute legen ihr Geld in „sichere Steine" an.

Ach so, am Nachmittag des gleichen Tages, die Sommersonne scheint, ist Dieter auf einer Sitzung in einem Krankenhaus. Es geht um einen Neubau für die Unterbringung der expandierenden medizinischen Versorgungszentren. Ja, das erinnert Dieter an Romane von Michel Houellebecq, in denen die Protagonisten die Welt als merkwürdig entrückt von sich selbst empfinden. Denn wie selbstverständlich gehen die hier anwesenden Mediziner von einer Expansion ihrer Tätigkeiten aus – und damit auch des medizinischen Sektors inklusive dessen Finanzierung durch die Menschen in diesem Land. Dass Deutschland gerade die größte Krise oder Herausforderung nach dem zweiten Weltkrieg erlebt, so hatte es sogar Frau Dr. Merkel dargestellt, kann man scheinbar einfach mal ignorieren. Es wird schon jemand die nächste Stufe der medizinischen High-Tech-Expansion bezahlen.

In der Tat kam es dann Anfang 2021 und wird es wohl auch 2022 für manchen Mediziner anders: In der ersten Welle und schließlich auch in der zweiten wurden weniger Eingriffe vorgenommen und verschiebbare Operationen halt verschoben. Insgesamt nahmen die meisten Mediziner und Einrichtungen des Gesundheitssystems bereits vorhandene Expansionspläne erst einmal zurück.

Corona und der Fehlalarm

Es ist Samstag in Deutschland und auch sonst auf der ganzen Welt. Es soll ein gemütlicher Morgen werden. Daher: Frühstück machen, nach dem Wetter schauen und dann sitzt da der Dieter auch schon am Esstisch, ganz klassisch mit „Tass Kaff" bewaffnet und Kölner Stadtanzeiger. Aber jetzt: Das Handy! Genauer gesagt, sagt man das ja nicht mehr, also das iPhone, es surrt und bimmelt. Wer kann das in dieser Herrgottsfrühe sein? Aha, Nummer unbekannt.

„Guten Morgen, Corona Fehlalarm ist da."
Staunen. Auf den Kaffee schauen. Morgens, da schalten Synapsen noch etwas ruckelnd.

„Ach ja", hört sich der Dieter sagen, „Fehlalarm habe ich ja bestellt, ich komme gleich."

Das Buch war vor zwei Wochen im Internet beworben worden, aber noch nicht lieferbar. Dieter hatte es bestellt. Und dieses: „Ich komme gleich", das konnte ja jetzt noch etwas rausgeschoben werden, also bis nach einer weiteren „Tass Kaff" wie auch einmal Tanken und dann noch einen Besuch auf dem Wochenmarkt.

Und dann? Ist es endlich soweit: Dieter nimmt das Buch von Prof. Dr. Karina Reiss und Prof. Dr. Sucharit Bhakdi aus der Auslage in der kleinen Buchhandlung da im kleinen Dorf kurz vor Köln. Und weil da noch ein Buch zum gleichen Thema liegt, „Corona Virus" von Stefen Schweiger, wird das auch noch schnell mitgenommen.

Ein Tag kann fröhlich, traurig oder noch trauriger sein. Zumindest ist Maria von der geistigen Abwesenheit ihres Mannes genervt. Standardantworten wie „Ja", „Nein", „Vielleicht", die sind von diesem zu vernehme, aber keine Silbe mehr. Das hat aber besondere Gründe, denn dieses Buch von dem professoralen Ehepaar überrascht auf vielfältige Art und Weise.

Dieter formuliert es so: Dieses Buch ist selbst ein einziger Fehlalarm. Aber noch hat er nicht zu Ende gelesen. Daneben muss er seiner Frau zwischendurch widersprechen, als sie behauptet, ein Buch kann gar nicht so schlecht sein, wenn man es in einem Rutsch durchliest. „Ja!" Und in diesem Fall hängt er doch noch einen Nebensatz hinten dran: „Dann ist es nicht schlecht, sondern unverschämt schlecht."

Im Schlusswort fassen die Autoren ihre Kernaussage selbst zusammen: „Die Epidemie stellte nie ein Infektionsgeschehen von nationaler Tragweite da. Die Implementierung der Ausnahmeregelungen des Infektionsschutzgesetzes waren und sind unbegründet. Spätestens Mitte April 2020 war zudem offenbar, dass sich die Epidemie dem Ende zuneigte und dass die Extremmaßnahmen immense Kollateralschäden in allen Lebensbereichen verursacht hatten …"

Irritiert ist und bleibt Dieter auch weiterhin und zwar von den beiden Autoren, welche ja Wissenschaftler sind und einen beleidigenden Schreibstil pflegen, der einfach „unterste Schublade" ist. Hierzu nur ein Beispiel, denn eigentlich geht das ganze Buch wie folgt: „Maskenpflicht, wie dumm kann man eigentlich sein - möchte man fragen. Punkt 1. Es gibt keinen wissenschaftlichen Beleg dafür, dass symptomfreie Menschen ohne Husten und Fieber die Krankheit verbreiten."

Doch ein Killervirus?

Das Beste ist scheinbar doch der Titel: Denn „Corona Fehlalarm?" lässt nun einmal aufhorchen und ja, es hätte auch ein interessantes Buch werden können – wenn andere es geschrieben hätten. Aber der „Corona alarmierte Dieter" ist sich sicher, da haben die beiden Wissenschaftler und Herausgeber aber unzureichend oder gar nicht recherchiert. Bereits die ersten Berichte aus Wuhan weisen eindeutig auf Infektiosität von asymtomatischen Menschen hin. Übrigens nennen die Wuhaner das Virus ins Deutsche übersetzt: „Halunkenvirus" und das kommt bestimmt nicht von ungefähr.

Kommen wir zurück zur Sache: Den Autoren des Fehlalarms müssen frühe Berichte von Prof. Sandra Ciesek vom Institut für Virologie in Frankfurt völlig entgangen sein. Im renommierten „The New England Journal of Medicine" wurden Daten über den Screening-Prozess von 126 China-Rückkehrern von März 2020 von Frau Ciesek veröffentlicht. Zwei von diesen wurden positiv auf SARS-CoV-2 getestet, obwohl sie zum Zeitpunkt der Testung symptomlos waren. Das wusste man bereits im März 2020. Daneben waren die Daten der Heinsberg-Studie von Prof. Hendrik Streeck im Mai 2020 einsehbar. Die Sterblichkeit wird dort mit 0,36 Prozent erwähnt, in dem Fehlalarm-Buch wird diese zwischen 0,1 und 0,4 Prozent angegeben. Mit dieser Angabe sehen die Autoren SARS-CoV2 nicht als Killervirus an. Nun ja, denkt sich Dieter, „es ist aber für viele doch ein Killer ".

Die Autoren von „Corona Fehlalarm?" halten den Verlauf einer SARS-CoV-2 Infektion mit einer klassischen mittelschweren Grippe vergleichbar. SARS-CoV-2 sei das Virus, „das ein bis zum Rand gefülltes Fass zum Überlaufen bringt. Das ist für jeden Einzelfall tragisch und bedauerlich und für die Angehörigen und Liebsten unendlich traurig. Trotzdem ist es kein Grund, dem Virus eine erhöhte Bedeutung zukommen zu lassen".

Nun, dem setzt der Dieter entgegen, dass zum Zeitpunkt der Veröffentlichung des Buchs die Letalität etwa sieben Mal höher als bei einer Grippe lag und in einzelnen Ländern ging dies noch darüber hinaus. Vor allem hat dann die Realität selbst diese Szenarien weit übertroffen: Von Februar 2020 bis Februar 2021 sind über 500.000 US-Bürger an oder mit Corona verstorben. In Deutschland sind es im gleichen Zeitraum über 70.000 Menschen.

Zahlen zur Letalität einer großen englischen Studie zeigen zudem, dass jeder am Corona-Virus Verstorbene noch durchschnittlich elf Jahre zu leben gehabt hätte. Dieter empfindet in diesem Zusammenhang die Geschichte mit dem Fass als furchtbar. Ein Kriminalbeamter sagte einmal zu ihm, er müsse auch ermitteln, wenn es nur um vier Stunden verlorenes Leben geht.

Darüber grübelte Dieter lange nach und dann setzt er sich hin und schreibt eine kilometerlange Rezension zu „Corona Fehlalarm?". Na gut, es sind in Wirklichkeit elf Seiten, deren Inhalt reichen müsste, nahezu alles aus dem Buch der beiden Professoren mit wissenschaftlichen Argumenten zu widerlegen. Allerdings gibt er im Anschluss, ja, er hat sich zwischendurch den Puls gemessen, Michael in einer Sache recht: Diese vielen Seiten würden den Rahmen des hier vorliegenden Buchs sprengen. Daher: Alles was der Leser bisher an Gegenargumenten und Widerlegungen erfuhr, war eine Kürzung, die Michael vorgenommen hat.

Schließlich hatten ja auch beide Brüder besprochen, dass ihr Projekt und damit auch dieses Buch, positiv in die Zukunft weisen soll. Insofern werden diese fehlenden Seiten vielleicht einmal auf unserer Internetseite www.21-million-lights.de veröffentlich. Die „Gebrüder Mainka" wissen es nicht, aber man denkt drüber nach. Ach so, das wollte der Dieter noch unbedingt loswerden: „Man darf nicht wissenschaftlich daherkommen und sich dann doch nicht an wissenschaftliche Gepflogenheiten halten. Ansonsten nennt man das Ganze dann Betrug oder schlichtweg Propaganda."

Ein etwas anderer Corona-Fall

Verlaufskontrolle. Insofern sieht Dieter den noch recht jungen Mann mit einer chronischen Krebserkrankung in Abständen von mehreren Monaten in der Praxis. Vor drei Monaten steigerte sich die Krebsaktivität leider, Dieter rezeptierte ein zusätzliches sehr wirksames Medikament als Tablette. Das war eine gute Entscheidung, eigentlich. Nun saß der Mann wieder vor ihm, und dies mit noch mehr Krebsaktivität.

Auf die saloppe Eingangsfrage, wie es denn so geht, erklärt jener, ein finanzielles Problem zu haben. Er ist Musiker. Die Haupteinkommensquelle wie auch ein zusätzlicher Nebenjob sind durch Corona weggefallen. Das kann passieren, hat mit der Krise zu tun, jedoch nichts mit seiner Erkrankung. Na ja, psychologische Faktoren können Krankheitsverläufe schließlich auch beeinflussen und finanzielle Sorgen sind nun einmal nichts Positives. Aber der Mann wirkt eigentlich wie immer. Er berichtet, dass er bei seiner privaten Versicherung eine Eigenbeteiligung an den Kosten von 1.000 Euro pro Jahr übernehmen muss und Medikamente erst nach Überschreitung dieser Grenze erstattet werden.

Der gerade etwas nervös auf dem Stuhl herumrutschende Musiker ohne aktuelle Einnahmen hat sich die Geldsumme erst vor zwei Wochen zusammenleihen können. Jetzt endlich nimmt er das neue Medikament. Dieter atmet erleichtert auf. Denn dieses ist das einzige, welche die Krankheit erneut eine lange Zeit aufhalten kann. Daneben gibt es noch ein menschliches Fazit: Der Lockdown fordert mehr von unserer Gesellschaft als man sich zuvor dachte.

Krebs & Viren

Krebs ist so ganz anders als Corona. Über Krebs wissen wir Menschen immer noch viel weniger als zum Thema Covid-19. Daneben sind uns die direkten Ursachen der meisten Krebsarten nach wie vor unbekannt und die jeweiligen Behandlungen dann auch prinzipiell sehr komplex.

Und was sich noch nicht herumgesprochen hat: Die Bezeichnung Krebs fasst ein Sammelsurium an verschiedensten Krankheiten zusammen. Um den Lebenswillen von seinen Patienten anzufachen, sagt Dieter gelegentlich zu diesen: „Der Krebs will leben und Sie wollen leben. Und wir hier in dieser Praxis unterstützen exklusiv Ihren Wunsch."

Daneben ist Krebs nicht von Mensch zu Mensch ansteckend. Covid-19 dagegen als Viruserkrankung schon – und die dann auftretende Infektion löst komplexe Reaktionen im Patienten aus. Anders als beim Krebs gibt es jedoch noch sehr wenige Substanzen, welche den Verlauf der Genesung verbessern können. Und ebenfalls anders als bei den meisten Krebsarten gibt es eine Impfung gegen das Corona-Virus.

In Sachen Medikamente ist im März 2021 der Stand der Dinge:

Gegen eine Covid-19-Infektion ist kein hocheffektives Virostatikum entwickelt. Das recht bekannte Remdesivir verkürzt nach bisheriger Datenlage nur die Krankheitsdauer. Dexamethason wird bei schweren Verläufen zur Abschwächung überschießender Immunreaktionen eingesetzt – und Antibiotika kommen in Betracht, wenn Folgeinfektionen auftreten. Außerdem werden spezifische Immunglobuline gegen die Viruserkrankung mit bisher mäßigem Erfolg eingesetzt. Antikoagulation verhindert einen Teil der Mikroembolien während einer Covid-19 Infektion.

Bezüglich Colchicin kommen vorliegende Studien zu gegensätzlichen Aussagen. So zeigt die international angelegte und wissenschaftlich anerkannte RECOVERY-Studie in ihrer Zwischenauswertung für Colchicin keinen Vorteil bei einer Corona-Infektion. Bei Männern mit Prostatakarzinom, so zeigen es die Auswertungen eines großen italienischen Krebsregisters, werden Todesfälle und schwere Verläufe deutlich durch eine antihormonelle Therapie vermindert.

Um es noch einmal plastischer darzustellen: Für Krebserkrankungen hat der Mediziner ein riesiges Arsenal an wirksamen Substanzen. Jedoch wirken diese dann bei jeder der über 100 verschiedenen Krebsarten anders. Das führt dazu, dass sich in nahezu jeder Phase der Krebserkrankung über den jeweils optimalen Therapieweg diskutieren lässt.

Harari. Halbgötter. Und Götter

Dieter liest Harari. Genauer gesagt Yuval Noah Harari. Der Bestsellerautor sieht eine neue Ära auf die Menschheit zukommen und warnt zugleich vor tödlichen Sackgassen. Die Menschen werden bei Harari wohl oder übel göttlicher werden, denn Technik und Körper werden in Zukunft zunehmend miteinander verschmelzen. Das wäre dann ein neuer evolutionärer Schritt. Ohne nennenswerte Ironie beschreibt der berühmte Historiker den Umstand, wonach sich aktuell mit der künstlichen Intelligenz eine neue Entität Mensch etabliert. Und er warnt, dass diese uns das antun könnte, was „wir den Neandertalern angetan haben".

Dieter findet das alles erschreckend, Michael eigentlich auch – gibt aber zu bedenken, dass der berühmte Buchautor letztlich ja nur darauf hinweist, dass es an uns liegt, wohin wir steuern. Und wenn wir die Technik bösartig benutzen, daher manipulativ, wird eben dies unser Untergang sein. Wieso? Wird es halt, weil dann der Film Terminator im negativen Sinne wahr wird.

Apropos Fiktion: Es gibt in Indien wie auch in Tibet eine alte Prophezeiung, dass die Welt der Götter in weiter Zukunft aus dem Gleichgewicht gerät. Das eigentliche Problem ist dabei jedoch die menschliche Welt. Da Götter und Halbgötter in ihrem Vorleben einmal Menschen waren, entsteht karmisch gesehen eine Schieflage zugunsten der Halbgötter, weil immer mehr ehemalige Menschen in diesen Zustand inkarnieren. Wie man es aus Hollywood-Produktionen kennt, fällt es den Halbgöttern schwer, einen Gott zu besiegen, aber durch ihre Menge werden sie zunehmend gefährlich. Zuletzt besucht der oberste Gott (der Götterwelt), man kann ihn durchaus auch Zeus nennen, die Erde, um hier das Gleichgewicht wieder herzustellen. Und ja, er wird gewinnen.

Daneben gibt es zu Corona scheinbar weder eine konkrete Prophezeiung aus alten Kulturen noch eine von Harari, aber letzterer schätzt die aktuelle Pandemie bei weitem nicht so gefährlich wie vergangene Seuchen ein: „Das Coronavirus ist nicht der Schwarze Tod aus dem Mittelalter und auch nicht die Spanische Grippe von 1918." Genannte Pandemien waren seiner Meinung nach weitaus desaströser. Dagegen erscheinen dem Historiker die politischen und wirtschaftlichen Auswirkungen weit dramatischer und können letztlich sogar zu einem Kollaps der Weltordnung führen.

Letztlich ist er der Meinung, dass der Mensch nun einmal mit Epidemien leben muss und verweist darauf, dass man bis ins Steinzeitalter zurückgehen muss, „um eine Gesellschaft zu finden, die vor Epidemien vollkommen geschützt war, weil sie isoliert war".

Abschiedsfahrt und Tulpen

Es ist die letzte Fahrt. Zehn Jahre oder länger hat Michael seinen Edelkombi gefahren. Damals von den Erlösen einer von ihm konzeptionierten Kampagne für einen Autoversicherer gekauft, fährt der Wagen, nun ja, seit geraumer Zeit nicht mehr unter Vollkasko. Ist halt in die Jahre gekommen, das gute Stück, und jetzt tut es auch die normale Versicherungsleistung. Gut, das edle

Gefährt hat ein paar Macken, aber kommt immer noch ohne Bedenken oder Nachkontrolle durch den TÜV. Vor allem fährt der Wagen surrend, zum Beispiel jetzt über die Deutsch-Holländische Grenze. Das Ziel hat sich gerade angedeutet: Es geht zu Dieter und Maria.

Das Surren während der Fahrt über die Autobahnen von Holland ist so gleichförmig wie die Landschaften. Lediglich ein paar nostalgische Gedanken wirken hier unterbrechend: Nächste Woche wird der liebgewonnene Wagen verkauft und zwar an einen guten Freund. Michael hat aufgrund der Pandemie weniger Aufträge, fährt als Städter immer weniger Auto und will vorsorglich die Kosten reduzieren. Auch geht es darum, die nicht gerade geringen Kosten des Events irgendwie abzufangen. So oder so: Dies hier ist eine Abschiedsfahrt.

Daneben ist da draußen dieses Land namens Holland. Er mochte es immer schon. Für ihn war es stets das lockerere Deutschland. Und jetzt wird man ja sehen, was sich da „bei den Tulpen" so innerhalb der letzten Jahre verändert hat.

Holländisch

Kaya Yanar, seines Zeichens deutscher Komiker mit türkischem Namen, kann die Holländer nicht ernstnehmen. Die Sprache, also Holländisch, das sei wie Deutsch „auf lustig". So stellte er es zumindest in einer seiner Shows dar und verwies auf die seltsame Erfahrung, einmal mitten im Harry Potter Film die Sprache von Deutsch auf Holländisch umgestellt zu haben. Plötzlich redete da Harry Potters Lehrerin nicht mehr Deutsch, sondern eben dieses durchgeknallt wirkende Holländisch. Aus eben noch spannend wurde kurzerhand albern.

Außerdem gibt der Komiker einen einfachen Trick zum Besten, wonach ein jeder sofort Holländisch sprechen kann: Es reicht an jedes Substantiv die Silbe „je" anzuhängen. Aus Kaffee wird also „Kaffje", aus Brot dann „Brotje" und aus Mädchen ein „Mädchje". Das ist zwar alles kein astreines Holländisch, klingt aber schon mal verblüffend echt. Also für deutsche Ohren.

Aber dieser Holländer, der Michael und Dieter freundlich angesprochen hat, der spricht nicht dieses oder jenes Kinderholländisch, sondern fließend Deutsch und dies nahezu ohne Akzent. Was war passiert? Die beiden haben einen Ausflug in eine kleine Garnisonsstadt gemacht und erkundeten zu Fuß die alten Hafenanlagen. Dabei fiel ihnen eine kleine Gruppe von Menschen auf, die alle orangene Overalls trugen und auf einer Freilichtbühne eine kreisrunde Skulptur aus schlanken Holzstöcken und Gummis aufbauten.

Genauer gesagt handelte es sich um eine geodätische Struktur wie sie der amerikanische Allround-Ingenieur und technische Vordenker der Hippie-Bewegung bereits in den 20er- und 30er-Jahren entwickelt hatte. Der Witz an der Sache? Man kann aus Dreiecken, die von Stäben gebildet werden, und nur mit einfachen Gummis eine Kugel bauen. Und ja, das was rauskommt, dieses leichte, luftige und kreisrunde Gebilde, ist überraschend stabil.

Warum die kleine Gruppe auf einer Freilichtbühne so etwas baut, ist auch fast genauso leicht zu erklären: Es handelt sich hier schlichtweg um Idealisten, die eine kleine Kampagne entwickelt haben, welche sich „I do. You do. We do" nennt. Etwas kürzer hatte das ein US-Präsident einmal mit „Yes, we can" formuliert.

Wie auch immer, das Ganze zieht jetzt nicht Menschenmassen an und der Mann, welcher die beiden Brüder angesprochen hat, Ton Baan, seines Zeichens holländischer Psychologe, betont salopp: „Wir wollen damit ein Zeichen setzen und die Gemeinschaft mit dieser Idee stärken." Insofern zog da eine Gruppe von vielleicht sechs Personen durch Holland und baute Konstruktionen von Buckminster Fuller mit einfachen Stäben und Gummis nach. Eine schöne Idee. Und wenn mehr Menschen sich an solchen Dingen beteiligen oder diese sogar entwickeln, könnte diese Welt noch zu einem Paradies werden. Das zumindest meint Michael.

Und jetzt? Kommen wir doch noch zur durchaus vorhandenen dunklen Seite von Holland. Denn: Auf der Rückfahrt zeigt Dieter seinem Bruder eine Radarfalle nach der anderen. Da kennen die sozial eingestellten Holländer kein Pardon. Scheinbar glauben sie dann doch nicht so recht an das korrekte Verhalten ihrer „Meisjes en Jongens" (man beachte die Endungen) und helfen massiv nach. Ja, da muss Michael schlucken, denn an all den Stellen war er während der Anreise munter mit seinem Wagen vorbeigerauscht.

Aber er hat scheinbar Glück gehabt und der Tempomat des Wagens hat augenscheinlich auch gut funktioniert, denn Michael bekommt nach dem Kurzurlaub keine offizielle Post aus Holland.

Wo ist denn Ihre Maske?

Nichts Neues: Bereits zu Zeiten der Pest trug der Mensch Maske. Eigentlich dachte man ja, in unseren modernen Zeiten darüber hinweg zu sein. Aber Smartphones und Supercomputer helfen leider vor einer Pandemie nicht so richtig. Wobei, würde man superintelligente Apps einsetzen, mindestens genauso radikal wie in Korea oder Taiwan, dann vielleicht schon. Aber stattdessen müssen wir uns mit einem eher etwas archaischen Symbol und Stofffetzen abfinden – und ja, richtig, die Rede ist immer noch von der Maske.

Kommen wir zu den ganz unmaskierten Fakten: Die WHO rät seit Juni 2020 zum Tragen von Gesichtsmasken in öffentlichen Einrichtungen, Verkehrsmitteln und Geschäften – wie auch in sonstig überfüllten Bereichen. Der Unterschied zwischen selbstgebauten schönen Stoffmasken mit Mustern und medizinischen Masken wie den FFP2 oder N95 wurde damals von offiziellen Stellen überhaupt nicht erwähnt. Hat man sich nicht getraut? Auf jeden Fall hat es sich mit der Zeit selbst bis zum unbesorgten Verbraucher herumgesprochen, dass eine dünne Stoffmaske mehr anderen als dem Träger selbst nützt. Der Großteil der Viren gelangt (meist auf Tröpfchen) einfach zu leicht durch die meisten Stoffe hindurch.

Am Anfang der Pandemie gab es in ganz Europa eine Scheu vor der Maske. Das war psychologisch bedingt – und verständlich. Der Europäer sieht sich selbst als aufgeschlossen – und eben nicht als verschlossen. Mehr oder weniger zeigte man ja modisch gesehen in den letzten hundert Jahren auch immer mehr Haut. Die Maske scheint da eine Gegentendenz einzuleiten und macht zudem die Menschen optisch gleich.

In Maos kommunistischem China gab es zwar keine Maske, aber alle trugen grüne Uniformen, während Frauenkleider verboten waren. Auch im modernen China wurde und wird viel Maske getragen, dies jedoch wegen der enormen Luftverschmutzung. Wiederum haben Japaner und Koreaner ihre Fabriken längst gezähmt – also mit maximalen Filtern. Sozusagen tragen dort nur noch die Gebäude selbst Maske.

Um zum Schluss zu kommen: In den erwähnten asiatischen Ländern tragen heute die Menschen ganz selbstverständlich im Alltag aus hygienischen Gründen „ihre Maske". Nein, das mag der individuelle Westen erst einmal nicht. Zumindest nicht so offensichtlich. Aber an der Maske und dem damit verbundenen Schutz führte im ersten Corona-Jahr doch kein Weg vorbei. Und es ist anzunehmen, dass der Westen sich hier Asien angleicht.

Auf der Suche nach dem perfekten Ort

Auf dem Papier oder den sogenannten Maps im Internet kann man jeden Ort der Welt besuchen. Also fast jeden. Trotzdem ist das Angezeigte nie die ganze Realität – und bei dem Event geht es nun einmal um diese. Daneben bestehen da weitere Fragen wie: Stehen da doch mehr Büsche, kann man von da oder dort gut das andere Ufer sehen? Wie ist es mit der Lautstärke oder sind noch andere unverhoffte Überraschungen zu bedenken?

Daher fahren in den Abendstunden Michael und sein Freund Thorsten zur Außenalster. Die Stimmung im Wagen ist gut, das Wetter durchwachsen, aber so könnte es später bei dem einen oder anderen Event auch sein. Die erste Station, so weit ist das Ganze ja nicht entfernt, ist eine große Wiese in der Nähe von St. Georg. Man parkt, steigt aus, geht ein paar Meter und schaut sich um. Die Wiese ist groß, möglicherweise zu groß. Und was man von weiter hinten hört, ist eine erstaunlich laute Straße.

Überhaupt, das wird die Sache mit den Events auch in Zukunft noch begleiten, gewichten wir Menschen die Lautstärke von Ereignissen wie Verkehr oder auch Natur psychologisch anders als diese in Wirklichkeit ist. Zum Beispiel sind zweispurige Straßen in Großstädten erstaunlich laut. Aber das letzte Mal, dass wir deren wirkliche Lautstärke ganz realistisch wahrnahmen, muss in unserer Kindheit gewesen sein. Als Erwachsene regeln wir sozusagen die Lautstärke von solchen lauten Verkehrsströmen unterbewusst herunter. Wer es nicht glaubt, der begebe sich an eine Straße und versuche ein Lied zu singen – welches gegen den lebhaften Berufsverkehr einer Großstadt ankommt. Das Ergebnis kann hier vorweggenommen werden: Mehr oder weniger wird man als alleiniger Sänger auch der Einzige sein, der dieses Lied vor Ort auch wahrnimmt. Dies zum Lärm von Straßen und hier an diesem Tag auf dieser Wiese in Hamburg fällt es Michael zum ersten Mal auf. Ja, das hatte er sich anders vorgestellt. Letztlich ist das dumm, denn diesen Ort hatte er eigentlich für das Event favorisiert. Und jetzt? Na ja, es fallen ein paar Regentropfen und das macht die Sache nochmals trostloser. Zum einen ist da der unromantische Verkehrslärm und zum anderen wirkt die Wiese viel zu groß. Insgesamt strahlt hier das Ganze etwas Seltsames aus, was man durchaus auch Tristesse nennen kann.

Es geht ein paar Hundert Meter mit dem Auto weiter. Die Straße „Schöne Aussichten" wird ihrem Namen gerecht. Aber zu viele Sträucher stehen da, zu wenig ergibt sich durch den Ort selbst eine Art Rahmen.

Einsteigen. Langsames Ausparken, denn jemand hat sein Auto hinter den Wagen gequetscht. Ein paar Regentropfen veranlassen die Scheibenwischer, sich in Bewegung zu setzen. Langsames fahren und hinausschauen auf die Außenalster. Alles und nichts wird studiert, so sieht die Suche nach dem idealen Ort also aus. Die Krugkoppelbrücke ist bekannt, ist schön und hat eine ganz gute Größe. An den Seiten befinden sich Wege und da könnten auch Menschen stehen. Jetzt ist es dunkel geworden, noch leuchten die Laternen auf der Brücke nicht, aber es ist halt so dunkel, dass man sich vorstellen kann, wie hier die Lichter der Smartphones leuchten werden. Könnte es sein? Ja, es könnte. Hier müsste es klappen. Müsste, ja, müsste.

Vor dem Start

Die App war (oder ist) das Kernstück des Events. Zur Erinnerung: Die Menschen versammeln sich hierbei und werden Smartphones in die Höhe halten. Auf diese Smartphones würden synchron Musik und eben auch Farben aufgespielt. Ob das in der Realität klappt, wie das wirkt? Keine Ahnung? Nein, eher keine Gewissheit. Erst einmal muss also jetzt die eigene Vorstellungskraft reichen.

Daneben ist die Umsetzung so eine Sache, denn bisher ist kein Sponsor in Sicht. Und um die Kunstfreiheit zu wahren, soll eigentlich auch kein solcher dazukommen. Die Sache muss sich auf kurz oder lang finanziell selbst „irgendwie" tragen. Damit das klappt, soll die App für einen Euro angeboten werden. So könnten vielleicht noch weitere Events realisiert werden. Aber: Wer weiß das schon alles? Selbst die Erfinder des Fahrrads, des Autos und von Coca-Cola benötigten ja erst einmal eine Idee an sich.

Jetzt musste es auch so weitergehen, also mit einer beschaulichen Summe. Die App wird entwickelt. Eine Art Dummy entsteht, also eine App, in der man herumnavigieren kann, die aber noch programmiert werden muss. Es wird ein Programmierer mit einem Namen wie aus einer Sage gefunden. Als Michael diesen liest, weiß er sofort, den richtigen gefunden zu haben. Und dann? Läuft es auch gut, nein, sogar sehr gut.

Dann ist da noch die Frage nach der offiziellen Anmeldung des Events. Gut, das Ganze soll als Demonstration angemeldet werden. Das war oder ist der ungefähre Plan. Aber wie macht man das und sollte es vielleicht doch lieber ein ganz normales Event werden? Nun ja, die Intuition sagt nein und empfiehlt lieber die politische Karte zu ziehen, weil die Erfahrung mit den Hamburger Ämtern, die Elbphilharmonie erschien im Nachhinein auch wie ein Amt, nüchtern betrachtet ein Reinfall gewesen war. Wieder monatelang, ja Monate, auf Antwort warten? Nein!

Kurzerhand wird eine E-Mail an die Polizei aufgesetzt. Und siehe da, am nächsten Morgen in aller Frühe ist schon die elektronische Antwort da, in welcher „dringend" um Rückruf gebeten wurde. Endlich mal eine behördliche Reaktion. Das Gespräch mit der Behörde, also der Polizei, ist zum einen so, wie man sich so etwas vorstellt, höflich und direkt. Und es ist zugleich so, wie man sich so etwas nicht vorstellt: Denn es ist immens hilfreich und über die eigenen Bürgerrechte wie auch Pflichten belehrend.

Michael lernt also in wenigen Minuten, dass die Anmeldung als Demonstration tatsächlich für ihn viele Vorteile hat. Daneben aber muss er die Begründung schon noch anders formulieren. Das wird nachgeholt, in dem das im Telefonat bereits Gesagte und Besprochene, nun verschriftlicht wird. Der eigentliche Grund für diese Demonstration wird schließlich in etwa so formuliert: „Das Einüben eines sozialen Zusammenhalts der Bevölkerung in einer nationalen Krise". Die Polizei akzeptiert. Und Michael fühlt sich innerlich gewachsen – und zwar zu einer wichtigen Säule der Gesellschaft. Eine Erfahrung, die er nicht missen möchte, zudem eine, welche er auch anderen durchaus empfehlen kann. Gemeint ist jetzt aber nicht, wie wild Demonstrationen anzumelden, sondern etwas zu initiieren oder sich an etwas zu beteiligen, was nicht anklagt, sondern Menschen im positiven Sinne zusammenbringt. „Und darüber hinaus muss dann dieses Initiierte auch wirklich durchgezogen werden und nicht irgendwie und irgendwo beim allerersten Versagen als Schnapsidee abgetan werden", fügt er noch hinzu. Er weiß mittlerweile recht gut, wovon er spricht.

Jair Bolsonaro, Madonna und Verschwörungstheoretiker

Anfang Juli 2020 tritt der brasilianische Präsident Jair Bolsonaro mit einer Schutzmaske vor die laufenden Kameras und berichtet, dass er positiv auf Corona getestet sei. Seit dem Wochenende hustet er und fühlt sich müde. Daneben habe er 38 Grad Temperatur und wird vorerst seine Amtsgeschäfte von zu Hause aus führen. Andererseits, und dies fällt durchaus einigen auf, wirkt der Mann da vor der Kamera durchaus fit.

Letzteres interessiert vor allem brasilianische Verschwörungstheoretiker, denn diese halten das Ganze für eine Inszenierung. Mittels seines Videos soll die Harmlosigkeit des Virus den Brasilianern vor Augen geführt werden. Das Ganze verwirrt, denn wenn man beispielsweise einen Motorradhelm trägt, dann ist dieser Umstand immer auch ein Zeichen der eigenen Verletzlichkeit und erst einmal keines, das besagt: „Motorradfahren ist echt so was von ungefährlich, Digger."

Was sind also nun Verschwörungstheoretiker – und was treibt diese an? Und mit welchem Typ Mensch hat man es hier zu tun? Zuerst einmal handelt es sich um eine Person, die meint, man hätte sich gegen sie oder jemand anderen verschworen. Oft handelt es sich dabei um kleinere Gruppen, die ganz eigene Theorien konspirativ vertreten – aber zu ausgewählten Themen gibt es eben auch richtig große Gruppen. So hält sich bis heute die Verschwörungstheorie, die Amerikaner seien 1969 mit Neil Armstrong niemals auf dem Mond gelandet und alles sei in einem Filmstudio auf der geheimen amerikanischen Militärbasis Area 51 auf der Erde gedreht worden.

Prinzipiell sind Verschwörungstheoretiker mit etwas unzufrieden, sie investieren viel Kraft gegen die nach ihrer Meinung laufenden

Verschwörungen. Oder aber es sollen politische Interessen durch Verschwörungstheorien unterstützt werden.

Social-Media ist eine Art Paradies für Verschwörungstheoretiker, schließlich findet sich dort immer ein Leser für die noch so abstruseste Theorie. Probieren Sie es doch einmal selbst aus und sprechen Sie den Kioskbesitzer darauf an, dass Donald Trump (oder wahlweise Joe Biden) in Wirklichkeit ein Marsianer ist, der in Echsengestalt, welche nur die Eingeweihten erkennen, die Menschheit beherrschen oder auch beglücken will. Möglicherweise werden sie an dieser Stelle mit einem Hausverbot belegt. Anders in den sozialen Medien, dort wird man ihnen sogar applaudieren. Das ist noch nicht alles, denn eben dort bilden sich Blasen mit Gleichgesinnten, die sich sozusagen gegenseitig befeuern.

Seit der Pandemie geht das Gerücht in bestimmten Foren des Internets um, dass Bill Gates das Virus in die Welt gesetzt hat und jetzt mit den Pharmafirmen gemeinsam Kasse macht. Das könnte zwar sein, aber es ist unwahrscheinlich. Man kann die Ziele der Stiftungen von Gates kritisieren, zumal sie versuchen, staatliche Aufgaben zu ersetzen. Interessanter ist der Umstand, dass Verschwörungstheoretiker eher selten auf die Idee kommen, wie es Gates ja tat, eine Hilfsorganisation zu gründen oder etwas Idealistisches umzusetzen. Eigentlich gleichen Verschwörungstheoretiker eher durchschnittlichen Alkoholikern, sie entfernen sich immer mehr von der Realität – und benötigen kontinuierlich Nachschub von ihrer Droge.

Ein komplexerer, nein, eigentlich ganz anderer Fall ist da Madonna. Anfang der Corona-Pandemie 2020 sendete der Superstar eine bizarre Botschaft in die Welt: Madonna badet während des gesamten Videos in einem Milchbad, dessen Oberfläche mit Rosenblättern bedeckt ist. Damit erscheint die eigentlich nackte dann doch bedeckt. Während nun schwermütige Klaviermusik aus dem Hintergrund erklingt, philosophiert der Popstar über die sich ausbreitende Pandemie. Es fallen Sätze wie: „Es ist der große Gleichmacher. Das Schreckliche daran ist auch zugleich das Großartige: Wenn das Schiff untergeht, gehen wir alle unter."

Und das Ende vom Lied? Jenes Video erzeugte in den sozialen Medien einen Shitstorm, also viel negative Kritik. Dazu schreibt die uns wie auch der Welt unbekannte Jema im Netz: „Hast du nach deinen vielen Tüten den Verstand verloren, dass du die viele

Milch für ein Bad verschwendest, während ich 1 Stunde in einer Schlange stehen muss, um Milch für mein Kleinkind zu bekommen."

Hat die Sache das verdient? Denn eigentlich handelt es sich bei Madonnas Video um ein modernes Kunstwerk beziehungsweise eine Art Online-Happening. Ach so, daneben ist eher anzunehmen, dass der Popstar lediglich ein paar Liter Milch mit Wasser vermischte. Das reicht, damit Wasser sich weiß verfärbt.

Regen. Und eine Schwangerschaft

Der gemeinsame Urlaub bei seinem Bruder Dieter und dessen Frau in Nordholland war schön. Nein, nicht nur das sonnige Wetter ist gemeint, sondern auch das viele Fahrradfahren durch die „holländischen Berge", so nennt Michael zumindest die dortigen Dünen.

Daneben gab es da diese vielen Strandrestaurants. Hierbei handelt es sich um aufgeständerte Holzbauten mit großen, zumeist umlaufenden Terrassenflächen. Diese Bauten sehen ungewohnt aus, es gibt sie halt nur am Meer und es erinnert Michael jedes Mal daran, dass man als Mensch schon so eine Art Gewohnheitstier ist. Und jetzt reist er, dieses Gewohnheitstier namens Michael wieder ab. Genauer gesagt tuckert er mit hundert Kilometern pro Stunde Richtung Norddeutschland. Man beachte: genau hundert!

Holland ist nicht in allem so liberal, wie es die drei unschuldigen Farben der Landesflagge vermuten lassen. Wer sie nicht kennt: rot, weiß, blau. Das Ganze waagerecht untereinander, wobei die waagerechte Anordnung das liberal ausgewogene andeutet. Länder, deren Farben senkrecht angeordnet sind, nun ja, die sind gefährlicher, da isst man schon mal Frösche oder verspeist zum Frühstück des Nachbars Kinder. Auch so gesehen punktet dann doch Holland.

Während Michael nach Hamburg fährt, bewegt auch Maria ein Auto und zwar jenes von Dieter und dies geschieht im Rückwärtsgang – und endet mit einem Rumps gegen den Stützfeiler einer Orientierungstafel im Ferienhauspark. Jetzt stehen sie da ratlos, also Dieter und Maria, vor diesem schiefen Schild. Richtig! Die beiden braven nicht holländischen Bürger melden es der Parkverwaltung. Nun ja, soll man es sagen, ja man kann: Der Holländer gilt in der deutschen Grenzregion als Pfennigfuchser. Ganz in diesem Sinne dankt er dann auch der Ehrlichkeit der Unfallverursacher, indem er diesen später eine völlig überhöhte Rechnung über ein nagelneues Schild postalisch zuschickt. Aber der Service stimmt schon, denn man muss gar nicht selbst überweisen, die imposante Summe ist bereits vom Konto abgebucht.

Viele Kinder

Früher waren Dieter und Maria regelmäßig mit ihren fünf Kindern im Urlaub. Die Kleinste im Kinderwagen, die anderen, drei Jungen und ein Mädchen, drum herum. Da war immer was los, sozusagen jeden Tag ein fast umgebogenes Orientierungsschild im Urlaub, auch finanziell. Und dann war das damals gar nicht so einfach in Lokalen mit der Bande einen Platz zu bekommen. Das können sich Familien mit nur einem oder halt keinem Kind nicht vorstellen. Daher: Angesehen wird man, wenn man da als Erwachsener mit fünf Kindern so ein Restaurant erstürmt, als wäre man der gesamte asoziale Teil der Bevölkerung.

Das ist ja nun Geschichte. Jetzt sitzen Dieter und Maria im Strandcafé hinter einer vor dem Meereswind schützenden Glasscheibe. Die nette Bedienung stellt gerade zwei Gläser „Perlendes" auf den runden Tisch. Und Dieter? Der ist ganz Mr. Corona, so nennt ihn seine Frau, und kann es sich nicht nehmen lassen, im Internet über eben dieses Corona in Zusammenhang mit Schwangerschaften zu recherchieren.

Da wäre erst einmal das Robert-Koch-Institut und damit das Gesundheitsportal der deutschen Regierung. Klick. Und schon gelangt er zu den relevanten Informationen: Eine SARS-CoV-2-Infektion bei Schwangeren verläuft nicht ernster als bei nichtschwangeren Frauen. Todesfälle seien nicht bekannt. Es wird noch darauf hingewiesen, dass über eine mögliche Übertragung des Virus auf die Muttermilch aktuell nichts Eindeutiges bekannt ist. Zu genaueren Informationen wird auf die Seite der DGGG und damit der Deutschen Gesellschaft für Gynäkologie und Geburtshilfe e.V. weitergeleitet. Aber jetzt erst einmal „Kling, Kling". Denn: Die Sache mit dem perlenden Getränk soll ja auch in die Tat umgesetzt werden. „Auf die übernächste nächste Generation, na ja, auf die nächste auch."

Daneben informiert die DGGG, dass es keine Hinweise für ein erhöhtes Risiko bezüglich Fehlgeburten im Zusammenhang mit der Pandemie gibt. Jene dokumentierten Schwangerschaften mit Corona-Infektionen fanden bis Dato wohl fast alle in China statt und in einer Studie wurde kein Neugeborenes infiziert. Es gibt aber auch andere gegensätzliche Informationen aus China. Das ist wirklich neu, also dass aus China solche Daten international rasch veröffentlicht werden. Augenscheinlich hat man dort etwas gelernt und das nennt man ab jetzt „internationale Manieren". Wer also mit anderen spielen will, muss ab und zu auch mal nett sein. Was den Dieter aber dann doch noch besorgt? Nein, nicht dass Maria sagt, er solle mal aufhören mit seiner Internetrecherche und stattdessen die schöne Aussicht aufs Meer oder Zukunftsaussichten genießen. Also, was ihm Sorgen bereitet, ist der Umstand, dass es aus Deutschland scheinbar keine SARS-CoV-2-Infektionen in der Schwangerschaft gegeben hat. Das kann rein rechnerisch nicht sein und zeigt einfach nur, dass entweder das Thema Nachwuchs in der westlichen Welt von geringem Interesse für deutsche Forscher ist. Oder aber es zeigt, dass man hier in Deutschland in Sachen Information im Juni 2020 noch sehr hinten dranhängt.

Und deshalb an dieser Stelle noch etwas mehr dazu: Aus der Universität in Seoul in Südkorea stammt eine Veröffentlichung mit 123 schwangeren Frauen mit Covid-19-Diagnose. Bei vier Kindern konnte nach der Geburt SARS-Cov-2 nachgewiesen werden. In den Proben aus der Muttermilch, der Nabelschnur und der Placenta fand sich in keinem Fall der Virus. Zwei der 201 Neugeborenen, verstarben. Ein Frühgeborenes an Magenblutungen, das Kind war in den Virustestungen negativ. Jedes vierte Kind der infizierten Mütter kam zu früh zur Welt. Als Ursache für diesen Trend werden die verminderten allgemeinen Infektionen von Schwangeren durch gesteigerte Hygienemaßnahmen in der Corona-Zeit in Betracht gezogen.

Das führt zur Frage: Sind Schwangerschaften sogar sicherer geworden? Das wäre immerhin eine gute Nachricht. Nein, sogar eine überraschend gute! Aber so genau kann man das im Juli 2020 nicht sagen. Spätestens seit Anfang 2021 werden in deutschen Kliniken alle Patienten einer SARS-CoV-2-PCR-Untersuchung unterzogen. Eine Corona-Impfung wird Schwangeren nicht empfohlen, da dies ein „unbekanntes Risiko" ist.

Stimmt schon, die meisten Leser fangen sich jetzt an zu langweilen. Aber Dieter ist jetzt nun einmal in seinem Element, daher hat er Anfang 2021 zu dem Thema nochmals recherchiert und daher hier dazu ein kurzer Nachschlag, welcher auch von der Universität Oxford kommt! Dort hat man bisher keine erhöhten prozentualen Infektionen bei Schwangeren ermittelt. Im Klartext: Weniger als eine Schwangere von 1.000 sei SARS-CoV-2 positiv getestet worden (Stand Anfang 2021). Eine Schwangerschaft mit Covid-19 wird somit nicht als signifikanter Risikofaktor für Mütter und ihre Babys angesehen. Auch das sind zunächst einmal beste Informationen.

Und jetzt? Prost. Und dazu noch einen wirklich neuen Trinkspruch von Dieter: „Die Menschheit wird in dieser Pandemie mal wieder nicht aussterben." Der kleine Oscar, so heißt er, kam Ende Dezember 2020 etwas vor dem errechneten Datum gesund und damit ohne Corona auf unsere Pandemie-Welt. Dieter befragte das Orakel, nein, das Internet nach der jetzt erreichten Erdbevölkerungszahl. Er ist etwa der 7.851.163.811 Erdenmensch. Es sind alle glücklich, also all jene Menschen um Oscar herum!

Mitte Dezember 2020 wurde noch weiterer Familienzuwachs angekündigt. Mit folgenden Worten am Handy: „Mamma, eine gute Nachricht und eine schlechte. Die schlechte, mein Corona-Test ist positiv, die Gute: Wir bekommen auch Nachwuchs." Zur Erläuterung: Der andere Sohn von Maria wird ebenfalls Vater.

Nach einer Analyse von mehreren Millionen Niederländern konnte der Einfluss aus Nachahmung oder sozialem Druck klar nachgewiesen werden. Im Klartext: Die Wahrscheinlichkeit einer Schwangerschaft steigt dann deutlich, wenn Geschwister, Kolleginnen oder Freunde dabei sind, Eltern zu werden.

Ein Spiel für ältere Semester

Die Mutter von Maria ist über achtzig, Witwe und eigentlich rüstig. Anfang Juli 2020 unternimmt sie auf einem Rheinschiff eine zehntägige Reise nach Basel. Das hat sie sich verdient, denkt sich die Familie und das sagt die Dame selbst auch laut. Denn das, was zuvor geschah, klingt komisch: Von März bis Mai wurde sie fast versteckt gehalten. Kontakte zu anderen Menschen geschahen nur an der frischen Luft. Sie hat das alles mitgespielt, aber dieses Spiel namens „Corona für Senioren" hat nicht nur von Anfang an keinen Spaß gemacht, sondern ihr auch nicht gutgetan. Im zweiten Lockdown Ende 2020 ließ sie diese extreme Absonderung nicht mehr zu und fuhr mit ihrem kleinen Fiesta, zumeist hochtourig, extra oft zum Einkaufen. Dieter nannte es „Lebensmittel in Einzelteilen". Er vermutete auch konspirative Meetings im Supermarkt.

Es sei gesagt, aus heutiger Sicht ist die Sache noch einmal gut ausgegangen, im Jahr 2021 wurde die Dame geimpft. Andererseits haben es Pandemien so an sich, dass es nicht um ein Drama geht, sondern um Millionen an echten menschlichen Einzelschicksalen. Kommen wir zu den harten Fakten: In der Millionenstadt Köln am Rhein gibt es im Juli 2020 etwa tausend registrierte Infizierte, wobei Dieter von einer Dunkelziffer vier mit somit insgesamt 5.000 Infizierten ausgeht. Wichtiger: Die Tendenz ist fallend und bereits ab Ende Mai spricht man nur noch von einer geringen Anzahl von Infizierten. Kurz: Die Wahrscheinlichkeit einer Infektion ist im Sommer 2020 gering.

Daneben, und zu diesen Fällen gehörte dann auch die Mutter von Maria, wurden plötzlich Kreuzfahrten auf dem Rhein ein Renner bei Senioren. Und ja, das wurde alles intensiv besprochen, für das von ihr ausgewählte Kreuzfahrtschiff waren strenge Sicherheitsmaßnahmen zugesagt. Im Detail bedeutet dies, Abstand halten, Temperatur messen, viel Hygiene hier und da – und vor allem alles besonders umfassend und professionell.

Die Mutter von Maria war endlich wieder glücklich. Vor allem fuhr sie nicht alleine auf einem Schiff, sondern halt auch mit Freunden. Wahrscheinlich wird sie es nicht zugeben, aber von der gesamten Familie, also ihren vier Kindern, deren Ehepartnern und wieder deren Kindern ist es wohl sie, die am meisten an dieser Pandemie gelitten hat. Ihre Laufgruppe im Wald, ihre Tanzgruppe und die persönlichen Treffen mit den „alten" Freunden: All das hatte es von einem Tag auf den anderen nicht mehr gegeben. Lediglich die vielen Telefonkontakte waren verblieben.

Der Dalai Lama weist gerne darauf hin, dass der Mensch ein soziales Tier sei. So gesehen, können wir alle gar nicht anders, als sozial. Und was sagt Dieter? Der sagt: „Menschen, die über 80 werden, haben alles richtig gemacht. Deren Entscheidungen sind zu akzeptieren."

Mitte 2020: die weltweite Pandemiesituation

Alles entspannt. Der surreale Alptraum namens Corona scheint sich dem Ende zu nähern. Die Sonne scheint und mehr und mehr Menschen fragen sich, ob das Geschehen der letzten Wochen und Monate wirklich Wirklichkeit war. Es war wohl wahr und zugleich scheint es nun vorbei zu sein, halt so wie ein schlechter Traum. In diesem Sinne haben auch die Zeitungen neuerdings andere Themen wie „Bordelle öffnen wieder!" oder „Extremisten eher bereit zu Gewalttaten!"

Daneben scheint sich auch die Wirtschaft rasch zu erholen, zumindest deuten dies Titel wie „Exporte legen zu" an. Und auch politisch regt sich etwas im Land wie etwa „CDU will Kanzlerfrage vertagen". Während die Headline „Trumps Finanzen" eher neugierig machen soll, ringt die katholische Kirche mit der Aufarbeitung des sexuellen Missbrauchs.

Ach so, Trump wendet sich in Sachen Meinung von einem Tag auf den anderen und findet Masken plötzlich großartig beziehungsweise „great". Für seinen Herausforderer Biden sind die Tücher vorm Gesicht aber schon länger selbstverständlich.

Darüber hinaus dreht sich Anfang Juli 2020 die Erde nach wie vor um die Sonne, auch wenn so mancher Verschwörungstheoretiker das anders prophezeite. Was man aber in diesen sonnigen Zeiten schnell vergisst: Weltweit schnellen die Zahlen der Corona-Infizierten wie auch der Corona-Opfer munter weiter nach oben. Mitte 2020 bilden die USA innerhalb dieser „Bewegung" sogar die einsame Spitze mit bis dahin mehr als drei Millionen Infizierten und 130.000 Toten. Daneben wird in Großbritannien weit weniger getestet, aber es gibt nachweislich mit 44.000 Toten eine beträchtliche Anzahl an Corona-Opfern. Und ja, Premierminister Boris Johnson litt ebenfalls unter der Viruserkrankung, er war kurzzeitig sogar „auf Intensiv". Als er gesundet ist, hat sich seine Meinung zur EU nicht geändert und daher heißt es nun „Leinen los" – und damit ist die Abkoppelung Englands von Europa gemeint. Übrigens haben auf der Insel Pubs, Kinos, Hotels und Friseure seit Anfang Juli 2020 wieder geöffnet. „Leinen nochmals los", diesmal für die Entwicklung einer eigenen britischen Virusvariante B.117. Trotz Brexit breitete sich diese infektiösere Variante des Coronavirus im Winter 2020/21 von England in ganz Europa rasch aus.

In Deutschland waren im März 2021 in 80 Prozent der Fälle diese Variante bei einer Infektion nachweisbar. Eben dies brachte dem Land im April 2021 die dritte Corona-Welle. Und jetzt? Kommen wir nach den allgemeinen Sommer-Highlights bezüglich der Corona-Pandemie zu einem Rückblick über die Weltlage Mitte 2020.

Europa, Juli 2020
Mitte 2020 ist Griechenland eine Art Europameister. Das Land mit den vielen Inseln hat mit 18 Corona-Opfern auf eine Millionen Einwohner bisher die geringste Sterblichkeit in ganz Europa. Griechenland hatte die Kontaktbeschränkungen früh eingeführt. In der Türkei gab es bisher 64 Sterbefälle pro eine Millionen Einwohner, in Deutschland sind es 109. In Portugal liegt die Rate um etwa fünfzig Prozent höher als in Deutschland. In Russland mit seinen 145 Millionen Einwohnern haben sich mehr als 700.000 Menschen infiziert, 10.800 Menschen sind durch die Infektion bereits verstorben. Manche Russen zweifeln jedoch die offiziellen Zahlen als zu gering an. Daneben setzt Russland bereits ab September 2020 früh auf „moderne Waffen" und zwar auf Impfungen mit Sputnik V.

Südafrika, Juli 2020
In Südafrika ist der Juli ein Wintermonat und es sieht in Sachen Pandemie nicht wirklich gut aus. So wurden in Kapstadt und Johannesburg sogar Kongresszentren in Krankenstationen umgewandelt, während in einem VW-Werk über 3.000 Betten aufgestellt wurden. Die Arbeitslosenquote ist von 30 Prozent auf 50 Prozent angestiegen, worauf die Sozialministerin die Einführung eines bedingungslosen staatlichen Grundeinkommens diskutiert. Aktuell wird jedem Bedürftigen eine Corona-Überbrückungshilfe von 20 Euro gezahlt. Der kommende südafrikanische Sommer wird im Dezember 2020 zu einer zweiten Corona-Welle führen – mit Ausbildung der ansteckenderen südafrikanischen Virusvariante B.1351.

Indien, Juli 2020
Das Land des Monsuns liegt hinter den USA und Brasilien an dritter Stelle der Infektionszahlen. Daher gibt es hier 770.000 Infizierte und 21.000 Todesfälle. Besonders in den Metropolen Neu-Delhi und Mumbai mit ihren insgesamt rund fünfzig Millionen

Einwohnern gibt es viele Neuinfektionen. In dem bevölkerungs-
reichsten Land der Erde sind die meisten Infizierten jung. Das
Durchschnittsalter liegt bei etwa 28 Jahren, wodurch die Folgen
der Erkrankungen nicht so schwerwiegend wie im internationalen
Vergleich ausfallen.

China, Juli 2020
Das Land hat bisher 63.000 Menschen pro eine Millionen Einwohner getestet. Der radikale Lockdown in der Ursprungsregion der
Pandemie, der Provinz Hubai einschließlich der militärisch
überwachten radikalen Abriegelung, hat das Land weitgehend
vor übergreifenden Infektionen auf das Milliardenvolk be-
wahrt. Mitte 2020 soll es nur etwa 400 aktive Infektionen geben.

Australien, Juli 2020
Seit März 2020 herrschen strenge Vorschriften und dies betrifft
auch die Ein- und Ausreisebestimmungen. 9.000 Infizierte und
106 Corona-Opfer gab es bisher auf dem dünn besiedelten Kontinent
mit seinen lediglich 26 Millionen Einwohnern. Das Land ist damit
im Sommer 2020 ähnlich sicher wie China, Korea oder Japan. In
Australien wie auch in Südkorea müssen Einreisende 14 Tage in
Quarantäne, dazu werden sie in speziellen Hotels in Zimmern eingeschlossen. Eine zweite Corona-Welle begann im August 2020,
worauf sich das Land abriegelte.

Süd- und Nordkorea, Juli 2020
Auch Südkorea hat nach den ersten Infektionen im Februar 2020
energisch mit seinem bereits bei der SARS-Epidemie 2002 erprob-
ten Krisenmanagement reagiert. Es gab trotz 53 Millionen Einwohnern bisher nur etwa 13.000 Infizierte und 300 Corona-Opfer.
Rasche Lockerungen mit offenen Schulen und laufendem Sport-
betrieb werden durch breites Testen und konsequente Kontakt-
nachverfolgung ermöglicht. Hingegen meldet das kommunistische
von Kim Jong-un regierte Nordkorea mit seinen 25 Millionen Einwohnern beeindruckende null Infektionen. Plan auf dem Papier
erfüllt? Zuerst einmal ja, wenn man übersieht, dass dort kaum
mehr als 1.000 Menschen bis Mitte 2020 getestet wurden. Andererseits ist zu erfahren, dass die Grenzstad Kaesŏng mit ihren 200.000
Einwohnern gegenüber dem übrigen Nordkorea abgeriegelt sei.

Japan, Juli 2020
Das Land testet wenig, hat aber Restriktionen und die Bevölkerung verfügt über eine hohe Disziplin. Schutzmasken im öffentlichen Raum und Angst vor Infektionen gab es hier übrigens schon vor Corona. Bis Mitte 2020 sind etwa 20.000 SARS-CoV2-Infizierte dokumentiert wie auch etwa 1.000 Todesopfer.

Brasilien, Juli 2020
Mit seinen 210 Millionen Einwohnern ist es das größte Land in Lateinamerika und es hat bis Juli 2020 etwa 1,7 Millionen Infizierte und 50.000 Todesopfer zu beklagen. Präsident Jair Messias Bolsonaro sprach lange Zeit bezüglich Corona lediglich von einer kleinen Grippe. Letzteres änderte sich, jedoch nicht der Umgang mit der Pandemie. Derart stieg die Zahl der Opfer bis April 2021 auf über 300.000 Menschen weiter an. Bolsonaro meinte Anfang 2021 bei der Einweihung einer neuen brasilianischen Eisenbahnlinie: „Ihr seid nicht zu Hause geblieben, ihr seid nicht feige gewesen, endlich Schluss mit dem Gejammer." Aufforderungen zum Kauf von Corona-Impfstoff hielt er ebenfalls Anfang 2021 für unsinnig. Im März 2021 stieg die tägliche Opferzahl in Brasilien auf 3.000 an.
    Das Gesundheitssystem kollabiert Ende März 2021. Die hochansteckende Virusvariante P.1 oder 501Y.V.3 infiziert jetzt Menschen auch zum zweiten Mal. Daher umgehen die Viren die Immunantwort aus der ersten Infektion.

Argentinien, Juli 2020
Präsident Alberto Ángel Fernández hatte bereits Ende März strikte Ausgangssperren für das 45 Millionen Einwohner zählende Land verordnet. So steht Argentinien in Bezug auf die Pandemie Mitte 2020 besser als seine Nachbarländer da, was in Zahlen 100.000 Infizierte und 1.800 Todesfälle bedeutet. Allerdings erlebt die bereits zuvor kriselnde Wirtschaft dramatische Einbrüche, während zugleich die Ungleichheit zwischen Arm und Reich weiter anwächst.

Peru, Juli 2020
Peru mit seinen 32 Millionen Einwohnern entwickelt sich neben Brasilien zum zweiten Corona-Hotspot in Südamerika und dies trotz einer strengen Ausgangssperre seit März 2020. Juli 2020 sind dort 327.000 Infizierte und 11.870 Todesfälle zu verzeichnen. Im

März 2021 sind es bereits etwa 50.000 Todesfälle.

Chile, Juli 2020
Das schmale Land an der westlichen Seite Südamerikas hat mit
315.000 Infizierten Mitte 2020 weltweit die meisten Infizierten auf
die Bevölkerungszahl (rund 19 Millionen Einwohner) gerechnet.
Die Anzahl der Todesfälle beträgt knapp 7.000. Zuerst waren im
Land der Anden die Wohlhabenden betroffen, nach der Lockerung
der bis April 2020 strikten Ausgangssperren grassiert das Virus dann
hauptsächlich in den Armenvierteln der Städte. Im März 2021
sind es dann rund 23.000 Todesfälle.

Die gesamte Welt im März 2021
Ende März 2021 sind weltweit etwa 120 Millionen Menschen positiv auf SARS-CoV-2 getestet worden. Bei unklarer Dunkelziffer
könnten also bis zu einer halben Milliarde der etwa 7,8 Milliarden
Menschen auf der Erde bereits eine Infektion durchlebt haben. Das
sind rund sieben Prozent. Bis März 2021 sind an einer Infizierung
mit SARS-CoV-2 offiziell etwa 2,7 Millionen Menschen verstorben. Da in vielen Regionen der Welt nicht systematisch getestet wird, könnte die Zahl der mit oder an Corona-Verstorbenen
Anfang 2021 auch über fünf Millionen Menschen liegen.

Social Media

Der Event rückt näher und dies bedeutet, die Sache muss beworben
werden. Der Bereich Social Media ist vorbereitet, aber da kann
man ohne ausreichende Geldreserven aus dem Stand nicht allzu
viel erwarten. Überhaupt kommen Michael Zweifel an dem Wort
Social-Media – genauer gesagt beziehen sich diese auf den darin
enthaltenen Begriff „Social". Denn eigentlich müsste dieser eher
durch Public ersetzt werden, da ja mitfühlende oder tatsächlich
soziale Gedanken bei Facebook, Twitter und Co. eher die Ausnahme sind. Kritik an anderen oder aber hedonistische Bilder des
eigenen „Body" bilden stattdessen die Grundlage für die meisten
Beiträge. Dieser Umstand wird dann wahrscheinlich in der Zukunft
den betreffenden Historikern dazu dienen, unsere Zeit besser ein-
zuschätzen.

Michael hat den Film, der mehr oder weniger eine atmosphärische Ankündigung des Events ist, selbst erstellt. Das Ganze war eine ziemlich artistische Angelegenheit, denn mit den entsprechenden Programmen, welche für die Animationen notwendig sind, hatte er wenig Erfahrung. Insofern hatte er auch zu Beginn lediglich im Kopf, was „hinten bei rauskommen" sollte. Das Prozedere nennt man auch „learning by doing". Und dann, so nach 12 oder 16 Stunden täglicher Arbeit, war nach einer Woche dieses „hinten bei rauskommen" ziemlich genau umgesetzt. Geschafft!

Daneben wurde das Event bei verschiedenen Plattformen angemeldet und diese stellen die Geschichte auch vor. Selbst RTL berichtet jetzt online über das bevorstehende Event, allerdings eher als Randnotiz. Immerhin.

Früher, es ist schon was her, hat Michael so einige Social-Media-Kampagnen für die Plattform Facebook entwickelt, eine internationale Drogeriekette war vornehmlich unter den Kunden. Allerdings musste er sich da nie wirklich in die „Niederungen der einfachen Funktionen" von Facebook begeben. Daher kennt er die genauen Möglichkeiten, etwa um ein Event auf Facebook und Konsorten zu pushen, nur rudimentär.

Klar, mehr Wissen wäre schön, aber nun muss angefangen werden – mit besagter Mediaplanung. Und siehe da, es sind erst ein paar hundert Euro in die Werbung auf Facebook investiert und schon haben sich an die 200 Personen als „Interessiert" für das Event eingetragen. Und weitere 20 haben bereits mit „Zugesagt" ihr Kommen bestätigt. Das sind „krasse News Digger". Smiley.

Nun ja, noch eine Information: Aufgrund der Pandemie muss bei Facebook angegeben werden, ob das Event etwas Politisches beinhaltet und/oder mit Corona zu tun hat. Zu dieser aus Sicht von Facebook zusätzlichen Gefahr des gesellschaftlichen Zerfalls hat wahrscheinlich der Gelbwestenprotest 2018 in Frankreich geführt – glaubt Dieter. Das US-Unternehmen vertritt, man spürt es bei näherem Hinschauen deutlich, die politischen und sozialen Interessen Washingtons. Nein, nicht unbedingt die Meinungen von Trump, aber dazu später mehr.

Übrigens soll der Algorithmus von Facebook erst dazu geführt haben, dass sich so viele Franzosen an den damaligen Straßensperren und Protesten beteiligten. Und das würde dann erklären, warum das Unternehmen so sensibel bezüglich Events und seiner diesbezüglichen Event-Funktionen geworden ist. Denn vor einer Wiederholung solcher Vorgänge wie in Frankreich haben nun einmal die Regierungen dieser Welt oder bestimmte Zirkel darin „verständlicherweise" Angst.

Kommen wir zurück zu dem kleinen Kästchen, an dem man markieren soll, ob nun die eigene Angelegenheit beziehungsweise der Event „eine neue Variante der Gelbwesten ist" oder nicht. Wenn man diesen Punkt aktiviert, dann droht ein langer Formularkrieg, so erscheint es unserem Kreativen namens Michael zumindest. Also belässt er es lieber bei unpolitisch und schraubt dafür das Werbebudget bei Facebook kräftig hoch, kurzzeitig auf 1.000 Euro pro Tag.

Vielleicht an dieser Stelle doch noch etwas zu „politisch oder unpolitisch": Der Event ist bewusst beides. Es geht hier aber nicht um Tagespolitik oder politische Parteien. Stattdessen stehen die Menschen an sich im Vordergrund – und zwar als Teilnehmer, die in der Dunkelheit „leuchtend und klingend" zueinander finden und eine Einheit bilden.

Also kein Kästchen markiert! Gut gemacht? Oder doch nicht? Irgendwas stimmt in den nächsten Stunden nicht, Facebook schaltet die Werbung nicht, dann doch wieder, dann wieder nicht. Der zahlende Kunde ist König. Aber scheinbar nicht, wenn der Kunde sich mit den wahren Herrschern der Welt auch nur irgendwie anlegt. Es sind gar nicht mal die 85 Milliarden Dollar Jahresumsatz, die Facebook und Konsorten so stark machen. Es ist, wie schon gesagt, vielmehr die politische Macht von Facebook und Co., welche solche Unternehmen politisch und sozial so dominant machen. Es sind halt „Weltenkönige".

Geschehnisse und Einbildungen an einem Vormittag

Schon zuvor war Michael von Facebook angedeutet worden, dass etwas mit ihm und seinem Event nicht stimmt. Das schienen alles standardisierte Mitteilungen zu sein, nach einem vorgegebenen Algorithmus ausgesendet. „Noch keine sehr gute künstliche Intelligenz halt." Da durfte er auch noch antworten und tat es dann auch. Hierauf lief die Werbung dann wieder im alten Stil, daher nach wie vor ruckelig, aber immerhin. Mit ruckelig ist gemeint, mal wurden die Werbeanzeigen zwei Stunden „ausgeliefert", dann wieder für eine Stunde nicht. Warum Michael das so genau beobachten konnte? Weil Facebook Diagramme mitliefert, auf denen genau dargestellt wird, wann und wie die Anzeigen „performen". Ja, für das viele Geld darf der Kunde auch ein paar Einblicke erfahren.

Jetzt aber, am nächsten Morgen, da ist ganz Schluss, er, nein, also der Account von 21 Million Lights, ist gesperrt! Daher ist der gesamte Facebook-Account nur noch rudimentär bedienbar. Dies bedeutet auch, dass Michael all jene Personen, die in Facebook sich als Interessenten für das Event eingetragen haben, nicht mehr erreichen beziehungsweise kontaktieren kann.

Später sollte Donald Trump mit Twitter ähnliche Probleme haben. Man muss genau differenzieren: Donald ist ja „etwas" bekannter und einflussreicher als Michael. Daneben wurde Trumps Account gänzlich gesperrt und nicht wie bei Michael Teile davon. Dieter verweist gerne darauf, und dies mag auch ein heißer Tipp für junge Revoluzzer sein, dass es in Deutschland immer noch das „gute alte Postgeheimnis" gibt. Man kann also hier seine Meinung per Brief anderen kundtun. Nein, früher war doch nicht alles schlechter als heute.

Der Vormittag eines jungen Wilden

Der Tag hat begonnen und Big Brother hat ihn also ertappt bei seinen sozialen und künstlerischen Freiheitsgedanken. Jetzt steht Michael mit einer Tasse Kaffee bewaffnet am Fenster – auf die Straße schauend. Der weiße SUV da hinten, darin könnte sich die GSG9 verbergen, die gleich seine Wohnungstür aufbrechen wird. Ach was, es wird eine Explosion geben, dann wird eine Meute schwerbewaffneter Elitekämpfer die Wohnung stürmen und ihn überwältigen. Verstoß gegen die Facebook-Gesetze.

Und was ist dort drüben mit dem weißen Lieferwagen, genau der mit den kleinen Fenstern? Darin sind sicherlich die Bild-Reporter, wenn nicht sogar die der Washington Post. Die Presse braucht frische und gewaltige Bilder – und zwar von aufmüpfigen Bürgern! Genau hier und heute wird geliefert. Michael bekommen sie dann vor die Linse – also wie man ihn im nicht gebügelten Hemd aus dem Haus schleift. Er kann sich noch an damals erinnern, wie sie das in der Hafenstraße in Hamburg gemacht haben. Nein, live dabei war er nicht, aber er hat davon gelesen, damals. Na gut, es wird schon niemand seine Wohnung stürmen. Und jetzt fährt der Lieferwagen auch schon wieder davon. Aber, wer weiß, vielleicht sollte er sich doch mal was Besseres anziehen?

Ein Berg aus Zucker

Die Sache mit Facebook? Also jenes Geschehnis aus dem sogenannten Prolog dieses Buchs, nun ja, das ist natürlich wirklich so geschehen. Nur halt nicht da, wo wir es aus dramaturgischen Gründen als Prolog untergebracht haben, sondern im Spätsommer 2020 und damit in etwa an dieser Stelle des Buches.

Der aufmerksame Leser wird uns hoffentlich glauben, dass wir uns in diesem Werk bestmöglich an die Wahrheit halten und somit eben auch chronologisch die Geschehnisse wiedergeben. Und damit sind wir nun im Spätsommer 2021 gelandet und Michael, um den es gerade geht, radelt jetzt zu Facebook Hamburg, dem deutschen Headquarter des internationalen Unternehmens.

Unser Protagonist ist dem amerikanischen Konzern natürlich auch kein Unbekannter. Warum? Weil unsere amerikanischen Brüder und Schwestern schließlich jeden kennen. Und dies beginnt mit dem Namen und geht über Größe, Schuhgröße, Handynummer, Wohnort und noch ein paar Sachen mehr. Trotzdem, reicht das alles, um diesen ziemlich unbedeutenden Michael zu kennen? Die Frage ist philosophisch – und das liebt halt der „Amerikaner an sich" nicht so sonderlich. Also gut, bleiben wir schön oberflächlich, das passt auch besser zu Facebook, was übersetzt so viel wie „Gesichtsbuch" heißt. Und eben dieses eine „Gesicht" namens Michael radelt jetzt da unten durch das sonnige Hamburg zum Headquarter Germany vom „Gesichtsbuch".

Und was geschieht noch auf den Straßen Hamburgs? Na gut, erst einmal wenig bis nichts, nur dass, was sich halt ereignet, wenn man durch eine Großstadt radelt. Trotzdem, in einer großen Stadt muss man sich konzentrieren! Und noch einmal konzentrieren. Sonst wird man überfahren und das war es dann. Jetzt ist Michael an der Rot anzeigenden Ampel einer großen Kreuzung angelangt, während weit und breit kein Auto in Sicht ist. Also? Nichts wie rüber! Das Leben ist schließlich kurz genug, da muss man auch mal Zeit gewinnen. Das denkt er sich jetzt und weiß, dass es nicht so richtig stimmt.

Noch sechsundzwanzig Mal in die Pedale treten, ja, es wurde genau mitgezählt, und schon ist er da, jener, der Facebook zur Rede stellen will. Was würde eigentlich Mark Zuckerberg zu Michael sagen? Wer es nicht weiß, Zuckerberg ist der Gründer und CEO von Facebook. Der ist steinreich, den kennt jeder und trotzdem weiß niemand so richtig, was dieser „Berg aus Zucker" eigentlich in seinem Innern so denkt und fühlt. Gut, Berge sind im Innern dunkel und massiv – auch solche aus Zucker. Warum Michael das weiß? Gute Frage, er nimmt es einfach mal an.

Aber was würde jetzt eigentlich dieser Berg aus Zucker wirklich zu Michael sagen? Vielleicht das: Dass dieser nichts verstanden hat, sich die Welt ums Geld dreht und der Kontostand von Michael amerikanisches Mitleid benötigt? Oder würde dieser zuckrige Berg eher flüstern, dass er ein verzauberter Prinz sei, einer, der gar nicht mehr der Chef von diesem Riesenkonzern ist, einer, der nur noch so tut, also wäre er „der Superdude" dieser „verfuckten Earth"?

Alles gut möglich. Und es macht schwindlig darüber nachzudenken. Daher steigt jetzt Michael auch vom Rad, schaut sich um und findet erst einmal den Eingang zum Headquarter Germany des wichtigsten Unternehmens der Welt nicht. Und wie es weiter geht – also an dieser Stelle und damit an diesem Tag? Das wurde schon am Anfang des Buches beschrieben. Da ist dieser komische Automat, an eine altmodische Notrufsäule erinnernd, in welche Michael sprechen „darf". Eine komische asiatische Männerstimme wird ihm dann sagen, was er weiter tun soll. Endlich wird also Michael in ein Gebäude gelassen und darf seinen Brief an Mark Zuckerberg in einen ganz einfachen und banalen Briefkasten einwerfen.

Und auf dem Rückweg hat Michael einen Verdacht, einen, für den sich sogar die Bild-Zeitung interessieren würde: Vielleicht, aber nur vielleicht, war die männliche Stimme, also jene mit dem ausländischen Akzent aus der komischen Notrufsäule ja in Wirklichkeit jene von Mark Zuckerberg?

„Die Welt ist eine seltsame. Aber vielleicht war sie das schon immer", denkt Michael noch, als er zuhause angekommen vom Rad steigt. Er wird sich jetzt einen Kaffee machen und dann im Internet nach Neuigkeiten von „seinem" Fußballverein surfen. Wie der Verein heißt? Das bleibt an dieser Stelle ein Geheimnis – eines, welches für Facebook schon lange keines mehr ist.

Der Prozess

In Kafkas Roman „Der Prozess" wird der Protagonist Franz K. am Morgen seines 30. Geburtstages verhaftet und dies, ohne sich einer Schuld bewusst zu sein. Bald schon wird er wieder freigelassen, soll aber dann in der neuen Freiheit auf seinen Prozess warten. Bei seinen anschließenden Erkundigungen gerät er immer weiter in ein Labyrinth von surrealer Bürokratie, aber auch an Helferinnen, die mit der Gerichtswelt in Verbindung stehen und auf ihn eine enorme erotische Anziehungskraft ausüben.

Die Geschichte endet nicht gut. Am Vorabend seines 31. Geburtstages wird K. von zwei Herren abgeholt und getötet. Dieter wies Michael auf den hier erwähnten Roman von Kafka hin. Das gab Letzterem zu denken, auch darüber, dass von Facebook auf Michael bisher gar keine erotische Anziehungskraft ausging.

Männlich und weiblich

Zahlen werden eigentlich erst interessant, wenn man ihnen Bedeutungen zuweist. Untersucht man zum Beispiel die Zahl der Pandemie-Opfer, so scheinen jene Länder besser dazustehen, welche eine weibliche Kanzlerin oder Präsidentin aufweisen. Gut, die hier vorgenommene Betrachtung bezieht sich auf die Datenlage von Mitte 2020 und ist daher mit Vorsicht zu genießen.

Aber schauen wir uns das Ganze trotzdem einmal genauer an. Die Ländergruppe mit vielen Infizierten werden Mitte 2020 von Männern regiert: Da sind die USA mit Donald Trump, Brasilien mit Jair Bolsonaro und Russland mit Wladimir Putin. In Spanien begegnen wir Pedro Sánchez an der Spitze. Noch mehr Namen? Okay, es geht weiter mit Großbritannien, welches von Boris Johnson regiert wird und es folgt Italien, wo Giuseppe Conte das Sagen hat. Nicht zu vergessen ist Frankreich mit Emmanuel Macron. Last but not least wollen wir auch Indien mit Ram Nath Kovind hier unterbringen.

Aufgepasst, wir kommen zu den weiblich regierten Ländern. Und wie bereits erwähnt, alle Länder, die nun folgen, weisen 2020 moderate Pandemie-Werte auf, und das auch noch im März 2021. Da ist zuerst einmal Deutschland mit Frau Angelika Merkel. Nicht zu vergessen ist Taiwan mit Frau Tsai Ing-wen wie auch Neuseeland, welches von Jacinda Ardern regiert wird. Hoch im Norden haben wir da noch Finnland mit Sanna Mirella Marin an der Spitze, sie ist mit 34 Jahren zugleich die jüngste Regierungschefin der Welt. Ebenfalls dort oben liegt Norwegen mit Erna Solberg und dann ist da noch Mette Frederiksen für Dänemark zu erwähnen.

Und das Fazit? Es könnte oder müsste ein dickes philosophisches Buch füllen, was jetzt halt nicht möglich ist. Der Sinn des hier Dargelegten war zumindest so etwas wie eine detaillierte Notiz.

Sonnenschein & Wirtschaftssorgen

Halligalli! Zumindest in Köln. Und in Hamburg. Wie auch in ganz Deutschland. Bis zu 150 Personen dürfen sich jetzt wieder treffen. Hochzeiten sind möglich, Autobahnen wieder voll, nein, sogar voller als sonst. Die OPEC-Staaten, also jene Nationen, welche der Organisation Erdöl exportierender Länder angehören, jubeln, denn da ist der Ölpreis von 16 Dollar pro Fass Rohöl Ende April auf 42 Dollar Mitte Juli 2020 hinaufgestürmt. Schon wird gerechnet, dass der weltweite Ölverbrauch um 20 Prozent im dritten Quartal gegenüber dem zweiten Quartal 2020 zunehmen wird. Das ist für die weltweite CO_2-Belastung natürlich nachteilig, aber für die ausgebremsten Unternehmen ein Lichtzeichen. Die Stimmung der Wirtschaft ist also positiv, denn scheinbar ist man über den Berg. Insofern holt man da auch so einiges nach, krachen also die Korken, wird gelächelt, geraucht, gesoffen und noch mehr.

Schön und gut, das also ist die helle Seite der Medaille, aber eben diese hat auch eine neblig dunkle. Die Rede ist von den Vielen, welche schon da nicht mehr ganz mitfeiern können, weil das Portemonnaie an der Supermarktkasse nur noch für Milch,

Butter und Brot das nötige Kleingeld hergibt.

Die Gründe sind schnell zu benennen: Verdienstausfall, etwa durch Kurzarbeit, Arbeitslosigkeit oder Auftragslosigkeit. Es trifft Hunderttausende im Kunstbereich und in der Eventbranche und daneben eigentlich auch einen weiteren Teil im gesamten Querschnitt der Bevölkerung. Wir sprechen also nicht nur über die Bereiche Gastronomie und Reisebranche. Sonnenschein und gutes Wetter hin oder her: Stundungsanträge werden bei den Banken gestellt und in Zahlen ausgedrückt bedeutet dies, dass knapp zehn Prozent aller Verbraucherkredite betroffen sind.

Aber auch die stolzen deutschen Marken ächzen gewaltig, so will Daimler von seinen 300.000 Beschäftigten bis zu 20.000 möglichst schnell abbauen. Zwar steigen die Exporte wieder, aber über das Jahr gerechnet wird mit einem Export-Einbruch von 15 Prozent gerechnet.

Na gut, geschäftlich scheint schon noch die Sonne für den einen oder anderen. Die Rede ist hier besonders von Onlinehändlern wie Amazon, Otto oder Zalando. Ein kleines Zahlenbeispiel zeigt die Verschiebungen zugunsten der großen Onliner: Der Vorsteuergewinn von Zalando wird nach 225 Millionen im Jahr 2019 für das Jahr 2020 mit 300 Millionen kalkuliert. Das ist fast ein Drittel mehr – und wer damit nichts anfangen kann, der stelle sich vor, er verdient im letzten Jahr 2.200 Euro netto und in diesem bereits 3.000 Euro.

Was das Beispiel nicht abbildet? Das sind gleich zwei recht unangenehme Faktoren: Jene Unternehmen, die strukturell den Bereich online wenig oder gar nicht bedienen, verlieren zumeist sogar mehr als nur ein Drittel und oftmals sogar am Ende alles. Das nennt man dann eine Pleite. Daneben, und das wusste man Mitte 2020 ja noch nicht, dauert die Pandemie viel länger als angenommen. Möglicherweise wird sie erst 2022 oder halt gar nicht wirklich enden. Denn es drohen nicht nur neue Mutanten, sondern diese entstehen bereits unentwegt. Mit ein wenig Fantasie lässt sich leicht ausmalen, dass die Pandemie bis Mitte der 20er-Jahre des noch jungen Jahrtausends andauern könnte. Wer weiß das alles schon?

Auch hat es im Jahr 2020 Jeff Bezos hart getroffen, aber das hat eher persönliche Gründe. Der bisherige Amazon-Besitzer steigerte nämlich zuerst einmal sein Vermögen in diesem Jahr gewaltig auf über 180 Milliarden US-Dollar. Wenn er diese imponierende Summe mit allen Menschen geteilt hätte, wären das für jeden Erdenbürger 25 Dollar gewesen, während Bezos immer noch eine Milliarde für sich übrig gehabt hätte. Stattdessen hat er nur mit einer Person geteilt – und zwar bei seiner Trennung von seiner Ehefrau. Diese erhielt 20 Millionen Amazon-Aktien im Wert von etwa 38 Milliarden Dollar. Sie verschenkt seitdem fleißig große Summen an Bedürftige und Hilfsorganisationen. Chapeau!

Hierbei ist eine nicht ganz unwichtige Sache auffällig: Unsere Superreichen benehmen sich tatsächlich öfter gut als man denkt. Darüber berichten die Medien jedoch eher staunend – und suggerieren oftmals, dass das schlechte Gewissen der Reichen der Grund für deren soziale Taten wäre. Da kann hier und da auch etwas dran sein, aber es ist am Ende zu sehr der Vorwand, dass nicht ein jeder, also auch der finanziell durchschnittliche Bürger, einmal darüber nachdenken kann, was er an der Welt oder an sich selbst verbessern kann.

Verspätetes Glück. Die Bahn plant

Siemens plant. Und dies ganz anders als Daimler. Da gibt es keine Entlassungen oder Schließungen von Betriebsstätten. Im Gegenteil, die Deutsche Bahn erweitert ihre Hochgeschwindigkeitsflotte um 25 Prozent und bestellt dazu 30 neue Zugpaare – bei Siemens. Diese sollen unter anderem besseren Handyempfang bieten, Fahrradstellplätze und größere Bereiche für das Gepäck. Übrigens will das Unternehmen zugleich auch dank dieser Züge die eigene Fahrgastanzahl bis 2030 verdoppelt haben.

Optimistisch bleiben ist ja an und für sich gut, anderes bleibt Enak Ferlemann, dem Bahn-Beauftragten der Bundesregierung, auch nicht übrig. Er schätzt den Schaden durch die Corona-Krise alleine im Jahr 2020 auf etwa 14 Milliarden Euro. Der Bundestag hat bereits reagiert und die Verschuldungsgrenze der Deutschen Bahn bis 2021 auf 35 Milliarden Euro angehoben.

Die Politik nennt das dann „Zukunft Schiene als Rückgrat einer klimafreundlichen vernetzten Mobilität". Und ja, es stimmt ja auch: Ein ICE-Zug kann drei Mittelstreckenflüge ersetzen. Allerdings gibt es plötzlich ein ganz neues Manko, denn Mitte Juli 2020 verändern sich alle bisherigen Annahmen gewaltig, da die öffentlichen Verkehrsmittel stark an Gunst verlieren. Aufgrund der Pandemie gewinnen plötzlich der Individualverkehr und damit vor allem das neuerdings im Trend liegende Fahrrad.

Wahrscheinlich sind solche Beobachtungen aber dem designierten Siemens-Chef Roland Busch zu kleinlich. Er plant einen bei Siemens neuen Führungsstil, welcher sich an Ergebnissen orientiert und nicht an Büropräsenz. In Zahlen ausgedrückt: 140.000 der 385.000 „Siemensianer" sollen so schnell wie möglich im Homeoffice arbeiten. Und dies bitte schön zwei bis drei Tage die Woche.

Dieses neue Arbeitsmodell lässt den Arbeitnehmern mehr Spielraum ihre Arbeitsplätze selbst zu gestalten. Auch sollen hybride Arbeitsplätze mit Coworking-Büros gefördert werden. Diese bieten dann beste Infrastruktur und werden zeitlich befristet für verschiedene Projekte zur Verfügung gestellt.

Die Idee ist gar nicht mal neu, kommt wohl ursprünglich aus Kalifornien und ist möglicherweise die letzte in diesem Bereich, bevor sich alle Bürojobs in Homejobs umwandeln. Nun ja, man muss nicht gut im Rechnen sein, um herauszubekommen, was das für eine monetäre Ersparnis für die Unternehmen ist. Vor allem aber ist es eine feine Sache für unsere Umwelt.

Kommen wir zurück zum Thema Coworking. Hierzu fallen Michael gleich zwei Sachen ein: Zum einen wurde die Idee bereits während der Zeit seines Architekturstudiums in den 90er-Jahren ansatzweise diskutiert wie auch hier und da bereits umgesetzt. Damals fand er diese Denkrichtung an sich allerdings eher blöd. Das hat sich heute geändert, er hält das Ganze für eine sehr interessante Sache. Und noch etwas: Insgesamt ist es doch so, dass viele der durch Corona verursachten Veränderungen uns langfristig zu umfassend intelligenten Lösungen führen. Vielleicht werden spätere Generationen weit zufriedener auf dieses Virus zurückschauen? Michael, der weder „Simensianer" oder „Bahnianer" ist, nennt diese neu entstehenden Konzepte übrigens: Verspätetes Glück.

Geheime Gedanken eines Arztes

Dieter startet seinen kleinen SUV. Das Wägelchen ist schwarz und dies gleich von innen wie außen. Außerdem ist es das erste schwarze Auto seines Lebens. Nun gut, der Wagen surrt seit zehn Jahren und wird damit langsam aber sicher nachhaltig. „Fährt so schnell du willst", erklärte er damals kurz nach Erwerb das Wunderding seinem Bruder. Das Dumme war, jener hatte für eben dieses Modell mal Werbung gemacht. Somit kannte Michael die Motordaten zwar nicht auswendig, aber soweit, dass die Spitzengeschwindigkeit auch beim größeren Serienmotor deutlich unter „so schnell du willst" zurückbleibt.

Jetzt fährt Dieter in seinem „nachhaltigen" Geländeschlitten inklusive „Blue TEC" heimwärts und da dies nicht „so schnell du willst" geht, es herrscht zähfließender Verkehr vor, rasen umso mehr die Gedanken in ihm. Da ist zum Beispiel der Umstand, dass die Patienten immer noch nicht in die Krankenhäuser überwiesen werden wollen. Dies, obwohl er diesen nachdrücklich erklärt, dass es in den meisten Kliniken überhaupt keinen einzigen COVID-19-Patienten gibt. „Keinen einzigen", pflegt er auch noch im Juli 2020 zu wiederholen.

Aber das ist nicht alles, das St. Vinzenz-Hospital, also ein Haus mit christlichen Leitgedanken in Köln Nippes, hat im Spätsommer 2020 erneut ein generelles Besuchsverbot eingeführt. Begründet wird dieser Schritt mit dem leichten Anstieg an Erkrankten sowie Verdachtspatienten. Und jetzt gibt es an dieser Stelle eine Unterbrechung des Gedankenflusses, weil Dieter bremsen muss.

Also er, er selbst, kann seine Patienten schon verstehen, dass die da nicht in die Krankenhäuser wollen. Im Falle eines Falles bekäme man dort vor dem eigenen Tod niemanden von der Familie zu Gesicht. Wer das nicht seltsam findet, der hat eigentlich kein Herz. Man muss doch nur bedenken, dass zwei Dinge im Leben nicht wiederholbar sind: Geburt und Tod.

Gedankenschweigen

Und noch etwas: Wenn Dieter Chef einer solchen großen Klinik wäre, ist er aber nicht, dann würde das mal eben anders geregelt.

Nein, den Tod bekommt auch er nicht abgeschafft und für Geburten ist er auch nicht zuständig, war er mal, also in gewisser Weise. Aber jetzt in Sachen Pandemie, nun ja, Ideen hätte er genug, aber er kann ja nicht alles machen. Daneben muss er jetzt nach Hause, weil er hungrig ist.

Na gut, noch ein Detail ist ihm aufgefallen, wo man eigentlich einmal nachhaken müsste: Die Infektionen von medizinischem Personal werden weniger durch Besucher als vielmehr von unerkannt Infizierten unter den Normalpatienten ausgehen und von der Verschleppung der Viren von den Infizierten durch Krankenhauspersonal auf andere. Daher genügt das einmalige Testen bei der Aufnahme möglicherweise nicht, eine komplette Abtrennung der Isolierstationen vom Regelbetrieb hält Dieter daher für ratsam, das wurde aber bei der zweiten Welle im Winter 2020/21 in Deutschland nicht umgesetzt.

Und wer den Klinikbetrieb kennt, wird die Angst der Patienten verstehen. Eben dieses mulmige Gefühl hat er selbst ja auch, etwa wenn er zu einer Tumorkonferenz durch die Klinik schleicht. Er vermeidet dort Aufzüge und sogar die Berührung der Türklinken. Daneben trägt er stets eine frische Gesichtsmaske und hält vor allem viel Abstand. Danach heißt es sich gründlich die Hände zu waschen. Was vielleicht niemand mitbekommt, Dieter macht das auch eher unauffällig, er berührt die Türen an möglichst selten genutzten Stellen – welche daher sehr hoch oder sehr niedrig liegen. Und die Türklinken und Druckknöpfe? Diese werden mit bekleidetem Ellenbogen gedrückt. Die Maske wirft er nach dem Verlassen der Klinik dann direkt in den nächsten Mülleimer. Das wirkt befreiend – irgendwie. Und, das Ding hat draußen sowieso keinen Sinn.

Jetzt muss aber einmal gehupt werden. Ein alter Käfer auf der Überholspur, so ein Ding hatte Dieter auch einmal, damals mit großem Atomkraft-Nein-Danke-Aufkleber. Damals, ja da hatte man halt Angst vor atomaren Sachen, heute liegen die Ängste eben woanders. Andererseits würde er sich heutzutage nicht einen Aufkleber mit „Corona-Nein-Danke" auf das Auto kleiben. Na ja, man wird halt auch nicht jünger. Und es stimmt auch, seine Frau meinte letztens zu ihm, dass, wenn man ihn so durch die Klinik schleichen sieht, mit seinen Ellbogen die Türen öffnend, man meinen könnte, er wäre vielleicht ein Zwangsneurotiker. Er hatte erwidert, dass er kein solcher sei, sondern ihm das Virus dieses seltsame Verhalten aufzwingen würde. „Für einen Zwangsneurotiker clever formuliert", lobte er sich selbst.

Juli 2020, Kurzurlaub in der eigenen Stadt

Kölner hören es nicht so gerne, dass ihre Stadt nur mit Sicht auf den Dom schön ist – oder wenn die Sonne scheint. Das zumindest meint Michael. Zieht der Himmel zu, dann ziehen Hamburg oder München in Sachen städtischer Schönheit locker vorbei, erklärt er ebenfalls.

Glück gehabt, denn heute scheint die Sonne und zwar über Köln. Das lässt die beständigen Corona-Sorgenfalten wie auch das, was es sonst noch zu meckern gibt, einfach mal wegschmelzen. Ein guter Tag fürs Städtchen, sagt sich Dieter und „macht Köln Shopping" mit Maria. Einkaufen geht bei ihm schnell: Vier verschiedene Hemden und sechs Paar Socken beim spezialisierten Herrenausstatter in gerade mal 30 Minuten sind bereits vor dem Mittag erledigt. Seine Frau benötigt beim Frauenausstatter da schon mehr Zeit – und Geld.

Nach der Pflicht kommt die Kür, was in diesem Fall ein sich Dahintreiben in der Stadt bedeutet. Das Ganze nennen die beiden dann auch „Stadtbaden". Die Stimmung in der rheinischen Metropole ist an diesem Tag auch ganz so, wie man es aus Städten am Mittelmeer kennt. Eigentlich sogar besser, denn hier muss man nicht hinfliegen, hier steigt man einfach nach fünfzehn Minuten Fahrt aus dem Auto aus und damit zugleich in eine genussvolle Urbanität ein. Da sind junge Menschen – und da ist auch die Gastronomie, welche ihre Außenbereiche erweitern durfte. Letzteres selbst auf jenen Flächen, auf denen sonst Autos parken.

Stühle und Tische, Menschen und Sonnenschein, das alles wirkt lebendig und lässig. Daneben gibt es das auch bis auf die Hemden, Socken und den Cappuccino beim Italiener umsonst. Das Gute und Schöne ist bereits da, so als hätte es ein himmlisches Genie einfach so hingestellt – und dazu geflüstert: „Bin ich nicht gut zu euch in eurem Köln? Und ja, so müsst ihr gar nicht ständig hetzend in die Ferne fliegen!"

Paradiese gibt es vor vielen Haustüren, man muss sie nur erkennen und erleben. Kann schon sein. Aber jetzt kommen wir erst einmal zu „Frutti di Mare" in der Trattoria. Die jüngste Tochter stößt dazu, sie kommt mit dem Fahrrad angeradelt, also noch mehr Sonnenschein. Das ist dann noch so ein Vorteil eines Kurzurlaubs in der eigenen Stadt, findet Dieter. Denn, so fügt er hinzu, hier kann man leichter jene Menschen, die einem lieb sind, um sich versammeln. „Buon Appetito!"

Nachurlaub

Dunkelheit. Man sucht, mit Fernglas und Weinglas bewaffnet, nach dem angekündigten Kometenschweif „C/2020 F3 (NEO-WISE)" den Himmel ab. Na gut, halt nur von hier unten auf der Bodenstation, einer gemütlichen Terrasse im Vorland von Köln. Dazu muss man noch wissen, dieser Komet da oben wurde Ende März mit Hilfe des Weltraumteleskops Neo-Wise entdeckt.

Danke NASA. Auch deshalb, weil wir Menschen mit bloßem Auge Kometen nur etwa alle zehn Jahre sehen können. In der restlichen Zeit verbleibt uns natürlich alles andere erhalten wie etwa Bücher lesen. Aus diesen lässt sich dann auch erfahren, dass der immerhin fünf Kilometer breite NEOWISE an die zehn Milliarden Jahre alt sein soll. „Was für ein Alter".

Er gelangt also aus freien Stücken in unser Sonnensystem und nimmt hier dank der Schwerkraft der Sonne eine elliptische Umlaufbahn an. Nach Berechnungen der NASA soll er in 6.800 Jahren dann erneut auftauchen. Dazu braucht er dann eine ähnliche Masse wie jetzt, um nicht doch mit der Erde zu kollidieren. Zudem muss sich unsere Sonne dann noch am gleichen Punkt befinden. Letzteres erscheint uns Menschen sicher, nicht so ganz sicher scheint es zu sein, ob es uns selbst dann noch gibt. Letzteres kann schon auch zu denken geben.

In diesem Sinne äußerte der Astrophysiker und Atheist Stephen Hawking in einer Vortragsreihe sich zur größten Gefahr für die Menschheit. Nun ja, er sagte letztlich auch nur das, was alle Klugen sagen: Die größte Gefahr für diesen Planeten und uns selbst sind wir selbst. Die Risiken, er schilderte sie mehr als einmal, seien Atomkriege, gentechnisch veränderte Viren, künstliche Intelligenz und die globale Erderwärmung. Das ist nicht neu oder sonderlich originell, aber es geht ja auch nicht um die neue Frühlingskollektion von Chanel (letzteres reimt sich auf originell).

Und weiter: Hawking befürchtet in Sachen Erderwärmung einen schwer zu beeinflussenden Selbsterhaltungseffekt des Phänomens selbst. Das Abschmelzen der polaren Eiskappen reduziert den Anteil der zurückgestrahlten Sonnenenergie und erhöht damit die Erdtemperatur noch schneller.

Als Konsequenz plädiert der berühmte Denker für die unbedingte Einhaltung der Klimaabkommen. Gut, werden die meisten jetzt sagen, das alles ist doch bekannt. Nur, es hält sich niemand dran! Das aber stimmt neuerdings nur noch zum Teil, denn es gibt da eine Sache namens Pandemie, welche die Einhaltung der Klimaabkommen zunächst für 2020 ermöglicht hat. Sind wir schon so weit, dass wir danke Virus sagen?

Die Menschheit

Teilt man die heutige Menschheit in genau zwei Gruppen ein, dann kann man dies auf verschiede Weise tun. Etwa nach politischen Systemen, der geografischen Lage, dem Stand der jeweiligen Industrialisierung oder halt nach hundert anderen Aspekten. Hier aber soll die Einteilung einmal so einfach wie möglich vorgenommen werden und gleich wird auch klar warum.

Es gibt heute auf der Welt tatsächlich zwei Menschentypen. Von denen glaubt der erstere an etwas, was nicht materiell und damit nicht anzufassen ist. Manche würden das Wort „glauben" hier ablehnen und durch „spüren" ersetzen, aber der Einfachheit halber belassen wir es so.

Kommen wir zum zweite Menschentypen. Dieser kommt eigentlich weniger oft vor, bestimmt aber immer mehr das Zeitgeschehen. Er verneint den Glauben an sozusagen „Überirdisches", „Spirituelles" oder an etwas „Allmächtiges". Stattdessen „glaubt" dieser an die Materie. Nur das Stoffliche hält er für existent. Er würde auch zustimmen, dass wenn Sie eine Kaffee Tasse anfassen, diese real ist. Daneben führt er die Liebe zum Partner, zum Haustier oder der Welt schlechthin auf Gesetzmäßigkeiten der Materie mit bestimmten synaptischen Verhältnissen in unserem Nervensystem zurück. Letztlich ist also für ihn auch eine Liebe nur eine schöne

Fata Morgana, herbeigeführt aus einer Kombination von chemischen und physikalischen Reaktionen.

Holt man weiter aus, dann würde dieser Typ argumentieren, dass sich besagte Liebe in die darwinistische Evolutionstheorie einfügt – und zwar als sinnvolle Komponente des reinen Überlebenstriebs. Somit wird Replikation ermöglicht und es entstehen durch kontinuierliche Vererbung schließlich verschiedene Varianten von Lebewesen, von denen sich die Anpassungsfähigsten dann umso besser vermehren.

Schön und gut, jedoch geht es hier nicht darum, diese beiden Menschentypen gegeneinander aufzurechnen, sondern aufzuzeigen, dass es sie so in dieser Konstellation heute halt gibt. Schaut man sich daneben noch an, wie lange es menschliche Kultur gibt, dann ist der Materialist, also der zweite Menschentyp, wahrscheinlich sehr neu auf dieser Welt. Es zeichnet ihn zudem aus, dass seine Künste, die eher angewandte Wissenschaften sind, die Menschheit insgesamt in eine gefährliche Situation geführt haben. Anders gesagt: Die Welt ist gerade dabei, den Menschen selbst wieder zu verabschieden. Dieser wäre dann, so seltsam es klingen mag, ein Opfer der Selektion auf Erden geworden.

Da der Materialist aber ohne magische Zauberkräfte, sondern lediglich mit den einfachen Mitteln der Physik riesige Obeliske und Pyramiden wahlweise bauen oder zerstören kann, „glaubt er" daran, die von ihm selbst verursachten Probleme auch wieder in den Griff zu bekommen. Letztlich ist das auch ein Glauben, denn dieses riesige Experiment namens „Rettung der Welt ohne sonderliche spirituelle Beihilfe" fand bisher nur einmal statt. Dass es klappte? Wir selbst sind der Beweis! Dass die Bedingungen damals leichter waren, ist aber anzunehmen. Wer es war, dem wir zu danken haben? Er hieß Noah und die Bibel widmet ihm ein paar Zeilen.

Also, um aus unserem Schlamassel heraus zu kommen, gibt es aus Sicht der Materialisten zwei Möglichkeiten: Zum einen unsere Technik soweit zu perfektionieren, dass sie keinerlei nicht „natürlich" abbaubare Rückstände hinterlässt. Und weil dies schwierig ist, gibt es noch eine zweite Option, welche Dieter so faszinierend findet, dass sie unbedingt noch in dieses Buch musste: Wir Menschen allesamt machen uns einfach vom Acker – und besiedeln den Weltraum. Zählt man die Namen auf, welche davon träumen, dann fallen schnell solche von finanziellen Schwergewichten wie Elon Musk oder Jeff Bezos. Da ist also genügend intellektuelles oder wenigstens unternehmerisches Schwergewicht, um der Sache mit den Sternenreisen einmal nachzugehen, was wir im nächsten Kapitel tun werden.

Schwarze Löcher & Zeitreisen & Ende

Schnallen Sie sich fest an, also so, dass Sie nicht lesend vom Stuhl fallen oder unsere Reisegeschwindigkeit von Warp-8 Sie in die Weiten des Weltraums und dessen schwarze Löcher schleudert. Sollten Sie zudem nicht schwindelfrei sein, dann können wir Ihnen trotzdem versichern, dass wir zumindest Sie nicht anschwindeln werden.

Frischen wir noch einmal die geistigen Grundlagen auf, die wir ja alle bereits in der Schule gelernt haben (sollten): Der deutsche Physiker, Mathematiker und Astronom Johannes Kepler hatte im 16. Jahrhundert die Gesetzmäßigkeiten der Anziehungskräfte, nach denen sich Planeten wie die Erde um ihre Sonne drehen, berechnet. Zuvor hatte bereits Kopernikus seine Theorie veröffentlicht, dass sich die Erde um die Sonne dreht. Bis dahin hatten viele Menschen gedacht, dass körperlose Wesen Sonne und Planeten in Bewegung hielten.

Keplers Zeitgenosse, der italienische Universalgelehrte Galileo Galilei hatte mit dem von einem Holländer erfundenen Fernrohr bereits Entdeckungen am Himmel gemacht. Durch veränderte Schliffe der Fernrohrlinsen steigerte er nun die Leistung, was eine genauere Himmelsbeobachtung wie auch allgemeine wissenschaftliche Erkenntnisse zur Folge hatte. Unter anderem entwickelte Galilei ein heliozentrisches Weltbild, welches belegte, dass die Planeten um die Sonne kreisen. Jedoch brachte ihm das keinen Nobelpreis ein, sondern ihn persönlich für einige Jahre ins Gefängnis. Grund war die katholische Kirche, welche an dem bisherigen Modell, wonach die Erde der zentrale Punkt im Weltraum sei, noch einige Jahrhunderte festhalten wollte.

Kepler wiederum, also das andere Genie jenseits der Alpen, beschrieb dann auch den Ausbruch einer sogenannten Supernova. 1604 geschah dann eine solche und wir nennen diese etwas lapidar

„SN 1604". Zu sehen war diese dann als hellster Stern am Nacht-
himmel und dies gleich für mehrere Wochen.

Kommen wir zur Sache: Wenn Sterne wie unsere Sonne ihre
nuklearen Wasserstoffvorräte für die Kernfusionen verbraucht
haben, dehnen sich diese über Millionen von Jahre erst einmal
aus. Es blättern dann die äußeren Schichten ab – und der ehemalige Stern wird eine kleine und extrem dichte Masse, welche sich
abkühlt. Alle Sonnen, die größer als das Achtfache unserer Sonne
sind, sterben, nachdem sie sich in ihrer Endphase riesig aufge-
bläht haben. Es kommt dann zu einer plötzlichen und gigantischen
Explosion – der sogenannten Supernova. Mehrere Wochen strahlt
dann das betreffende Licht dieses explodierten Sterns besonders
hell. Von der sich derart verabschiedenden Sonne bleibt dann nur
ein dichtes Gebilde übrig, ein sogenannter Neutronenstern,
welcher von einer sich ausdehnenden glühenden Gaswolke um-
geben ist.

Derart entsteht ein schwarzes Loch – mit Teilchen und Anti-
teilchen. Wiederum kann ein solches mit einem oder mehreren
anderen schwarzen Löchern fusionieren. Und jetzt kommen wir
zum springenden Punkt: Im Zentrum dieser unendlich schweren Gebilde sind Gravitation, Raum und Zeit verformt. Jedoch scheinen
Informationen an einem äußeren Punkt der schwarzen Löcher in
einem Ereignishorizont erhalten zu bleiben. Aber: Im schwarzen
Loch selbst existiert weder Information noch Zeit. Insofern hat
eine Uhr, wenn Sie sich einmal in ein schwarzes Loch verirren
sollten, dann wirklich keinen Sinn mehr. Übrigens entwickelte
1915 und damit vor hundert Jahren ein gewisser Albert Einstein
die Formel zur Errechnung der Existenz solch schwarzer Löcher.
Er glaubte aber nicht daran, dass es diese tatsächlich gibt.

Die Melodie von „Schatzi schick mir ein Foto, ein Foto von
dir", summte Dieter, warum auch immer, bei einer Zeitungslektüre
leise vor sich hin. Es war im Jahr 2019 und da war dann „dieses
Foto" – schön anzusehen und anstatt durch einen Starfotografen
aus Kalifornien war es von eher unbekannten US-Astrologen erstellt. Diese hatten mit vernetzten Radioteleskopen ein Foto der
eingefangenen Daten von einem schwarzen Loch in der Galaxie
M87 und damit etwa 50 Millionen Lichtjahre von der Erde entfernt aufgenommen. Das Bild selbst zeigt einen Strahlenkranz aus
heißer Materie, der jenes schwarze Loch umkreist. Inzwischen wer-

den täglich von den Astronomen neue Supernoven, also verglühende Sterne, beobachtet.

Schwarze Löcher sind aber noch nicht alles, was neu zu verstehen ist, seitdem unsere Vorfahren lernten, dass die Erde eine schwebende Kugel ist. Neuerdings kursiert das Wort „Gammablitze" durch einige wissenschaftliche Artikel. Hierzu veröffentlichten vor allem die Astrophysiker Tsvi Piran von der Universität Jerusalem und Paul Jimenez von der Universität Barcelona ausführliche Daten. So entstehen Gammablitze, wenn Neutronensterne nach einer Supernova auf andere ältere schwarze Löcher stoßen. Dabei heizt sich umliegendes Gas extrem auf und transportiert in einer Schockwelle gewaltige elektromagnetische Strahlen in das All. Wohl jegliche Erbsubstanzen in den Bereichen solcher ionisierenden Gammablitze werden vernichtet und die schützende Ozonschicht eines Planeten wird durch diese zerstört.

Es scheint übrigens so zu sein, dass die Erde vor 450 Millionen Jahren schon einmal von einem solchen Blitz getroffen wurde. Etwa 95 Prozent aller Lebewesen, selbst die im Wasser, wurden damals vernichtet.

Aber keine Angst, Sie können jetzt schon wieder aufatmen, denn unsere Sonne wie auch unsere Erde befinden sich bekanntlich am Rand unserer Galaxie, der sogenannten Milchstraße. Eine solch „abgelegene" Region wird rein rechnerisch von Gammablitzen sehr selten getroffen. Gut, es geht auch etwas genauer: Bis zum nächsten Blitz haben wir „relativ viel" Zeit – und zwar rund 500 Millionen Jahre. Spätestens dann müssen die Raumtransporter von Elon Musk beziehungsweise seiner Nachkommen wirklich funktionieren.

Und möglicherweise schließt sich im Folgenden der Kreis zwischen unseren „Materialisten und Gläubigen". Denn zunehmend geht die moderne Physik nicht nur von schnöden Raumschiffen als Vehikel aus, sondern von ganz anderen Reiseformen. Stephen Hawkings hielt grundsätzlich Zeitreisen und Geschwindigkeiten weit über Lichtgeschwindigkeit für möglich. Er verstarb 2018 und für ihn, den Atheisten, wurde ein anglikanischer Gottesdienst gehalten. Was am Ende doch die Frage aufwirft, ob es da doch noch eine späte Hinkehr zur Spiritualität gab. Aber bleiben wir bei den Fakten: Seine Berechnungen der letzten Jahre kamen zu dem Schluss, dass eine spontane Schöpfung der Grund sein müsste, dass es statt Nichts doch etwas gibt.

Andere Physiker spekulieren wiederum von schwarzen Löchern, die zu Raumzeitfallen werden, durch welche man aus unserem Universum verschwindet und möglicherweise in ein Paralleluniversum gelangt. Nun, auch wenn kein Gammablitz die Erde treffen würde, dann geht unserer Sonne in etwa neun Milliarden Jahren der Treibstoff aus und damit endet sie. Gut möglich, dass dann die Nachfahren der Menschen in den Weiten des Alls emsig unterwegs sein werden. Und noch etwas: Es erscheint sehr wahrscheinlich, dass die Corona-Pandamie bis dahin vergessen ist.

61,23 Euro

Ein oder zwei Tage nach dem Besuch bei Facebook gab es ein besonderes elektronisches Zeichen: eine E-Mail von Facebook Hamburg. Dies bedeutete zugleich, es gibt mehr als nur einen Briefkasten von Facebook und eine dazugehörige fremdländische Stimme! Mehr noch, es arbeitet dort in diesem Gebäude mindestens noch ein anderer Mensch als jener mit der fremdländischen Stimme. Letzteres war am Absender der E-Mail zu erkennen, ein weiblicher Name – wie auch dem dazugehörigen gediegenen Sprachstil. So etwas hätte „die Stimme" nicht hinbekommen und daher musste da was „Wahres" dran sein, an dieser Nicole Wagner oder wie sie auch hieß (Namen geändert, aber eben auch vergessen). Die E-Mail ist irgendwo noch im System, Michael wird sie wohl archivieren, es ist für ihn eine Art Erinnerung oder sogar Zeitdokument.

In besagter E-Mail wurde nun darauf hingewiesen, dass man nur eine Dependance in Deutschland sei und eigentlich keinerlei Befugnisse bezüglich Michaels Problem hätte. Es wurde daher eine irische Adresse genannt, wohin sich dieser wenden könnte. Ja, dies war eine ganz „normale" Adresse, aber es gab dazu weder eine „normale" dazugehörige E-Mail-Adresse noch eine „normale" Telefonnummer. „Normal" ist das alles also nicht. Eher schon Unterwelt. Egal. Michael überlegte nicht lange und setzte ein Schreiben auf. Was darin stand, hat er fast vergessen.

Nun ja, sagen wir es so, die Sache mit Facebook erinnerte wirklich eher an die Romane von George Orwell oder eben Kafka – aber hatte auch komische Aspekte. Wie auch immer, dieser Brief, der kein Abbitte-Brief war, wurde nun zur Post gebracht.

Früher war die Post in einem soliden Postgebäude mit Postbeamten. Alles war sehr bürokratisch. Und: Die Post transportierte ohne Ansicht von Sender und Empfänger, also politisch neutral. Macht sie heute auch noch, sieht aber anders aus: Michael betritt erst einmal einen Tabakladen, durchquert jetzt dessen Süßigkeiten-Abteilung und kommt ganz hinten und damit vor einer gelben Theke zum Stehen. Richtig, das ist die „neue" Post. Warum auch immer, er pfeift jetzt ganz leise, wirklich sehr leise, eine Melodie.

Dann ist er still und sucht in seinem Kopf nach dem passenden Lied dazu. Auch wenn dieser eigene Kopf normalgroß ist, es dauert, dann steht in seinen Gedanken aus fluffigen Wolken gebildet der Titel schwebend da: „Wind of Change". „Die Welt ändert sich", das wussten schon die Skorpions und eroberten mit ihrem Wechselwind mal eben diese.

„Ein Brief nach Irland, so, so, das hat man auch nicht alle Tage."
„Ach so, ja bitte so schnell wie möglich."
„So richtig schnell?"
„Ja."
Der Mann zur Stimme hält den Brief in der Hand, hat ihn sogar gewogen und schaut jetzt auf ein Display, auf dem er immer wieder unterschiedliche Stellen antippt.
„Oh, das ist aber teuer!"
„Egal."
„Superteuer!"
„Egal."
„Gut. 61,23 Euro. Dafür ist der Brief aber morgen zwischen 10 und 11 Uhr da."
„Nehme ich."
„Wollen Sie das wirklich nehmen?"
„Ja."
Es sei gesagt, auf den Brief wird Michael nie eine Antwort erhalten. Stimmt nicht ganz, er hat zumindest bis heute keine erhalten. Und wenn man es sich so überlegt, dann könnten manche Menschen doch recht haben: Mark Zuckerberg gibt es gar nicht „in real".

Das Event rückt näher und es erreicht Michael eine Anfrage der Deutschen Presseagentur, kurz DPA. Das ist zwar noch kein Adelsschlag, aber kurz davor. Man fragt an, ob Michael Zeit für ein Interview hat. Natürlich hat er das. Bereits ein paar Stunden später geht es los und zwar Corona-zeitgemäß telefonisch.

Ein junger Mann meldet sich, zumindest deutet dies seine Stimme an. Daneben ist er von seiner Art her angenehm ruhig. Stimmt so auch wieder nicht, denn eine ganze Stunde fragt er Michael Löcher in den Bauch, nein nicht direkt, eher so drum herum. Daneben ist der Hinweis auf das Alter hier bewusst geschehen, denn die jüngere Generation von Journalisten tickt halt anders. Logisch zum einen. Zum anderen bedeutet das, man ist auf andere Art als früher an Fakten interessiert, halt mehr an solchen, aus denen sich eine literarische Geschichte „stricken lässt".

So wird immer wieder nachgebohrt, welche symbolische Funktion die Zahl 21 im Namen des Events „21 Million Lights" einnimmt. Michael hat darauf aber keine Antwort parat und verweist auf den ersten Namen des Projekts: „Corona Future". Das hatte irgendwann zu technisch geklungen und vor allem nicht zum Event gepasst.

Die Sache wurde dann nach viel hin und her, es hatte eigentlich Monate gedauert, in „One-Million-Lights" geändert. Dieser Name drückte den Sinn des Events aus, passte aber ebenfalls zum Internetprojekt, welches sich ja in der Zwischenzeit auch weiterentwickelt hatte.

Alles wurde dann umgemodelt, insofern ein neues Logo entworfen und eine neue Webadresse zugebucht. Das hielt dann auch, aber halt nur für eine Woche. In dieser Zeit schlief Michael so schlecht wie selten. Man muss das auch noch einmal aus einer anderen Perspektive sehen, hier ging es um sein Projekt, möglicherweise um „das" Projekt seines Lebens. Und jetzt gefiel ihm der Name zwar schon etwas besser, aber die Sache war noch nicht richtig rund.

Das Problem an sich lag in dem Umstand, dass es weltweit bereits mehrere Projekte gab, die so oder ähnlich hießen. Einmal ging es um Lichter, welche in einem Entwicklungsland in den Hütten verbreitet werden sollten und weshalb man über das Projekt halt

Unterstützer suchte. Die anderen Projekte unter diesem Namen hat Michael vergessen, wollte er ja auch, denn er hatte Angst, dass Jahre später ihn jemand vorwurfsvoll anrufen oder ihm sogar juristisch drohen würde.

Manchmal, eher selten, können Ängste etwas Gutes bewirken: Wenn man sie ernst nimmt, ändert sich etwas. Genau das geschah, denn noch einmal wurde das Logo geändert und der Programmierer informiert, damit er nochmals den Umzug der Internetseite auf die neue Adresse einrichtet. Was tut man nicht alles, damit man zufrieden schlafen kann?

Trotzdem ist die Frage rund um die Zahl 21 im Interview noch nicht beantwortet. Wie also kam es zu dieser? Es war die letzte Frage, auch jene, der am meisten zeitlichen Raum gegeben wurde. Ein Problem von Michael war, er deutete dies auch an, dass er nicht zu „esoterisch" rüberkommen wollte. Daher wich er bei der Antwort immer wieder aus. Letztlich teilte er mit, dass er wüsste, dass die Zahl in verschiedenen Zusammenhängen eine besondere wäre. Aber er hätte da nicht weiter recherchiert. Letzteres an dieser Aussage stimmte auch zu diesem Zeitpunkt.

Die Zahl in 21 Million Lights

Es stimmt, Michael wusste nicht allzu viel über die Zahl 21. Er, gut katholisch in Köln erzogen, hatte also nicht gelogen. Oder wenn, nur minimal, denn er kannte diese Zahl schon – und zwar aus der sogenannten Achtsamkeits-Meditation. Daneben mag er die Zahl fast lieber als die Meditation selbst. Warum? Er weiß es nicht.

Auf jeden Fall übt er diese Mediation selbst ein paar Mal die Woche für ein paar Minuten – aber eben nicht täglich wie viele andere. „Die Sache ist gut, um „einfach mal" runterzukommen, außerdem erdet die Meditation besonders", sagt Michael.

Letztlich ist es eine Meditation, welche zu jedem Menschen und in jede Religion passt. Man setzt oder legt sich hin, egal, und beginnt die Atemzüge bis 21 mitzuzählen. Also für ein komplettes Ein- und Ausatmen geht es eine Ziffer weiter. Die Konzentration liegt auf dem Atmen und halt dem Zählen. Das ist auch schon alles. Und die Zahl 21 ist das Ziel des Ganzen. Hat man diese erreicht, hört man auf oder beginnt von vorne.

Andererseits, und mittlerweile ist seit dem Interview ja Zeit vergangen, gibt es natürlich in klugen Büchern offizielle und inoffizielle Informationen zur Zahl 21. Zusammengefasst wird der tiefere Sinn dahinter wie folgt erläutert: „Die 21 steht spirituell für eine Verbindung zu Gott. Sie symbolisiert aber auch Gesellschaft und Kommunikation." Also ist die 21 eine hervorragende Wahl.

Datenanalyse

Corona hält die Welt in Atem. Aber nicht nur die Bürger auf der Straße, sondern eben auch Wissenschaftler. So wurden bis Mitte Juli 2020 stolze 172 Impfstoffprojekte gestartet. Zumeist darf man sich darunter nicht ein kleines Tüftlerlabor in irgendwelchen Kellern einer Großstadt vorstellen, sondern weitreichende Kooperationen. Zumeist sind es also große Unternehmen, welche mit kleineren universitären Instituten oder aber auf Grundlagenforschung spezialisierten Unternehmen kooperieren. Ein wenig kann man sich das so vorstellen, wie es Modemacher gibt und auf der anderen Seite international aufgestellte Modeunternehmen. Erstere entwerfen ein Produkt und letztere vertreiben dieses dann.

Und wenn man so will, dann kommt Corona zur rechten Zeit, denn neue Technologien wie mRNA-basierte Impfstoffe machen eine inzwischen wesentlich kürzere Entwicklungszeit für die ja dringend benötigten Impfstoffe möglich. Die dreistufigen Impfstoffzulassungsverfahren wurden durch sogenannte Rolling-Review-Verfahren, auch Ziehharmonika-Verfahren, deutlich beschleunigt. Die europäische Arzneimittelagentur (European Medicines Agency) lässt dabei beispielsweise die dritte Stufe einer Impfstudie bereits zu, während sie noch die Daten der zweiten Stufe auswertet. Es ergibt sich also eine überschneidende Prüfung, bestehend aus mehreren Studienphasen.

Um es in Zahlen zu verdeutlichen: Aus den bisherigen mindestens 210 Werktagen einer derartigen Bearbeitung werden dank dieser neuen Verfahrensweise auch schon einmal unter 100 Tage. Dazu kommen ein enorm hoher politischer Druck und andererseits winken als Rückenwind enorme finanzielle Gewinne.

Wie wird im 21. Jahrhundert ein Impfstoff entwickelt?

Hat ein Impfstoff sich bei den besagten Tierversuchen etablieren können, also ist er ohne nennenswerte Nebenwirkungen wirksam, wird die Phase I einer Impfstudie eingeleitet. Hierbei werden Impfungen an etwa 10 bis 30 freiwilligen Menschen vorgenommen. Verläuft auch diese Phase ohne nennenswerte Nebenwirkungen, kommt es zu Phase II. Hierbei wird die gleiche Impfung mit 50 bis 100 Freiwilligen durchgeführt. Auch werden jetzt die optimalen Dosierungen wie auch die jeweilige Immunantworten intensiv überprüft. Dabei sollten sich bei den Geimpften möglichst immer Antikörper gegen SARS-CoV-2 und spezifische weiße Zellen, T-Gedächtnislymphozyten, gebildet haben. Diese können bei einer späteren notwendigen Immunantwort bei Viruskontakt das Immunsystem hochfahren. Folgende Impfstoffe bestimmen aktuell weltweit das Geschehen:

England/Schweden
Die Universität Oxford und das Unternehmen AstraZeneca haben einen Vektorviren-Impfstoff entwickelt, die Zulassung erfolgte im Januar 2021. Bei der Impfung selbst werden für den Menschen harmlose Schnupfenviren, Adenoviren von Affen, mit genetisch veränderten Oberflächeneiweißen von SARS-CoV-2 appliziert. Sie täuschen dem Immunsystem eine SARS-CoV-2 Infektion vor. Der Impfling bekommt etwa 5 Milliarden Adenoviren injiziert.

China
Wuhan Institut, Sinopharm und die chinesische Akademie der Wissenschaften haben einen Impfstoff mit inaktivierten Viren entwickelt. Sogenannte Totimpfstoffe beruhen auf bewährten Technologien wie bei der Impfung gegen Hepatitis B oder Grippe.

Deutschland/USA
Die amerikanische Firma Moderna und die deutsche Firma BioNTech haben einen mRNA basierten Impfstoff entwickelt. Für die Testverfahren und die Vermarktung kooperiert BioNTech mit der amerikanischen Firma Pfizer. Diese mRNA-Technik nutzt auch die deutsche Firma CureVac, an der sich die Deutsche Bundesrepublik mit 300 Millionen Euro zu 20 Prozent beteiligt

hat. Zur weiteren Realisierung kooperierte CureVac mit der Bayer AG. Die Studienphase III soll im Sommer 2021 abgeschlossen werden.

Die mRNA-basierten Impfstoffe (Träger der Erbinformation bei Viren) erscheinen besonders attraktiv, da sie eine schnelle Massenproduktion auch von Milliarden von Impfdosen ermöglichen. Zudem kann auf Mutationen des Virus innerhalb von einigen Wochen mit verändertem Impfstoff reagiert werden.

Die Impfung enthält ausgewählte Gene des Virus, welche in einem Schutzmantel dem Impfling injiziert werden. Diese Gene führen bei den Impflingen zu einer Produktion von Viruseiweißen, welche dem Immunsystem eine Infektion mit SARS-CoV 2 vorgaukeln. Bisher ist eine solche Impfung allerdings nicht in der Breite angewendet worden.

International
Weltweit koordiniert die internationale Impfstoffinitiative CEPI bereits seit Mitte 2020 die frühzeitige Produktion von Durchstechflaschen für die Impfdosen. Auch übernimmt die Organisation die Koordination von Produktionsstandorten.

Dieter & Impfung

„Die kalkulierten möglichen Impfkosten sind verglichen mit den Summen in den finanziellen Corona-Hilfspaketen fast eine Nebensächlichkeit", sagt Dieter. Er glaubt zudem an den Erfolg der laufenden Impfungen und freut sich somit auf eine Zukunft ohne Corona.

Er selbst wurde bereits im Februar 2021 aufgrund der Priorisierung mit dem Biontech-Impfstoff geimpft. Am Folgetag musste er allerdings seine Arbeit früher beenden. Die pochenden Kopfschmerzen wurden einfach zu stark. Zuhause angekommen, plagten ihn dann noch Schüttelfrost und Schwitzen.

Aber die gute Botschaft kam doch noch, denn am nächsten Morgen war es überstanden und er fühlte sich wieder gesund. Übrigens haben sich bis auf eine Ausnahme alle Mitarbeiter seiner Praxis impfen lassen. Lediglich zwei weitere hatten deutliche aber ebenfalls kurzfristige Nebenwirkungen.

Flugzeuge über Deutschland

Die Mutter von Dieter und Michael kommt aus einem kleinen Dorf in Niederschlesien, das war und ist östlich von Dresden. Bei gutem Wetter sah man die berühmte Schneekoppe und damit den höchsten Berg des Riesengebirges sich aus dem Blau des Himmels herausschälen. Ebenfalls erblickte man, so hat sie einmal erzählt, gegen Ende des Zweiten Weltkriegs einen russischen Bomber an jenem blauen Himmel. Das Dorf verfügte über einen kleinen Bahnhof, auf den hatte es „der Russe" wohl abgesehen, aber sich beim Bombenabwurf dann doch versehen. Eine oder zwei Bomben trafen dann auch, aber nicht das Ziel, sondern den örtlichen Ententeich. Daneben passierte etwas Seltsames, in dem abgelegenen Dorf hatte man noch nie ein Flugzeug gesehen. Insofern waren alle neugierig auf den Beinen, winkten wohl sogar nach oben, zum „Russen". Nur eine junge Frau, wohl eine Studentin, sie war aus dem bereits zerbombten Berlin zurückgekommen, versuchte lautstark die naiven Dörfler zu warnen, dies aber ohne Erfolg. Drei oder vier Enten fanden wohl den Tod.

Kommen wir zurück ins Jahr 2020: Über Köln hat der Passagier-Flugverkehr wie überall drastisch nachgelassen. Das finden die Anwohner erst einmal gut. Nur, es sind nachts gar nicht weniger Fluggeräte am Himmel über dem Großraum Köln. Ebenfalls kein Nachtflugverbot haben weitere Flughäfen wie Leipzig, Frankfurt-Hahn oder Berlin-Schönefeld. Allerdings ist die Sache mit diesen Nachtflügen für die betroffene Anwohner, in Köln sind das etwa 300.000 Menschen, kein Spaß. Denn „die Sache" führt zu nachweisbaren gesundheitlichen Folgen wie Depressionen, Herz-Kreislauf-Erkrankungen, Asthma und Leistungsstörungen.

Beschäftigt man sich noch eingehender mit dem Thema, dann stößt man auf absurde Zusammenhänge: So kommen etwa ein Drittel aller in Deutschland verkauften Rosen aus Kenia. Dort werden sie morgens gepflückt und in Nairobi am Nachmittag in die bereitstehenden Flieger verladen. Nach rund sieben Stunden Flug landen sie nachts dann auf Flughäfen wie etwa Köln-Wahn. Bereits am Vormittag werden die Blumen, die sich noch vor wenigen Stunden an der Ostküste Afrikas befanden, in deutschen Geschäften angeboten. Würden diese jedoch erst am Morgen hier ankommen, wodurch Hunderttausende Menschen in Deutschland besser schlafen könnten, wären die gleichen Blumen lediglich ein paar wenige Stunden später in den Geschäften erwerblich. Das Kuriose an der Sache: Da sich das Passagieraufkommen in Europa in der Pandemiezeit um fast neunzig Prozent reduziert hat, stehen Passagierflugzeuge, die ja zumeist Fracht mitnahmen, kaum noch zur Verfügung. Daher werden mehr Frachtmaschinen eingesetzt und dies zumeist auch noch nachts.

Und noch etwas: Bisher entstand kaum zusätzliches C02 durch diese Flüge aus Kenia, da die Rosen einfach in den Passagiermaschinen mitreisten. War die CO_2-Bilanz der afrikanischen Rosen also bis dato bemerkenswert besser als bei Rosen aus einheimischen Treibhäusern, so kehrt sich dies gerade um.

Nun, pro Flugreise von Deutschland nach Thailand oder Sri-Lanka werden etwa 2,5 Tonnen CO_2 pro Person freigesetzt, mit Rückflug. Ein Deutscher verursacht die Freisetzung von etwa zehn Tonnen CO_2 pro Jahr und ein USA-Bürger etwa das Doppelte – und jemand aus Malawi/Ostafrika lediglich 0,2 Tonnen.

Ein durchwachsenes Weinjahr

Es stand in allen Zeitungen: „Die Deutschen trinken mehr!" Nein, nicht Wasser nach einem schweißtreibenden Body-Workout, sondern halt Alkoholisches. Zur Überraschung der Fachwelt hat sich der gute alte Wein in der Pandemie zum neuen Schlager gemausert. Das freut den Dieter als Weinliebhaber natürlich. Er macht in seiner freien Zeit nichts lieber, als persönlich Winzer aufzusuchen, um mit diesen über diesen und jenen Tropfen zu fachsimpeln. Dazu passt denn auch die gute Nachricht aus den deutschen Weinanbaugebieten: Im Weinjahr 2020 ist durch den trockenen, sonnenreichen und nicht zu heißen Sommer mit einer guten Weinernte zu rechnen. Lediglich für die Winzer selbst weist das Ganze eine Delle auf, eine ökonomische dazu, denn es wird mit einem etwas geringeren Ertrag als 2019 gerechnet. Daneben ist die Nachfrage nach hochwertigen Weinen eingebrochen, da die Spitzengastronomie zum Teil ja geschlossen hat.

Am Wochenende geht es jetzt an die Ahr zur Weinverkostung. Schon mit dem ersten vorsichtigen Schluck verwandeln sich die vorsichtigen Sorgenfalten in einen Ausdruck von Wohlgefallen. Ja, dieser Jahrgang ist ein guter und diese Erkenntnis wird gleich mal in die Tat umgesetzt: Schnell werden ein paar Kisten Biowein als winterlicher Weinvorrat in den Kofferraum verladen. Das nannte man früher „fette Beute" und heute nennt man es auch noch so. Und jetzt? Geht es gut gelaunt ans sportliche Wandern durch das Ahrtal.

Besagtes Tal liegt von Köln aus gesehen nur einen Katzensprung entfernt und doch fühlt es sich an wie Urlaub in der Fremde. Da sind diese atemberaubenden Steilhänge aus Schiefer und Grauwacke, dann wieder schroffe Felsen und steilste Weingärten voller Burgunderreben. Und das alles wird von Laubbäumen begrenzt. Aber das ist noch nicht alles, denn eben hier finden sich einige der besten deutschen Rotweinwinzer wie Adeneuer, Nelles, Jean Stodden, Meyer-Näkel, Kreuzberg oder Deutzerhof – leider immer noch nicht Bio. Und ja, das war jetzt Werbung, aber keine bezahlte.

Das Sterben der großen Vögel

An den Flughäfen sind im Sommer 2020 Corona-Testzentren errichtet. Nun ja, es klingt zynisch, aber an Platz mangelt es dank der dort geschlossenen Geschäfte nicht. Vorreiter war der Frankfurter Flughafen, dort können sich ab Ende Juni Flugreisende freiwillig einem Corona-Test unterziehen.

Dieter ist in seiner Praxis bestens informiert, denn viele Patienten berichten von ihren Urlaubserlebnissen. War es früher der 16-stündige Stau Richtung Brenner, so ist es nun die Art und Weise der Corona-Testung. Vor allem die Patienten türkischer Abstammung wundern sich im Sommer 2020, dass in der Türkei ein Corona-Test vor Abflug vorliegen muss, während hier in Deutschland dies ebenfalls vor Abflug nicht nötig ist. Wieder andere machen sich so ihre Gedanken über die Platzbelegung, denn während bei vielen ausländischen Airlines nur jeder zweite Platz belegt ist, wird bei der deutschen Lufthansa alles durchgebucht.

Nach ein wenig Grübelei fällt der Groschen: Wenn für Flugreisen feste Vorschriften vorliegen, nun ja, dann müsste als Konsequenz das Gleiche für Eisenbahn, Busse und den öffentlichen Nahverkehr gelten. Schließlich sitzt man dort ja auch zumeist länger als eine Viertelstunde neben einem fremden Menschen.

Wie auch immer, Flugzeuge fliegen seltener und ein Ende der Krise, das zeichnet sich im Spätsommer des Jahres 2020 erstaunlich deutlich ab, ist noch gar nicht so richtig in Sicht. Eine zweite Welle wird in europäischen Fachkreisen nicht mehr ausgeschlossen, die Flugzeugindustrie handelt strategisch und beendet die Herstellung ihrer sehr großen Jets. Das wäre vielleicht auch ohne Corona geschehen, aber die Pandemie dürfte der Beschleuniger sein.

So hat Airbus die Herstellung des Airbus a380, immerhin das größte Flugzeug im Programm, eingestellt. Gleiches ist bei Boeing mit der legendären Boeing 747 geschehen, die letzte 747 soll 2022 aus der Montagehalle aufs Rollfeld fahren. 1969 hatte dieses Flugzeug, im Volksmund „Jumbojet", seinen Jungfernflug.

Dieter wird da nostalgisch, denn eine seiner schönsten Jugenderinnerungen ist ein Flug in einer solchen 747 im Rahmen eines Klassenaustausches von Frankfurt nach New York. Er wird nicht müde zu erzählen, dass es auf dem Oberdeck eine ovale Bar gab, wo geraucht wurde und Getränke kostenfrei ausgeschenkt wurden. Absolut modern. Er saß dann als Nichtraucher an besagter Bar und paffte eine Zigarette. Dies eigentlich nur, weil es halt schick war. Damals kam ihm überhaupt nicht in den Sinn, dass einmal eine Zukunft kommen könnte, in welcher das alles vorbei wäre.

Postcorona oder ein neues goldenes Zeitalter?

Der Begriff „Goldenes Zeitalter" geht auf die antike Mythologie zurück und umschreibt letztlich einen Idealzustand menschlicher Kultur. Das hat Dieter in der Schule gelernt und heute fällt ihm das wieder ein. Er stellt sich ein Zusammenleben in Kleingruppen von vielleicht 50 Menschen vor und dies ganz ohne Macht- und Besitzgier. Vor den Zeiten des Ackerbaus soll die tägliche Arbeitszeit, also Feuer machen, nähen, jagen und sammeln bei etwa drei Stunden gelegen haben. Und die andere Zeit? Geschichten erzählen, singen, tanzen und lieben.

Auch wenn auf einem zukünftig „wieder" blauen Planeten durch künstliche Intelligenz und weitere Automatisierung eine Arbeitszeit von drei oder vier Stunden realistisch sein könnte, Menschen vielleicht in organisch ausgerichteten Orten zusammen wohnen und gerechtere soziale Prinzipien für alle erreicht würden

– bleibt noch die eine Frage: Werden sie zufriedener sein? Und noch etwas: Auch diese Utopie kann eine von vielfältigen Übeln geprägte Welt sein. Viele sehen da aber noch einen Mangel und zwar jenen an Gott.

Gnosis – ist ein komplexes Gedankengebilde, eine Erkenntnis über Gott, welche einzelne erfahren können. Gnostiker haben eine positive Grundhaltung im Leben, sie beschreiben eine helle innere Strahlung, die ihnen Kraft und Lebensfreude gibt und einen Prozess der Selbsterkenntnis. Möglicherweise leben diese Gnostiker bereits in ihrem eigenen goldenen Zeitalter? Und noch ein anderer Gedanke: Vielleicht ist der Glaube an ein goldenes Bio-Zeitalter ja der neue Glaube der Menschheit von Morgen?

Deutschland erkrankt – normal

Sonne lässt die Natur wachsen und daneben, das ist bekannt, mag jenes Coronavirus diese nicht ganz so gerne. Sozusagen ist jene Sonne im Frühjahr 2020 zum besten Verbündeten unserer medizinischen Abteilungen geworden. Daneben erlebt man in Zeiten von Sommerferien in einer Arztpraxis eher beschauliche Tage. Dies aber sieht im Jahr 2020 anders aus. Die Patienten scheinen die eigenen Krankheiten in diesem Sommer wieder entdeckt zu haben, das Gleiche gilt für die Hausärzte, auch sie überweisen wieder „normal" zu den spezialisierten Praxen. Corona hat so gesehen ein übles Nachspiel, denn in den Monaten zuvor, in denen generell Arztpraxen mehr gemieden als aufgesucht wurden, konnte so manche Krankheit sich weiter ausbreiten oder Schäden anrichten.

Andererseits sind Befindlichkeitsstörungen oft Auslöser für eine erweiterte Diagnostik. Der Hausarzt will eben sicher gehen und nichts übersehen. Allerdings kommen so bei einigen Patienten im Lauf der Jahre Dutzende von unnötigen radiologischen Untersuchungen zusammen. Ein guter Hausarzt kann hier mit Erfahrung und Verantwortungsbewusstsein viele unnötige Untersuchungen abwenden – und zugleich die wirklich notwendigen veranlassen.

Andererseits machte das Corona-Brennglas Überflüssiges sichtbar. So liefen viele Menschen auch ohne neues Knie, ausgeheilte

Bandscheiben oder Gefäß-OP einfach „munter" weiter. Die Natur hat es also gerichtet. Auch waren die Schüler weniger zappelig und es konnten folglich Lkw-Ladungen an ADHS-Medikamenten einspart werden. Es mag kurios klingen, aber auch die Nachfrage nach Zahnprothetik verringerte sich, die Leute trugen ja Maske.

Dieter formulierte es einmal so: „Die deutsche Medizin beherbergt Leistungsbereiche, deren Verknappung nicht direkt kranker macht." Zudem verwies er in diesem Zusammenhang auf den Umstand, dass dies alles auch mit Corona zu tun hat. Denn, insgesamt hat das deutsche medizinische System mitsamt seiner Krankenkassen während der ersten Corona-Welle gut und sozial funktioniert. Was man im Gegensatz dazu aus manch anderen europäischen Ländern wie auch den USA oder Brasilien erfährt, ist dagegen besorgniserregend.

Hohe Berge & Meditation

Dass fast alle Tibeter Buddhisten sind, war und ist vielen bekannt. Unklar ist aber den meisten Europäern, was die tibetischen von den vietnamesischen oder japanischen Buddhisten unterscheidet. Die Antwort mag überraschen: Es sind die dortigen hohen Berge und die Landschaften mit kahlen Hochtälern.

Lebt man „da oben" in der Einsamkeit der Bergwelt, wird sich im eigenen Geist mit der Zeit eine starke Fantasie entwickeln. Man kann sich weit mehr vorstellen, als das, was wirklich vorhanden ist. Aufgrund dieser Fähigkeit wurden dann im Mittelalter aus den eher schlichten Meditationen, welche die aus Indien fliehenden Mönche und Gelehrten mitbrachten, etwas ganz anderes. Es entstand das, was wir heute geleitete Meditationen nennen: Der Geist des Meditierenden wandert hier durch mehr oder weniger figurative Welten. In den 70er-Jahren entstanden im Westen dann mit einigem Erfolg ebenfalls solche geleiteten Meditationen, die zum Teil von jeglicher Religion losgelöst sind. Man erlebt Schiffsfahrten oder steigt in seiner Vorstellung hohe Berge hinauf.

Dies alles war eine lange Herleitung – zu einer Eventplanung von Michael, welche diese Gedanken aufnimmt. Aber nicht etwa als Meditation, sondern als reales Ereignis. Es geht darum, die Nacht, das Wasser, die Sterne und Wolken darüber und vor allem die „leuchtenden" Menschen darunter als eine neue Heimat des eigenen Daseins zu genießen. Alles verbindet sich und trotzdem bleibt der Einzelne in seiner Freiheit. Das ist letztlich wie eine geführte Meditation.

August 2020

Dass der August auf der Nordhalbkugel im Sommer liegt, das weiß doch jedes Kind. Aber dass der Monat erst im Jahr 8 v. Chr. zu seinem Namen kam, das wissen die wenigsten Erwachsenen. Superschlaue kennen natürlich die Antwort, also dass Kaiser Augustus in diesem Jahr sich als der Namensgeber eines Monats verewigte.

Jener war übrigens der Großneffe Caesars und als er endlich alle Machtkämpfe nach dessen Ermordung gewonnen hatte, wurde er zum ersten Alleinherrscher des Römischen Reiches. Da er dann auch hierbei Talent zeigte, erinnern uns seitdem gleich 31 Tage im Jahr an ihn. Selbst die Trumps, Zuckerbergs und Musks dieser Welt werden bei diesem Gedankengang möglicherweise ein wenig blass vor Neid.

Zugegeben, das war eine lange und fast schon werbliche Einleitung für besagten August, aber in diesem Monat geschieht es nun einmal, dass Dieter und Maria aufbrechen. Mittels Wohnmobils wollen sie sich langsam, aber sicher der Heimat jenes beschriebenen Augustus nähern. Ohne Pandemie hätten hier keine Worte gestanden. Das eigentliche Reiseziel sollte ursprünglich Portugal sein!

Es stimmt schon, Europa war im Sommer 2020 ein einziges unsicheres Pandemiegebiet. Portugal hatte steigende Fallzahlen, Spanier und Franzosen diskutierten Grenzschließungen.

Das eigentlich Interessante an einem Wohnmobil ist einfach erklärt: Man hat alles dabei. Gut, das Niveau von Küchenzeile, Nasszelle und so weiter ist überschaubar, aber noch vor, sagen wir einmal, zweihundert Jahren sind Europäer mit Planwagen-Trecks durch die USA getourt. Und jene angehenden US-Amerikaner wären wohl nicht aus dem Staunen herausgekommen, was da zwei Dutzend Jahrzehnte später an Komfort und Reisegeschwindigkeit in Sachen Planwagen alles möglich geworden ist. Und ja, wer so philosophiert, der heißt Dieter und sitzt am Steuer eines überaus modernen Planwagens.

Und diese Fahrt mittels des hochmodernen Nachfolgers der Gattung Planwagen führt dann auch schnell zum Etappenziel: Willkommen im Schwarzwald! Genauer gesagt bei einer guten Freundin und deren Freund. Die Gastgeber sind Unternehmer, solche, bei denen in diesem Jahr sofort das Thema Lockdown ein gewichtiges ist. Sie ist in der Textilbranche sowie im Import von fernöstlicher Kunst tätig. War es früher wohl eher zu viel des Guten, so ist sie mittlerweile froh, zwei Geschäftszweige zu bedienen. Denn lediglich die asiatische Kunst findet nach der erlaubten Wiedereröffnung ihrer Ausstellung endlich wieder Abnehmer. Nun ja, es handelt sich hier nicht um einen kleinen Trödelladen, sondern um ein Unternehmen mit mehreren Tausend Quadratmetern Außen- und Innenausstellungsflächen. Daher können Dieter und Maria es nicht verstehen, dass eine so großzügige Fläche einfach geschlossen werden musste.

Schaut man sich um, dann geht es in den Räumlichkeiten überhaupt nicht dichtgedrängt zu. Im Gegenteil: Einzelne Personen oder Pärchen verlieren sich hier nahezu. Daneben stehen die im Innern ausgestellten Exponate unter Deckenhöhen von über fünf Metern. Viruslastige „Bubbles" würden sich hier sehr großzügig in großzügigen Hallen verteilen. Dem ein Ansteckungsrisiko zuzusprechen erscheint Dieter nahezu absurd, genau wie das Schließen jeglicher Außengastronomie im Lockdown.

Gleiches gilt für das Verbieten von Open-Air-Veranstaltungen. Selbst Fußball und Konzerte in Hallen dürften doch bei eindeutigen Abstandsregeln und Anreise mit eigenen Pkw kaum ein erhöhtes Infektionsrisiko haben. Ganz anders der Aufenthalt einer Schulklasse in ungelüfteten Räumen, der Schülertransport per Bus oder der Einkauf in einem gut besuchten Supermarkt.

Er, der männliche Gastgeber, ist Inhaber einer hochspezialisierten Firma für hydraulische Komponenten. Sein zurückliegendes Jahr 2019 war wirtschaftlich ein sehr gutes. Das Jahr 2020 ist das genaue Gegenteil, die Orderbücher sind gerade zu 50 Prozent gefüllt und Teile der Belegschaft befinden sich in Kurzarbeit.

Am Abend in geselliger Runde läuft Dieter schnell auf Hochtouren: Wie kann man helfen? Was muss verändert werden? Zur Weiterbeschäftigung des spezialisierten Personals schlägt er neue Einsatzbereiche vor, die ein Innovationsteam suchen und vorschlagen soll. Spontan nennt er da schon einmal medizinische

Produkte, Fahrräder und Steuerteile für Elektromotoren oder Windkraft.

Alles gut, nur, an dem eigentlichen Problem kann auch der Onkologe aus Köln nichts drehen und dieses lautet nun einmal „mangelnde Planungssicherheit". Zur Erläuterung: Ein Unternehmen braucht vorausschauende Planungen. Doch die sicheren Daten fehlten im Jahr 2020. Übrigens sieht das im Nachfolgejahr 2021 beim Schreiben dieses Buches auch nicht wirklich besser aus.

Trinkgeld

Schönstes Wetter. 30 Grad Außentemperatur. Freie Fahrt: Es geht schon wieder weiter. Der Schwarzwald macht seinem Namen alle Ehre und ja, die kräftigen und großen Tannen am Straßenrand erscheinen den beiden Reisenden sehr gesund.

Wurde eigentlich schon gesagt, was das Schönste an diesem Reisemobil namens Pössl ist? Nein, na gut, dann sei es hier mitgeteilt: Dieses Ding auf vier Rädern ist nicht so schnell. Warum das so schön ist, versteht man aber erst, wenn man losfährt. Alles Unnötige fällt sofort von der eigenen Seele ab. Hektik und schlechte Laune sowieso. Stattdessen macht man das, wofür andere Seminare zur Selbstfindung buchen: Man schaut unbekümmert in die vorbeiziehende Welt.

So geht es also langsam tuckernd durch Bad Herrenalb und darauf durch Bad Wildbad. Und noch etwas: Draußen die Straßen, Gehwege und Plätze erscheinen nicht wie eine düstere Corona-Welt, sondern freundlich und lebendig. Da sind jede Menge junge Menschen wie auch ganze Familien unterwegs und selbst die Außenbereiche der Lokale sind derart gut gefüllt.

Eigentlich ist das schon komisch, also dieses Mitfiebern mit Gastronomen. Hätte man früher all dies für selbstverständlich gehalten und vielleicht sogar gedacht, dass der Wirt mit seinem gut florierenden Laden bereits für den nächsten Nobelschlitten spart, so spürt im August 2020 ein jeder den Zusammenhalt. Ein gutes Zeichen.

Die erste Campingdestination namens Bergen im Chiemgau wird am späten Nachmittag erreicht. Hier erscheint die Welt voll und ganz in Ordnung. Zum Beispiel könnte der Camping-Platz ohne Weiteres in „Camping-High-Luxus-Resort" umbenannt werden. Im Angebot sind ein Tennisplatz, ein Freibad mit einem Naturbecken zur Mitnutzung und ein Volleyballsandplatz enthalten. Nicht zu vergessen: bester Ausblick auf die Alpen und dazu schönes Wetter. Übrigens stehen genau an dieser Stelle im Winter ebenfalls Wohnmobile, worin dann Wintersportler nächtigen.

Und die sanitären Anlagen des kleinen Campingplatzes? „Alles sauber", bemerkt Dieter lapidar nach dem ersten Rundgang. Und siehe da, es stimmt voll und ganz: Von vier Duschen sind zwei aufgrund des Abstandsgebotes verschlossen. Im Sanitärbereich ist bei den mittleren von vier Waschbecken das Wasser abgestellt. Auch jede zweite Duschkabine ist zur Sicherheit der Gäste verschlossen. Und in der Rezeption? Hier ist der kurz angebundene Verwalter durch eine komplette Trennscheibe mit kleinem Schlitz von den Besuchern abgetrennt. Oder diese von ihm. Der Mann arbeitet dort ohne Maske.

Ja, bis auf eine Pandemie namens Corona ist hier die Welt sehr in Ordnung. Eine Pizza wäre an diesem Abend dann ebenfalls in Ordnung und so geht es eben dahin, wo solche im Steinofen liegen. Ein selbstgemachtes Schild, liebevoll und nicht unbegabt gemacht, weist auf das Bestehen der Pizzeria seit nunmehr 20 Jahren hin. Also hinsetzen und den Abend genießen. Schönheit ist vergänglich und jene des Augenblicks halt auch.

Bei der netten Bedienung, ein durchsichtiges Visier tragend, wird Fisch mit Gemüse bestellt. Das Vorgefühl bestätigt sich, denn es schmeckt vorzüglich. Nur dieser Preis! „Ja, der ist sensationell niedrig." Findet Dieter und rundet gut gelaunt das Trinkgeld großzügig auf. Seit Corona hat er seine normale Trinkgeldrate auf „rund" 20 Prozent der geforderten Rechnungssumme erhöht. Er ist ja froh, wenn man geöffnet hat – und die Außengastronomie hält er sowieso für keinen Infektionsort.

1.500 Höhenmeter und ein Physiker

Bayern hat hohe Berge und von diesen sieht das Land, nein, eigentlich die weite Welt ganz anders aus. Eigentlich eine banale Erkenntnis, jedoch eine fundamental wichtige für Thomas Warren Campbell. Denn dieser betont gerne, dass es auf den Abstand ankommt, um Ereignisse einordnen und letztlich sogar exakt messen zu können. Darüber hinaus sieht er Newton und dessen naturwissenschaftliche Gesetze nicht als gescheitert an, weil er diese ja für einfache Berechnungen stets benutzt. Erst wenn es komplizierter wird, wenn das Mystische versucht wird zu erklären, dann müssen die Theorien von Einstein und Heisenberg herangezogen werden.

Ach so, der Mann findet sich je nachdem auch unter Tom Campbell im Internet. Es handelt sich aber stets um die gleiche Person, welche da in den USA als Physiker arbeitet und hauptsächlich Risikoberechnungen etwa für die NASA ausarbeitet. Darin geht es vor allem um wissenschaftliche Vorhersagen, darüber, was noch passiert, wenn dies, das oder jenes geschieht.

Zum Beispiel muss man bei Raketen den Flug von Vögeln bedenken, denn trifft eine gerade abgeschossene Rakete auf einen Schwarm Wildgänse, dann ist die Expedition zum Mond schnell vorbei.

Schön, daneben ist dieser Thomas Warren Campbell ein weiser Mensch, einer, der den philosophischen Bogen von Einstein zu Buddha oder Gott und zurück wie kaum ein anderer in Sekundenschnelle spannen kann. Und eben dieser kluge Physiker ist nicht sonderlich besorgt wegen der Pandemie, denn er glaubt, dass sie uns nicht nur „etwas" lehrt, sondern halt auch „sehr viel" beibringt.

Das erste Positive habe man zu Beginn der Krise fast übersehen: Erstaunlich vielen Menschen ging schnell das Geld aus. Auch Ökonomen waren von einer sofortigen Geldverknappung ausgegangen. Aber dann? War plötzlich doch Geld da, denn wie durch ein Wunder gab es plötzlich Essen und eben Geld – für alle.

Campbell nennt den dahinter liegenden Umstand „eine Erziehungszeit". Er verweist zudem auf die Hilfe rund um den Globus, mit der man sich inmitten der Krise um bedürftige Menschen kümmert und so das Leben von vielen letztlich rettet. Nein, das hätte es zu anderen Zeiten so nicht gegeben, gibt er zu bedenken.

Und wenn Sie jetzt neugierig geworden sind auf diesen Denker, hier noch eine Zugabe: Campbell gibt hinsichtlich der Pandemie zu bedenken, dass sowohl Positives wie eben auch Negatives durchaus ansteckend sein können. Wenn also, wie er vermutet, im Fall der Pandemie und deren Überwindung eine tiefgehende Verhaltensänderung von nur zwei Prozent der Menschen zum Besseren geschieht, dann sind das auf ein Land wie Japan, mit seinen etwa 100 Millionen Einwohnern, bereits zwei Millionen „Gebesserte". Na gut, in Deutschland sind es ein paar weniger.

Letzteres ist dann auch die Überleitung zu Dieter und Maria: Diese gehören zu einer kleinen, aber möglicherweise wachsenden Gruppe von Menschen, welche die Schönheit Deutschlands gerade erst neu für sich entdecken. Richtig, es könnten sogar weit mehr als diese zwei Prozent im Jahr 2020 werden. Und wie viele könnten es dann sogar 2021, 2022 oder 2023 werden?

Begegnungen

Wie auch immer, jetzt geht es hinauf aufs Hochfelln. Nein, hierbei handelt es sich nicht um eine hohe Wiese oder eine Jacke mit Fell, sondern um den nahen Hausberg des Ortes. Geplant ist eine Kombination mit E-Bikes und Wandern im Steilgebiet bis zum Gipfel. Insofern wird die Seilbahn gemieden und geht es stattdessen mit den E-Bikes auf breiten, steilen Wegen bis etwas über der Seilbahnmittelstation auf die Bründling-Alm.

Pause? Ja, denn da sind diese einladenden Holzbänke und die werden jetzt genutzt. Daneben wird der Blick über das Chiemgau genossen. Hinter dem Namen Chiemgau steht ein größeres Gebiet, welches sich etwa 50 Kilometer rund um den Chiemsee erstreckt. Auf dem See in der Ferne erkennt man Segelboote, deren Segel jedoch eher an kleine, weiße Hütchen eines Brettspiels erinnern.

Der zweite Teil des Ausflugs ist fußläufig und dazu trägt man festes Schuhwerk. „Servus", so heißt es bei der Begegnung mit Wanderern. Allerdings sind Dieter und Maria nahezu die einzigen, die hier zu Fuß heraufkraxeln. Und was machen all die anderen, die auch auf den Berg hinauf wollen? Da schau an: Diese befinden sich in der Seilbahn, welche alle 15 Minuten die beiden Wanderer aus dem Rheinland in luftiger Höhe überholt.

Dieter und Maria meiden während der Corona-Zeit öffentliche Verkehrsmittel. Das wurde so nie richtig besprochen, es hat sich einfach ergeben. Allerdings muss man wissen, dass beide auf ihrer Arbeitsstelle täglich 100 bis 200 Kontakte zu anderen Menschen haben (Servus hört man da eher selten).

Der Verwaltungsdirektor eines Busunternehmens der öffentlichen Verkehrsbetriebe hat Dieter im Frühsommer 2020 berichtet, dass bisher keiner seiner Busfahrer eine Corona-Infektion bekommen habe. Der Fahrerbereich sei mit Plexiglas abgetrennt, prinzipiell würden alle Türen zur Durchlüftung an den Haltestellen etwas länger geöffnet. Darüber hinaus seien die Busse mit einer Hochleistungs-Klimaanlage versehen.

Ob Hochleistungsfilter eingesetzt würden, sogenannte Hepa-Filter die Viren absorbieren? Nun, das konnte der Mann nicht genau beantworten. Ähnliches hatte ihm eine Beschäftigte der Deutschen Bahn berichtet. Dieter zweifelte jedoch recht früh an der Genauigkeit solcher Aussagen. Und er hat in gewisser Weise recht, denn erst seit 2021 sind die deutschen Gesundheitsämter aufgrund erheblich aufgestocktem Personalstamm und eingefahrener Logistik in der Lage Infektionsketten häufiger, umfassender und genauer aufzudecken.

Bus und Bahn hin oder her, jetzt ist der Gipfel des Hochfelln erreicht. Den gesamten Chiemsee kann man von hier sehr gut überblicken. Daneben ergibt sich die Erkenntnis, dass dieses Land da unten – also Bayern, Chiemgau, Deutschland oder wie man es nun halt nennen mag, von hier oben so schön wie immer ausschaut. Ganz so, als wäre es der Natur selbst so ziemlich egal, ob sich die Menschen mit einem Virus herumplagen oder nicht.

Und Jesus kam doch

Mit dem E-Bike geht es durchs sogenannte Bergener Moos in Richtung Chiemsee. Die Strecke geht auf Fahrradwegen und Lehmstrecken durch Landschaften aus Sumpf, Schilf und anderen hohen Gräsern. Das fühlt sich nicht nur an wie eine Safari, sondern sieht auch ganz so aus. Wer also nicht wüsste, wo er sich hier befindet, würde niemals auf Deutschland tippen. Und eigentlich erinnert diese Landschaft eher an die französische Camargue. Nur gibt es da diese hohen Berge im Hintergrund so halt nicht.

Daneben zeigen sich jetzt am Ufer der Feldwieser Bucht immer wieder kleine Kiesstrände mit Badenden. Dieter und Maria finden dann sogar eine Bucht ganz für sich alleine. Romantik ist halt nicht nur etwas für Achtzehnjährige. Und das Wasser? Nun ja, da punktet dann doch die Camargue, denn dieses hier sieht zwar sauber aus, benötigt wird jedoch bezüglich der Temperatur eine längere Eingewöhnungsphase. Aber der Reihe nach: Zuerst ist da Kies unter den Füßen und nach einiger Zeit fühlt es sich an wie Moos. Nochmals interessanter, besser gesagt ungewöhnlicher, ist der Umstand, dass man noch hundert Meter vom Ufer entfernt stehen kann.

Außerdem sind da Menschen in Schlauchbooten und die neumodischen Stand-up-Paddeler gibt es nicht nur im trendigen Hamburg, sondern hier halt auch. Was es aber woanders nicht gibt, ist die sogenannte Chiemsee-Kuh. Hierbei handelt es sich um einen schwimmenden Mähdrescher, der unter anderem auch Dreck einsammelt. Das ist dann ein seltsamer Anblick und könnte eigentlich nur noch von Jesus übertroffen werden, „der jetzt auch vorbeikommt und zwar übers Wasser gehend", denkt sich Dieter. Er ist ja katholisch erzogen, da liegen solche Gedanken nicht ganz so fern. Die Frage ist gut, sogar so gut, dass er darüber einschlummert. Und ob er da von Jesus träumt oder nicht? Das ist nicht überliefert.

Ein Paddelbot und ein Event

Alles war zehn Mal ausprobiert, die Sache klappte, also die App spielte auf jedem Smartphone dieser Welt die gleiche Musik und gab die gleichen Farben synchron ab. Jetzt „dudelte" den ganzen Tag eben diese Musik über die tragbare Anlage in Michaels Büro. Das kann man nicht jeden Tag machen, weil man sich dann irgendwann wie der Betreiber eines Devotionaliengeschäfts vorkommt, in dem christliche Kreuze, afghanische Wasserpfeifen und lachende Buddhas verkauft werden.

Wie gesagt, die Musik von der App sollte die richtige Stimmung bringen. Es handelte sich dabei um ein Stück von Bach wie auch andere Stücke von unbekannten Musikern. Die Rechte daran hatte Michael auf Plattformen eingekauft. Letztlich war die Idee, dass wenn Hunderte Smartphones die gleiche Musik vor Ort abspielen, sich daraus ein faszinierendes Sirren entwickelt. Jetzt aber ergab das eine fast sakrale Atmosphäre.

Es wurde Nachmittag und alles war bestens vorbereitet. Thorsten kam vorbei, er ist einer der zwei besten Freunde von Michael und bei diesem Event kam ihm eine „besondere Ehre zuteil", denn er ist der Mann vor Ort für die Technik. Das ist bis heute nie richtig besprochen worden, aber es hat sich so halt bereits eingespielt. Er macht gerne mit und als findiger Designer und zudem praktisch veranlagter Mensch bringt er beste Voraussetzungen mit. Jetzt sitzen sie da, besprechen noch einmal alles und damit auch diesen großen Karton, in dem sich ein aufblasbares Paddelboot befinden „soll".

Soll? Ja, schon, ist doch auch ein derartiges Foto drauf. „Ist von Amazon, waren auch Paddel auf den Abbildungen", sagt Michael noch und dann wird nachgeschaut. Gut, es kommt auch wirklich ein Schlauchboot zum Vorschein, aber eben keine Paddel und von einem Blasebalg ebenfalls keine Spur.

Wieso überhaupt ein Schlauchboot? Nun ja, es ist angedacht, schwimmende Lampions auf das Wasser der Außenalster abzusetzen, daraus soll sich dann ein „schwimmender Lichtteppich" ergeben. Die Idee kam Michael, als er vor wenigen Tagen mit Thorsten eine Generalprobe vor Ort durchführte. Es war Nacht gewesen und vor Ort sah man gut das Leuchten der Smartphones, selbst ein paar wenige von diesen Smartphones sorgten für einen überraschend eigenwilligen Symphonie-Sound, der auch eher ein mystisches Sirren war. Das war alles gut. Nur auf die Dauer, da könnte es dann doch langweilig werden. So entstand die Idee noch zusätzlich auf dem Wasser etwas zu veranstalten. „Sozusagen, was fürs Auge."

Zurück zum Paddelboot ohne Paddel und Blasebalg. Was also tun? Der Event beginnt in etwa vier Stunden. Das ist zu wenig Zeit für eine Amazon-Bestellung und es vergeht jetzt eine wertvolle Stunde mit Anrufen in Baumärkten und Kaufhäusern. Nur, die haben so etwas nicht vorrätig. Zwar ist Hamburg die zweitgrößte Stadt Deutschlands, aber wenn man hier im Sommer 2020 ganz normale Paddel kaufen will, gibt es so etwas nicht.

Was also tun? Michael denkt nach, wenn er was kann, dann das: Eine neue Idee ist da, in Form eines Anrufs bei seinem Freund Uwe. Und ja, die Stimmung verbessert sich, denn dieser hat, so meint er es zumindest, ein Werbegeschenk von einem berühmten Kaffeeröster auf dem Speicher liegen. „Ein Kinderpaddelboot", meint er sich zu erinnern. „Egal", schreit Michael. Und ja, der gute Freund hat sich nicht vertan, zehn Minuten später kommt der

Rückruf und siehe da: Blasebalg und Kinderpaddel sind wohl da. Und auch noch ein Kinderpaddelboot mit Werbeaufschrift inklusive aufgemalter Kaffeebohne.

Ziemlich hell

Angekommen, um aufzubauen. Seitlich der Krugkoppelbrücke befindet sich ein Schiffsanleger. Jener, an dem die weißen Verkehrsschiffe anlegen, mit denen zumeist Touristen die Schönheit der Hansestadt für sich entdecken.

Da steht man also nun, pumpt das Paddelboot auf, hantiert an den Kinderpaddeln, welche nun auch angekommen sind. Und ja, das klappt schon mal alles, also durch Improvisation – indem die viel zu kurzen Kinderpaddel geschickt mit vor Ort aufgefundenen Stöcken verlängert werden. Wenn etwas nicht passt, so sagte man früher, wird es passend gemacht. Zumeist war damit gemeint, etwas zu kürzen – und wie man sieht, geht es umgekehrt auch.

Nicht ganz so passend ist allerdings diese Anspannung, zumindest in Michaels Kopf. Es ist halt so. Er kann sich ja nicht sagen, „geh weg, Anspannung". Zwar stehen jetzt auf der Brücke mehrere Fotografen mit sehr großen und sehr professionell ausschauenden Kameras, nur wächst mit der Größe des technischen Geräts nicht auch die Menge des interessierten Publikums.

Sonnenuntergang in Hamburg ist am 28.08.2020 genau um 20:18 Uhr. Und siehe da, jetzt ist es soweit und nochmals ein „siehe da", denn es ist ziemlich hell. Man sieht alles und jeden sehr gut. Noch nicht einmal auffallen würde es, wenn ein Jogger mit Sonnenbrille vorbeikommen würde. Immerhin, das Paddelboot funktioniert und ist nun auf dem Wasser. Und der Rest der Eventtruppe? Der begibt sich jetzt hoch auf die Brücke.

In einer der Apsiden von dieser ist die tragbare Musikanlage aufgebaut, die Musik der App muss mittels Bluetooth übertragen werden und dafür ist ein eigenes Smartphone zuständig. Es klappt. Und was klappt noch? Der Grafiker ist plötzlich da wie auch der Programmierer der App.

Ja, jetzt bleiben langsam, aber sicher mehr Leute stehen. Manche schauen nach unten zum Wasser, worauf sich ja das Boot lustig bewegt. Genauer gesagt paddelt Thorsten, während seine mittlerweile hinzugekommene Freundin die leuchtenden Lampions auf dem Wasser aussetzt.

Das geht im Detail so: Das Lampion wird aufgefaltet, worauf dann in die Mitte ein brennendes Teelicht hineingestellt wird – und erst darauf wird das Ganze auf der Außenalster ausgesetzt. Und jetzt? Beginnt man diese Lichter auch zu sehen, denn endlich macht sich die Dämmerung bemerkbar – es wird dunkel.

Michael atmet auf. Wenn man angespannt ist, denkt man weniger, aber es gab ganz kurz den Gedanken, was denn wäre, wenn es die nächste Stunde gar nicht mehr dunkel wird.

Und ja, es war ein Fehler, nicht darauf zu achten, wie ein Sonnenuntergang in Hamburg im Hochsommer zeitlich tatsächlich abläuft. Aber nachher ist man immer klüger. Nur, es ist noch gar nicht nachher.

Einer der Fotografen, erkennbar an einem riesigen Fotoobjektiv vor der Kamera, kreuzt den Weg von Michael. Beide schauen sich an. Ob er von der DPA ist, fragt Michael. Der junge Mann nickt. „Klappt manchmal halt nicht so wie geplant", entfährt es dem Event-Chefplaner. „Ist manchmal so", entgegnet der andere, nicht unbedingt unfreundlich, aber eben doch etwas angesäuert. Wenig später ist er verschwunden.

Immerhin, das Boot ist auf dem Wasser, die Teelichter zeichnen sich jetzt schön ab, die App-Steuerung der wenigen Smartphones, welche sozusagen sich jetzt am Event beteiligen, die funktioniert. Daneben spielt auch nach wie vor die Anlage, wobei die Musik von den Smartphones zu schwach bis gar nicht zu hören ist.

Nochmals ist es dunkler geworden. Nochmals aufatmen. Just in diesem Augenblick geschieht das Unerwartete: Auf der Brücke gibt es eine ganze Reihe von alten Lampen – schön ausschauend, wie aus dem Bilderbuch – und diese springen scheinbar automatisch dann an, wenn eine bestimmte Dunkelheit erreicht ist. Das ist augenscheinlich jetzt der Fall. Eigentlich schön. Nur halt kontraproduktiv. Wie auch immer, es stehen jetzt Pulks von Menschen auf der Brücke. Manche bleiben stehen, wegen der Musik, andere wegen den vom Wasser leuchtenden Lampions und ganz wenige auch wegen ein paar Menschen, die Smartphones in die Höhe halten von denen bunte Lichter ausgehen.

Und dann ist da eine Gruppe, wie sagt man so schön, junger Menschen. Halt studentisch wirkend, von denen einer demonstrativ sein Smartphone nach oben hält. Jetzt löst sich eine junge Frau daraus und tritt zu Michael. Sie hätte da Fragen. Und ja, er kann diese beantworten. Sie erfährt, dass er der eigentliche Urheber des Ganzen ist und die Sache durchaus viel Arbeit war. Und teuer? Ja, war es auch. Wie teuer genau?

Michael weiß nicht mehr genau, ob er eine Summe nennt und eigentlich ist das Ganze auch ein Missverständnis: Er hat monatelang an diesem Event gearbeitet – und einen Sportler, der an Olympia teilnimmt – egal ob er gewinnt oder verliert, fragt man schließlich auch nicht, wieviel Geld die Vorbereitungszeit gekostet hat. Es gibt Dinge, Sachen, Menschen und Geschehnisse, die sind nicht wirklich mit Geld aufrechenbar. Dieser Event zählt für Michael dazu.

Daneben hat aber auch er eine Frage!

„Ja?"

„Warum hat denn nur einer eurer Gruppe die App auf dem Smartphone installiert?"

„Reicht doch", erwidert die junge Dame.

„Und der Rest von euch wollte halt kein Geld ausgeben?"

Nicken.

Potente Prominenz

Es geht am See entlang zum Hotel Chiemgauer Hof. Fast schon verschämt werden die nicht mehr ganz so neuen E-Bikes abgestellt. Denn hier beginnt eine andere Welt, eine, in der man mit Porsche, Ferrari, Maybach, Land Rover oder wenigstens Jaguar vorfährt.

Jetzt geht es ins Hotel hinein, den Schildern folgend einen holzgetäfelten Frühstücks- und Restaurantbereich durchschreitend, um endlich auf die Außenterrasse zu gelangen. Dieter kann sich das Flüstern nicht verkneifen: „Hier sind die Reichen, die Schönen und die Alten." Dem fügt er mit ironischer Stimmlage hinzu: „Und wir? Wir haben ja die Maske auf, unklare Situation. Ha, ha."

Es ist nicht bekannt, ob die Gattin den Witz verstanden hat oder dies überhaupt wollte, denn jetzt wird der Wiesenbereich betreten, der an einer kleinen Kaimauer endet, wohinter sich ein Schwimmbecken samt ein paar weniger Badegäste befindet. Auch wenn die beiden neuen Gäste nicht im teuren Luxuswagen erschienen sind, sie dürfen sich einen der freien Tische aussuchen. Dieser befindet sich fast am Wasser, was aber jetzt in den Hintergrund rückt, denn siehe da, am Nachbartisch glaubt man Prominenz entdeckt zu haben.

Ja, Maria ist sich ganz sicher, jener Mann dort ist der Schauspieler Fritz Wepper. „Und all die anderen um ihn herum?", flüstert Dieter. Aber er muss sich noch gedulden, denn die flinken Finger seiner Frau huschen über das Smartphone und endlich hebt sich ihr Kopf, es strahlen ihre Augen: „Die anderen? Also das ist die Tochter vom Wepper. Und daneben, das ist der Schwiegersohn, dann kommt ein Enkel und diese eine Person, die habe ich noch nicht herausbekommen."

Fritz Wepper! Kennt jeder in Deutschland. Zumindest jeder von den Älteren – und fast jeder von den Jüngeren. Dies, obwohl Wepper nie ein Superstar an sich war. Fast ist dieser Mann eine Belehrung fürs Leben, denn er ist durch eine klein „wirkende" Rolle zu Ruhm und Ehre gelangt. Genauer gesagt war die Rolle gar nicht so klein, sondern trug das Adjektiv nur im Namen: Fritz Wepper spielte in den 70er-Jahren den jungen Kriminalassistenten „Harry Klein" in der Krimiserie „Der Kommissar". Richtig, es handelt sich um jenen, der mit dem Satz „Harry, hol schon mal den Wagen", gemeint war. Smart und clever wirkte er da, möglicherweise ist er das aber auch im wirklichen Leben.

Fritz Wepper verklagte 2013 den Comedian Atze Schröder. In dessen Live-Fernsehsendung zog dieser über die lethargische junge Generation her. Die Sendung begann daher mit der Frage, wer die Kinder in Deutschland macht und die Antwort lautete, dass es die Alten sind. Darauf, jetzt kommt der entscheidende Punkt, zählte Atze den früheren Tagesthemenmoderator Ulrich Wickert und eben Fritz Wepper auf. Er kommentiert das wie folgt: „150 Zentimeter geballte Erotik, 40 Kilo zu viel auf den künstlichen Hüften, die Dritten beim Knutschen schon mal in der Tasche."

Nun ja, Deutschlands Richter schauen ab und zu fern und lachen möglicherweise auch mal mit. Das Gericht entschied kurz und knapp, dass die derbe „Zeugungsszene" von Atze in dessen Programm zukünftig zu unterlassen sei.

Der Hintergrund des Ganzen: Fritz Wepper lebte von 2009 bis 2012 mit der 33 Jahre jüngeren Kamerafrau Susanne Kellermann zusammen und zeugte mit dieser ein Kind. Aber dann kehrte er 2012 doch zu seiner Ehefrau zurück. Die Gründe dazu muss man sich selbst ausmalen, denn dazu ist dann doch nichts im Internet zu finden.

Ja, diese Infos entstammen alle der Google-Recherche, die zumeist dann auch schnell auf Wikipedia führt. Danke dafür. Allerdings hat Google von Beginn an die Gesichtserkennung und Erkennung von Stimmmustern untersagt und dies in seine Regeln des Verbots für Software-Entwickler aufgenommen. Trotzdem existieren Apps mit solchen Programmen.

„Mit unseren jetzigen Cororna-Masken haben die Erkennungsprogramme es sicherlich schwerer", denkt Dieter und lächelt selig, als er die Kellnerin mit dem bestellten eiskalten Grauburgunder vor sich bemerkt. Und Fritz Wepper? Mit dem wird jetzt das gemacht, was man früher nach dem Tatort machte, man schaltet in ein anderes Programm, eines, welches hier am Chiemsee heißt: Wir genießen jetzt mal ohne Prominenz den Nachmittag.

Lastenausgleich

Es geht mit dem E-Bike nach Ruhpolding. In den 80er-Jahren hatte Dieter einen Studentenjob, bei dem es um die Abfertigung des berühmten Magic-Busses am zentralen Kölner Busbahnhof ging. Kann man sich heute gar nicht richtig vorstellen, aber damals war er „der Fahrkarten-Kontrolleur" eines Reiseunternehmens für Hippies. Ja, so etwas hat es mal gegeben.

Zur Erläuterung: „Magic-Bus", das war der Titel eines berühmten Songs der Rockband „The Who", entstanden im wilden Jahr 1968. Nomen est Omen: Zehn Jahre später, also 1978, war Magic-Bus eine Billig-Fernbuslinie, welche für einen sehr geringen Preis die Fahrgäste von London über Amsterdam, Köln, München, Graz oder Belgrad nach Athen transportierte. Von Athen aus konnte darüber hinaus die Weiterfahrt nach Afghanistan vermittelt werden. Sicherlich wollten damals einige der Späthippies in die afghanischen Berge nicht nur zum Bergsteigen, sondern in Sachen Drogen ging es da oben halt auch „high" zu.

Um zur Sache zu kommen: Einer der eingesetzten Busse war von einem Busunternehmer aus Ruhpolding. Diese Ortsangabe hat sich Dieter gut gemerkt, warum auch immer, manchmal merkt man sich etwas und weiß darauf ein Leben lang nicht wieso. Vielleicht liegt es in diesem Fall daran, dass es sich um einen extrem heruntergekommenen Doppeldecker-Bus handelte, dem man seine Fahrbereitschaft zumindest ohne Drogeneinwirkung nicht ohne Weiteres ansah. Jedoch sahen eben dies die erstaunlich nüchternen Busfahrer anders und schwärmten zudem beständig von ihrer wunderschönen Heimat Ruhpolding. Damals war das allerdings für Dieter eine „No-Go-Area", also tiefstes „rechtes Deutschland" mit Lederhosen und Seppelhut tragenden Menschen.

Wie gesagt, die Geschichte ist bis zum heutigen Tag präsent geblieben und somit bedarf sie endlich einer wahrhaften Überprüfung. Kurz: Per Fahrrad steuert man jetzt jenes sagenumworbene Ruhpolding an.

Eine steile Waldstrecke wird durchfahren, während über den Berggipfeln im Süden Quellwolken aufziehen. Die Wetter-App hat 30 Grad gemeldet. Das ist sommerlich. Endlich! Und schon ist man mittendrin im diesem Ruhpolding. Ladenlokale ziehen vorbei, einige scheinen zu florieren, erstaunlich viele stehen leer, keine Fensterdekorationen zeigen letzteres an. Aufgegeben. Nun ja, die anderen haben bei genauerem Hinschauen auch bereits Ausverkauf. Der Ort wirkt furchtbar altbacken. Ganz ehrlich: Fast ist es hier so, wie sich das Dieter zu Magic-Bus-Zeiten vorstellte. Und noch etwas: Bereits vor Corona muss es hier gebröckelt haben.

Kurzfristig ist da ein mulmiges Gefühl. Denn es zerfällt hier augenscheinlich eine alte, scheinbar heile Welt – und damit auch jene „wunderschöne" Welt von den Busleuten?

Jetzt erinnert aber erst einmal eine Auslage mit Hüten an etwas ganz anderes: Dieter hat seinen Strohhut in Köln vergessen. Der eher jugendliche Verkäufer wirkt beflissen und als man ihn dann danach fragt, also nach der Lage hier so im schönen Ruhpolding, berichtet dieser von einem Umsatzrückgang von etwa vierzig Prozent im eigenen Laden. Was aber weit mehr zählt, ist eigentlich sein Geschäft auf Märkten und Kleidungsmessen, welches sich aktuell im Bereich null bewegt. Pause. Eine, die mit einem leisen Satz endet: „Und wenn die Herbstmärkte oder gar die Weihnachtsmärkte wegfallen, dann ist für uns Schluss." Das sitzt, der Hut auch. Somit wird dieser jetzt bezahlt, denn mehr kann man hier sowieso nicht mehr tun – außer sich den Hut aufzusetzen.

Liquiditätsprobleme

Im August 2020 berichtet der DIHK - Deutscher Industrie- und Handelskammertag, dass vierzig Prozent der deutschen Unternehmen Liquiditätsprobleme angeben und zehn Prozent eine Insolvenz befürchten. Jedoch kam weder 2020 noch 2021 die prophezeite Insolvenzwelle. Stattdessen gab es bereits im Sommer 2020 kluge Regelungen, wodurch Insolvenzen aufgrund Corona zunächst verschoben wurden. Die Banken werden im Jahr 2021 doch noch Abschreibungen vornehmen müssen. Wirtschaftsfachleute gehen im Jahr 2021 bei ansteigenden Sparvolumen der Bürger und parallel dazu ansteigenden Schulden von Unternehmen und Staaten letztlich von einer später kommenden Inflation aus.

Wichtig, so sagen diese Wirtschaftsfachleute, sei der Umstand, dass Banken gesunden Firmen notwendige Kredite nicht versagen. Die europäische Zentralbank, EZB, bescheinigte 2020 dem Bankensystem eine gute Verfassung, selbst ein Abfall der Wirtschaftsleistung um über 12 Prozent in Europa werde keine Bankenkrise auslösen. Für 2020 reduzierte sich das deutsche Bruttosozialprodukt um 5 Prozent, eigentlich übersichtlich. Die lokalen Risiken von kleinen Banken, wie Volks- und Raiffeisenbanken, die viele Kredite an kleine und mittlere Betriebe vergeben, seien aber nicht genau absehbar.

Dieter erinnert sich an ein Gespräch mit einem Mann aus der Direktionsebene einer solch „kleinen" Bank. Diese, so wurde geschildert, habe konkrete Anweisungen für den Fall eines Reaktorunfalls in Deutschland, einem Nachbarland oder ähnlich gravierender Ereignisse. Da die meisten Kunden der Bank dann kaum noch Umsätze hätten und die hinterlegten Sicherheiten wie Häuser wertlos würden, ist folgendes Szenario vorgesehen: Sparern mit einem Vermögen über 100.000 Euro werden die Zahlen ihres Vermögens über dieser Grenze hinweg nur in weißen Zahlen angezeigt. Im Klartext: Das Geld ist weg.

Viele Experten wie auch Laien setzen in Krisenzeiten auf Gold oder andere Edelmetalle. Im Einzelfall mag das auch richtig sein, aber Gold nutzt nun einmal nichts bei Durst in der Wüste noch zur Verlängerung einer stimmungsvollen Party. Dieter findet spätestens nach seinem Besuch in Ruhpolding, dass vielen Betrieben die Reserven der nicht Corona-Betroffenen weiterhelfen könnten. Er hat zudem von politischen Überlegungen gelesen, die Nicht-Betroffenen an den Kosten der Krise zu beteiligen. Er selbst? Er würde da mitmachen. Das Wort der Stunde könnte also auch heißen: „Corona-Lastenausgleich" oder Corona-Solidaritäts-zuschlag. Unterm Strich würden hierbei Krisen-Profiteure wie Lebensmittel-Einzelhandel, E-Commerce, Softwareanbieter oder Versandhandel anderen helfen.

Italien

Ruhpolding? Das war am Morgen gewesen. Europa ist gar nicht so groß und es erscheint auch nicht größer, wenn man sich langsam mit einem Campingmobil darüber hinwegbewegt. Früh war sie losgegangen, die gemächliche Fahrt über die Alpen, und jetzt am frühen Abend befindet man sich auf dem zentralen Camping Venezia Village.

Nach jedem Tag geht die Sonne unter. Das geschieht auch jetzt und hier in Italien, während dazu die Grillen zirpen und es gar nicht mal viel wärmer als in Deutschland ist. Nebenan steht ein nagelneuer Audi Quattro inklusive Sportreifen sowie polnischem Kennzeichen. Und der Besitzer? Nun ja, er ist ein wahrer Sports-mann, vielleicht Fußballer. Zumindest ist unterhalb des Kinns alles Sichtbare tätowiert. Noch auffallender ist der röhrende Husten, welchen sowohl der Tätowierte wie auch seine Beifahrerin alle paar Minuten in Wildtier-Lautstärke von sich geben.

„Das fängt ja gut an", denken Dieter und Maria. Ein Flucht-plan wird geschmiedet, auch nicht lange gezögert und schon sind die beiden weg. Per öffentlichem Nahverkehr geht es nun rüber nach Venedig. So romantisch das auch sein könnte, ist es dann doch nicht. Denn: Der Weg zur Lagunenstadt wird von vielen ge-schlossenen Läden gesäumt. Nun ja, aus Spaß schließen Geschäfte nicht einfach so – stattdessen lohnt es sich offensichtlich nicht. Die Stimmung ist etwas gedrückt, aber immerhin lacht von oben die Sonne.

Je mehr es in Richtung Zentrum geht, desto „normaler" wird die Lage: Menschen wie auch geöffnete Geschäfte nehmen zu. Und noch etwas: Wünscht man sich sonst eher weniger an Tourismus, Nippes wie auch Menschen an den schönen Stellen dieser Welt, so ist das plötzlich anders. Hier sehnt man sich diese Anzeichen einer eher kitschigen Normalität zurück. Das gibt zu denken. Und diese veränderte Sichtweise auf die Welt wird ein Punkt sein, der, wenn einmal alles in Sachen Corona vorüber ist, uns alle etwas oder etwas mehr verändert haben wird.

Die Rialtobrücke darf jetzt aber nicht fehlen und ja, den faszinierenden Blick von dieser auf den Canal Grande sollte man einmal im Leben erleben. Übrigens ist die Stadt Venedig an sich eine „verdeckte" bautechnische Meisterleistung, denn viele Häuser beziehungsweise deren tragende Mauern sind hier unterhalb der Wasserkante auf Holz aufgeständert. Dies, weil der eigentlich tragende Grund sich weiter unten befindet. Durch die Holzpfähle erreicht man also die tieferen und tragenden Schichten, womit ein kontinuierliches Absinken der Häuser verhindert wird.

Andererseits, und diese Frage kommt ja schnell auf, verfallen die eingesetzten Eichenpfähle nicht, weil unter Wasser kein Sauerstoff an das Holz gelangt. Daneben entwickelt Holz natürlichen Auftrieb, was zusätzlich das Absinken der Häuser verhindert. Das alles ist imponierend intelligent. Aber es gibt da trotzdem Gefahren für die gesamte Konstruktion. Die Rede ist von riesigen Touristenschiffen, welche Venedig normalerweise anlaufen. Diese spülen durch ihre immensen Wasserwirbel den Mörtel zwischen den Ziegelsteinschichten der Häuser heraus.

Aber die alte Stadt kann aufatmen, denn sowohl das neue Virus wie auch neuerdings kluge Gesetze setzen dem ein Ende. Daneben wird gegen die durch den Klimawandel bedingten Sturmfluten aktuell das „Modulo Sperimentale Elettromeccanico" fertig. Hierbei handelt es sich um ein modernes Sturmflutsperrwerk.

Das berühmte Café Florian am Markusplatz

Wo Ruhm ist, sind auch Menschen. Aber im berühmten Café Florian, immerhin das älteste Kaffeehaus Italiens, fehlt es schlicht an menschlichen Wesen und damit zugleich an zahlenden Kunden. Keine zehn Touristen sitzen da auf den ehrwürdigen Stühlen. Auf diesen, ja genau auf diesen, ließen sich immerhin schon Goethe, Richard Wagner, Thomas Mann und viele andere Berühmtheiten nieder – um sich von der Stadt, den Menschen und Italien inspirieren zu lassen. Daneben schaute von hier ein gewisser Giacomo Casanova der damaligen Damenwelt hinterher.

Für Ersteres wie auch letzteres benötigt man an diesem Tag allerdings eine gewisse Fantasie, denn hier und jetzt hält da lediglich ein vereinsamter Kellner nach Gästen Ausschau, welche weder jetzt, in einer Stunde noch am nächsten Tag kommen werden. Noch vor wenigen Monaten war so etwas unvorstellbar. Aber dann wurde im Dezember 2020 jenes Kaffeehaus mit seiner 300-jährigen Geschichte einfach so geschlossen. Man bedenke: In diesen drei Jahrhunderten hatte das berühmte Café wirklich Tag für Tag geöffnet, selbst in Kriegszeiten oder zu Weihnachten. Die Erkenntnis lautet daher: Ein klitzekleines Virus kann mehr bewirken, als man denken könnte.

Eine kleine Trattoria

Zehn Uhr abends. Seit einer halben Stunde geht es durch fast menschenleere Straßen und dann leuchtet endlich aus der Dunkelheit etwas Freundliches die beiden Stadtwanderer an: eine Trattoria an einem kleinen Platz mit romantischer Außengastronomie.

„Alles optimal", findet Dieter. Doch das soll nicht lange so bleiben. Kaum hat man Platz genommen, erscheinen auch schon diese italienischen Kinder. Nachlaufen zwischen den Besuchern spielen die Kleinsten – und von den größeren Gästen lieben nicht alle diese kostenfreie Gelegenheit, sich spielend mit Corona anzustecken. Daneben, ach ja, ist das unschuldige Erscheinen von Kindern einem klitzekleinen Virus herzlich egal. So erklärt es Dieter seiner, wie er findet, süßen Ehefrau.

Und dann fällt da noch eine andere Geschichte ziemlich schnell ins Auge: Bis auf den Chef trägt das gesamte Personal pflichtbewusst seine Masken. Nur dieser, ein hochgewachsener Italiener, verzichtet auf seine Gesichtsbedeckung. Feierlich und fein gekleidet mitsamt sauberer Chefschürze steht er da. Na gut, er trägt schon auch eine Maske – allerdings unterm Kinn.

Und während sein Personal rasch bedienen muss, unterhält er sich lautstark mit einer scheinbar ihm bekannten Familie, zu der im Übrigen auch ein Teil der immer wilder spielenden Kleinen gehört.

Wenig später beginnt eine neue Szene dieser „coronesken" Aufführung: Mitglieder besagter Familie machen sich auf den Weg
zur Toilette. Das ist menschlich – allerdings nur dann, wenn man
dazu eine Maske trägt. Und dann stoppt diese Aufführung – weil
unerwartet ein deutscher Gast, der Leser weiß schon wer, lauter
als üblich „etwas sagt".

Die Worte selbst? Zweitrangig. Der Sinn? Sofort verstanden –
und auch sogleich kommentiert: Von einer elegant gekleideten
italienischen Dame und Mutter! Herablassend schaut sie den
Sprecher an. Blicke können töten und diese hier setzen gerade
dazu an. Aber dann besinnt sich die Dame und winkt elegant ab.
Und der Wirt? Er hat die Szene wohl mitbekommen – wie auch
gehandelt, indem er abgetaucht ist. Nein, er wird in der nächsten
Zeit hier draußen nicht mehr gesehen.

Was hatte Dieter ihm angekündigt? Dass, wenn dieser ohne
Maske so weitermachen würde, er seinen Laden in einer zweiten
Welle bald wieder schließen könne. Letzteres kam dann ja auch
europaweit – aber erst am Ende des Jahres 2020.

Die Pest

Erstmalig brach die Pest im Jahr 1347 in Venedig aus. Von den
120.000 Einwohnern überlebten etwas mehr als die Hälfte. Daneben wütete der Schwarze Tod nicht nur in der Lagunenstadt,
sondern griff von hier schließlich auf Italien und darauf sogar auf
ganz Europa über. Und es sollte nicht das einzige Mal sein, dass
der Schwarze Tod die schöne Lagunenstadt für sich aussuchte.
Vermutlich hätten damals die dortigen Bewohner mit ihren Nachfahren von heute gerne getauscht, denn die damalige Pest erscheint
dann doch weit gefährlicher als unsere Corona-Pandemie (nach
derzeitigem Erkenntnisstand). Der Vergleich kann vielleicht be-
ruhigen, in dem Sinne, dass wir heute hier in Europa geschichtlich
betrachtet nicht schlecht dastehen.

Insofern kann man sich ja das mittelalterliche Venedig noch
einmal genauer ansehen: Damals mutmaßte man bezüglich der
augenscheinlich gefährlichen Pest nur so herum. Die behandelnden
Ärzte nannte man „Pestdoktoren", da sie sich in lange Ledergewän-
der hüllten und dazu Handschuhe, Krempenhut und eine auf-

fällige Schnabelmaske trugen. Besagte Maske ähnelt tatsächlich einem Schnabel. Manchmal war sogar noch ein Stab daran angebracht, welcher bei Untersuchungen für den gewünschten Abstand sorgte. In der Tat beträgt der Abstand, um sich von Mensch zu Mensch mit der Pest zu infizieren lediglich 30 Zentimeter. Daneben waren die Pestärzte bereits aus der Ferne sehr gut zu erkennen und wer konnte, ergriff vor ihnen sofort die Flucht.

Übrigens waren in den Masken oftmals Duftstoffe von Wacholder, Minze, Myrrhe und Kampfer eingebracht. Diese sollten einerseits den Arzt schützen – wie auch den Geruch der Pestkranken überlagern. Und noch etwas: Prinzipiell durften diese Pestdoktoren sich nicht unter Leute begeben und mussten daher in den Quarantänequartieren leben. Das war vielleicht eine unangenehme Maßnahme für karrierebewusste Ärzte, aber eben auch eine durchaus sinnvolle für die Allgemeinheit.

Die jeweiligen Quarantänestationen und ein Pestkrankenhaus waren auf Inseln außerhalb Venedigs untergebracht, dort mussten auch die Neuankömmlinge vierzig Tage verweilen, ehe sie die Stadt betreten durften. Schiffe gingen dort vor Anker und durften erst nach diesen Quarantänezeiten ihre Fracht löschen.

Es sei darauf hingewiesen, dass anders als bei Corona, jene Pest nicht über schwebende Aerosole übertragen wurde. Vielmehr erfolgte die Übertragung von Mensch zu Mensch per Bluthusten und den damit verbundenen Tröpfchen. Der Pest-Erreger an sich war im Übrigen auf Oberflächen nicht lange überlebensfähig.

Einen zweiten Infektionsweg stellte der Flohbiss dar. Hierbei sprangen die Flöhe von infizierten und zumeist sterbenden Ratten auf Menschen über. Es handelte sich also um ein recht komplexes Infektionsgeschehen.

Anders ist es beim SARS-CoV-2-Virus, dieser lässt die meisten Wirte am Leben und die Infektion erfolgt bei etwa der Hälfte der Fälle durch sogenannte asymptomatische Träger über die Luft. Junge Menschen sind dabei sehr häufig asymptomatisch und können so unerkannt und ungewollt zu Überträgern werden. Da würden Schnelltests helfen – und es scheint beim Abschluss dieses Buches im März 2021 sich diese Erkenntnis langsam auch in der Politik durchzusetzen.

Zudem kann das Virus besonders in geschlossenen Räumen wie auch auf Oberflächen mehrere Tage überleben. Wie infektiös es dann noch ist, weiß man allerdings auch Anfang des Jahres 2021 noch immer nicht genau. Die Chinesen halten sogar Corona-Viren auf tiefgefrorenem Fleisch für möglicherweise infektiös. Jedenfalls überleben SARS-CoV-2-Viren den Gefrierprozess.

Zwei Gemeinsamkeiten gibt es dann zwischen Pest und Corona doch noch: Einmal die Erregerherkunft, China. Und zweitens werden beide Infektionen beziehungsweise die betreffenden Erreger durch Reisende weitergetragen. Allerdings müssen zur Vermeidung von Corona die Menschen die Distanz zueinander halten, während bei der Pest zwei Distanzen einzuhalten waren (und sind) – jene zu Menschen wie auch die zu Nagern.

Yersinia pestis

Erst 1898 wurde der Zusammenhang der Übertragung des Pesterregers durch das Bakterium Yersinia pestis von Paul-Louis Simod entdeckt und der Erreger selbst von Alexandre Émile Jean Yersin (auch Alexandre John Emile Yersin). Yersin war ein schweizerisch-französischer Arzt und Bakteriologe. Er wuchs am Genfer See auf und ebenda entdeckte er mit acht Jahren auf dem Dachboden seines Elternhauses eine Insektensammlung. Die Beobachtung von kleinen Lebewesen muss ihn sehr fasziniert haben, denn nach einem Studium ging Yersin als Bakteriologe an das berühmte Institut Pasteur in Paris. Letztlich erweiterte er beständig seine Kenntnisse und besuchte unter anderem den bakteriologischen Kurs von Robert Koch in Berlin.

1890 zieht es ihn nach Saigon und schließlich baut er in Indochina das erste Pasteur-Institut außerhalb von Frankreich auf. Dann, im Jahr 1894, gelingt ihm schließlich die Isolierung des Erregers aus befallenen Lymphknoten von Pesttoten in Hongkong. Die sich von der Mongolei her ausbreitende Pestwelle erreichte damals Südchina. Japaner und Franzosen hatten Teams zur Erforschung der Krankheit gesendet. Diese arbeiteten wie Yersin im Kennedy Tower-Krankenhaus, aber konkurrierten dort mehr, als sie kooperierten.

Schließlich bestach Yersin einen Bestatter, um an das für ihn wichtige Material aus den geschwollenen Lymphknoten der Pesttoten zu gelangen. Daneben fehlte ihm jedoch ein Brutschrank, weshalb er kurzerhand die Bakterien in einer Bambushütte in

Schalen züchtete. Bei 27 Grad Außentemperatur gelang ihm dann endlich erfolgreich die Anzüchtung. Eben dies bewerkstelligten seine Kollegen beziehungsweise Konkurrenten nicht, denn deren Brutschrank wies Temperaturen um die 37 Grad auf.

Letztlich konnte Yersin damit den Zusammenhang der Pest mit dem gleichzeitigen Rattensterben in Hongkong nachweisen, aber nicht das wesentliche Glied der Übertragung, den Flohbiss. Es klingt erstaunlich, aber erst knapp ein Jahrhundert später, im Jahr 1987 wurde die genaue Abfolge der Pestübertragung nachgewiesen. Wie erwähnt spielen dabei Ratten und deren Flöhe die Überträgerrolle.

Franz von Assisi

Wir bleiben in Italien. Nach schönen Badetagen in den sogenannten Marken geht es weiter Richtung Umbrien und damit zum dortigen Trasimenischen See. Der erste Zwischenstopp lautet Assisi und da man mit dem Camper die Straßen in Stadtnähe nicht befahren darf, fahren Dieter und Maria auf den E-Bikes den Berg Monte Subasio nach Assisi hoch. Nun, wer die Stadt nicht kennt, dem sei gesagt, dieser Ort ist terrassenförmig und letztlich malerisch in einen Felsrücken gebaut. Von weitem sieht man die fundamentalen Basiliken San Francesco und Santa Chiara. Darüber hinaus betrachtet die UNESCO diese Stadt als ein einzigartiges Beispiel für eine Tempelstadt. Falls noch nicht erwähnt: In der dem Heiligen Franziskus geweihten Basilika werden die Gebeine des Schutzpatrons der Italiener aufbewahrt: Franziskus von Assisi.

Jener Franziskus trug nicht nur einen adeligen Namen, sondern der Mensch dahinter war bereits ein besonderer. Aber erst einmal deutete darauf in seiner Kindheit nicht allzu viel hin, so wuchs er in einer reichen Kaufmannsfamilie sorgenfrei auf. Dann aber, zum jungen Mann gereift, verändert ein Kriegsgeschehen sein Gemüt, er wird für ein Jahr vom Feind eingekerkert. Schließlich, durch den eigenen Vater freigekauft, zieht es ihn schon wieder in die nächste Schlacht. Jedoch erkrankt er auf dem Weg, liegt danieder und träumt fiebernd von Gott, der ihn auffordert zurückzukehren, um sich fortan dem Geistigen zu widmen.

Träume sind die eigentliche Magie des Lebens, kommen sie doch aus tieferen Schichten einer Person hervor. So muss es auch bei Franz von Assisi gewesen sein: Er folgt nicht mehr dem weltlichen Ruf nach Ruhm, Ehre und Macht – sondern dem im Traum ihm angewiesenen. Es kommt zum Streit mit dem Vater, worauf Franz auf jegliches Erbe verzichtet. In der Folgezeit lebt er als Aussätziger und trotzdem gewinnt er Anhänger, welche sich ärmlich wie er kleiden. Es bildet sich eine Gemeinschaft und im Jahr 1215 wird diese als Franziskaner-Orden von Papst Innozenz III. offiziell bestätigt.

Eine gläubige Schlange

Es ist heiß, sonnig und der Himmel blau. Trotzdem, als müsste es jetzt so sein, geht es hinauf zur Basilika San Francesco. Die massiven und Hunderte Meter langen Anbauten wirken von weitem wie eine Festung. Aber es geht hier dann doch moderner zu, denn da stehen auf dem Vorplatz Polizeifahrzeuge wie auch Soldaten mit Maschinengewehren. Einer der Polizisten deutet mit einer Armbewegung an, sich die Maske aufzuziehen. Wird gemacht.

Waffen? Wirken an heiligen Orten seltsam, so als wenn Engel nicht nur die Harfe spielen könnten. Aber wenn es diese himmlischen Gesellen denn wirklich gibt, wer hat gesagt, dass sie immer friedlich sind? Erzengel Michael ist nicht nur der offizielle Schützer Deutschlands, sondern hat bereits in biblischen Zeiten für himmlische Ordnung gesorgt und mal eben den Teufel in die Hölle verwiesen.

Der Platz, fast so groß wie ein Fußballfeld, wird von Arkaden mit schattigen Gängen gesäumt. Wiederum stehen in der Mittagshitze auf beiden Arkadenseiten Hunderte Menschen in Dreier-Reihen. Allesamt Gläubige, welche in die Unterkirche der Basilika gelangen möchten. Dort befindet sich das berühmte Mausoleum von Franz von Assisi. Und ja, sie alle tragen Masken, worauf auch der Polizist genau achtet. Nur die Sache mit dem Abstand gibt zu denken, denn der ist medizinisch betrachtet so gering, dass sich die Gläubigen mit Corona anstecken werden, sobald auch nur einer unter ihnen das Virus in sich trägt. Das Ganze kann traurig machen, zumal sich sehr gebrechliche Menschen darunter befinden.

Trasimenisch

„Maremma, das ist Italienisch", denkt Dieter. Zwar kann er die Sprache kaum, aber er weiß, dass man derart ein sumpfiges Küstenland bezeichnet. Und eben dieses liegt jetzt vor seinen Füßen, denn der Trasimenische See ist erreicht. Hier gab es früher Malaria sozusagen inklusive. Man erkannte schließlich die Versumpfung als entsprechende Ursache. Die hier ehemals siedelnden Etrusker schlugen dann zwei, nein, besser gesagt drei, Fliegen mit einer Klappe: Sie legten ein umfangreiches Kanalnetz zum Erzabbau an, welches zugleich die Gegend trockenlegte und die Malaria verschwinden ließ.

Aber die Geschichte geht sogar noch weiter: Besagte Kanäle versiegten mit dem Niedergang des Römischen Reichs und just als das Mittelalter „guten Tag" sagte, schaute auch wieder die Malaria vorbei. Erst nach dem Zweiten Weltkrieg konnte sie endgültig von hier verdrängt werden.

An diesem Lago Trasimeno gibt es einen Fahrradweg, welcher direkt entlang des Ufers führt. Sonnenblumenfelder wechseln mit gepflügtem Ackerland und dann wieder bewaldeten Bereichen. Und dann gibt es noch Maria und Dieter auf ihren Rädern, eben dort entlangradelnd, während über dem Ganzen die Sonne scheint. Und jetzt taucht ein Lokal auf und damit der Gedanke an eine Pause.

Es geht alles sachte zu, da sind nur ein paar wenige Ausflügler. Daneben muss, man sitzt ja bereits und studiert die Speisekarte, die seltsame Stille der Gegend erwähnt werden. Schaut man genauer hin, ist spätestens jetzt auch diese Leere zu bemerken. Zum Beispiel ist da nur ein einziges Boot auf dem Wasser. Genau genommen ist es seit Langem das erste schwimmende Ding da draußen. Für die sommerliche Jahreszeit wie auch für den viertgrößten See Italiens ist das wenig – zu wenig.

Noch einmal nähern sich die Reisenden abends dem Ufer, während zugleich ein Mann mit einer Mistgabel erscheint, worauf er verwesende Fischteile vor sich her trägt. Das sieht komisch aus, das riecht ekelig und es erklärt das Geschehen rund um den See: Hier „modert" das Wasser.

Die Gründe sind eigentlich schnell genannt, denn in den letzten Jahrzehnten hat sich Phosphat aus Landwirtschaft und Rückständen von Waschmitteln im Gewässer angesammelt. Manche Seen dieser Welt mögen das verkraften, dieser kann es aufgrund seiner geringen Wassertiefe von höchstens sechs Metern einfach nicht.

Eine E-Mail

Nach gefühlt Hunderten von Versuchen, eine höhere Instanz der Stadt Hamburg zu erreichen, erhielt Michael vollkommen unerwartet eine Nachricht von einer solchen. Einen Tag vor dem Event trudelte eine wohlformulierte wie auch informierte E-Mail von der Elbphilharmonie herein. Kein Rechtschreibfehler – und selbst die Kommata stimmen. Das ist in unseren hektischen Zeiten eine Besonderheit. Schnell wird beim ersten Überfliegen klar, hier geht es darum, sich abzusichern, für den Fall, dass der Event „was wird". Das steht natürlich so nicht drin, aber irgendwie halt doch zwischen den Zeilen.

Da wird also umfassend argumentiert, warum der Event technisch seitens der Elbphilharmonie nicht durchführbar wäre. Zum einen wäre da der schlechte Klang seitens des Orchesters auf dem umlaufenden Balkon des Gebäudes und zudem wären die Musiker zu weit entfernt vom Publikum.

Nun ja, es gibt wohl auch schon ähnliche Ideen mit Lichtsteuerung auf dieser Welt. Allerdings ist dieser Punkt der Elbphilharmonie extrem wichtig, denn das Projekt von Michael wird als „leider ohne sonderlichen Neuigkeitswert" eingestuft. Zudem hätte man bereits im Dezember 2019 ein Event mit Lichteffekten im eigenen Hause durchgeführt. Ein paar Sätze später wird Michael dann ein gutes Gelingen gewünscht.

An dieser Stelle vielleicht ein Hinweis: Michael wusste nichts von diesem von Mercedes gesponserten Event mit beleuchteten Armbändern. Sein Event setzt auf die kostenfreie Beteiligung von vielen Menschen und den Zusammenhalt einer ganzen Gesellschaft – sowie technisch gesehen auf Smartphones.

Darüber hinaus gilt: An seiner Event-Idee ist eigentlich nichts Neues, außer dass es so etwas in dieser Form noch nicht gab. Also, dass sich Menschen an Gewässern in Großstädten versammeln, um gemeinsam in die Nacht „zu leuchten". Und auch die Faszination, die dabei entstehen kann, die lässt sich nicht erfinden. Sie ist das, was wir Menschen bereits in uns tragen – und nun endlich in der Pandemiezeit (und danach) gemeinsam erleben können.

Montepulciano

Montepulciano? Nun, den Namen hat fast jeder schon einmal gehört. Richtig, es handelt sich um eine berühmte Weinsorte. Und sonst? Ist es eben auch der Name einer mittelalterlichen Stadt, welche heute weitestgehend autofrei ist. Die Straßenpflaster und Häuser sind aus dem 15. und 16. Jahrhundert – und all das sieht gediegen und gepflegt aus. Schöne Häuser, Straßen und Plätze: Man muss nur einmal hinschauen und erkennt sofort, hier haben die Vorfahren etwas sehr Solides für viele Hundert Jahre hinterlassen. Dieter und Maria nennen es: „nachhaltig und schön".

Scheinbar ist dieses Vorausdenken oder auch dieser seriöse Umgang mit den Begebenheiten eine Besonderheit der Stadt. Zumindest spiegelt es sich auch bei dieser Gruppe junger Trommler, welcher Dieter und Maria jetzt begegnen. Kinder und Jugendliche von sechs bis sechzehn Jahren stehen da, allesamt adrett in weißgelb gestreifter Tracht gekleidet plus ein neumodisches Detail: Alle tragen die gleichen weißgelb gestreiften Masken im Gesicht. Und dann spielt die Truppe und es hat etwas Rührendes, denn hier stimmt alles – auch das Gefühl.

Vielleicht, ja vielleicht, ist das hier die Zukunft von Europa, zumindest ein Teil von dieser. Nein, es geht nicht um die Farbgebung der Masken, sondern dieses Zusammenkommen als Gemeinschaft, diesen genügsamen Stolz über sich selbst. Das erinnert an den kommenden Event in Hamburg und vielleicht, ja vielleicht, ist das Auftauchen der Trommler gar kein Zufall?

Das Ende der Wurst

„Ogni cosa ha un capo e una coda, solo la salsiccia ha due capi." Das ist Italienisch. Und dann auch wieder nicht, denn es handelt sich hier um das deutsche Sprichwort: „Alles hat ein Ende, nur die Wurst hat zwei". Das kennt man südlich der Alpen nicht und über eben diese geht es jetzt zurück nach Deutschland.

Jetzt erreicht der „Pössl" nach langer Fahrt über zumeist leere Autobahnen den Lago Maggiore. Einmal sei es hier am Rande bemerkt: Dieter sagt zu seinem Wohnmobil immer „Pöschl". Das ist Wunschdenken, denn der Hersteller des Wohnmobils heißt nun einmal Pössl (aber dies ist jetzt keine Werbung). Jetzt aber fahren wir im Geschehen dieses Buches fort: Mit besagtem Pössl befindet man sich auf der Schweizer Seite des berühmten Sees und zugleich auf einem 5-Sterne-Campingplatz.

Fünf Sterne? Ja, denn hier fehlt es schließlich an nichts: Überall finden sich Seifenspender wie auch automatische Desinfektions-Boxen. Darüber hinaus gibt es berührungslose Klapptüren vor dem Raum zu den Männerurinalen. Wobei letztere natürlich, wie sollte es anders sein, eine automatische Spülung vorweisen. Aber damit nicht genug, denn erwähnenswert sind noch die Personenbegrenzung in den geschlossenen Räumen sowie die getrennten Ein- und Ausgänge. Wir kommen zum Zuschlag und der heißt: Rezeption mit Schaltern, Wartebereich stets im Freien – „und die bekannte Abstandsregel von 1,5 Metern wird mit dem Maßband eingehalten".

Nun, besagte 1,5 Meter stimmen wirklich und zwar ganz genau. Warum? Weil Dieter nicht anders konnte und eigenhändig nachgemessen hat, eine Unterstellung von Michael, insofern stimmt das nicht. Aber Michael selbst, der hätte nachgemessen, nicht wegen Corona, sondern weil er die Pingeligkeit der Schweizer interessant findet. Aber sein Bruder Dieter ist auch über etwas ganz Anderes überrascht: So haben diese Schweizer keine generelle Maskenpflicht in den Geschäften!

Nochmals erstaunlicher erscheint es, dass ausgerechnet hier, im penibelsten Land der Welt, die Fallzahlen steigen. Aktuell, also Ende August 2020, werden 300 Neuinfektionen pro Tag bei 8,5 Millionen Einwohnern gemeldet – das entspricht einer 7-Tagesinzidenz von 196! Man diskutiert im Land der Berge daneben den Umstand, warum die Spitalbetten trotzdem relativ leer bleiben. Die Alten schützen sich scheinbar gut.

Und was denkt wohl der Lago Maggiore über das Unheil an seinen Rändern? Gut, ein See kann nicht sprechen, aber dafür „spricht" seine entspannte Atmosphäre für diesen. Letzteres entdecken Maria und Dieter auf ihren E-Bikes: Mild und warm fühlt sich hier alles an, selbst der frische Fahrtwind.

Und noch etwas: Peter Fox hat etwas in seinem Hit „Haus am See" vergessen zu erwähnen, nämlich den Umstand, dass es diesen See in Wirklichkeit gibt und er heißt natürlich: Lago Maggiore. Zur Erinnerung an den Text, hier noch eine kleine Auffrischung:

Und am Ende der Straße steht ein Haus am See.
Orangenbaumblätter liegen auf dem Weg.
Ich hab 20 Kinder, meine Frau ist schön.
Alle komm'n vorbei,
ich brauch nie rauszugehen.

Kein Geschmack mehr

Jeder hat bereits davon gehört und so mancher kann es bestätigen: Corona-Infektionen führen häufig zu erheblichen Geschmacksstörungen. Anders gesagt: Oftmals riechen die Infizierten nichts mehr, manchmal sogar für längere Zeit. Der Geschmack kommt dann erst allmählich wieder. Ein ähnliches Problem haben auch ältere Menschen, denn der Transport von Duftstoffen innerhalb der Nasenregion lässt halt im Alter nach.

Übrigens haben (nicht nur) bei diesem Thema Frauen ganz natürliche Vorteile: Sie verfügen gegenüber Männern über rund 50 Prozent mehr jener Neuronen, welche die Geschmackserlebnisse an die Gehirnzellen weitervermitteln. Daneben gibt es ernst zu nehmende wissenschaftliche Theorien, nach denen sich das weibliche Geschlecht bei der Wahl des Partners besonders auf den Geruchssinn verlässt. „Den kann sie nicht riechen", sagt die Dame dann ja auch nicht einfach so.

Aber es können auch gesunde Männer aufgrund des Geruchs ihrer Bakterien beziehungsweise ihres Mikrobioms von Frauen herausgeschnuppert werden, sie können ihren idealen Partner sozusagen bereits am Geruch erkennen. Die Evolution von Primaten zu Menschen hat noch spezielle Pheromon-Rezeptoren in der Nasenschleimhaut entstehen lassen. Wahrscheinlich lassen sich darüber sogar Angst oder auch Freude beim Gegenüber unterbewusst wahrnehmen. Übrigens finden auch Tiere über die gleichen Rezeptoren gesunde und passende Sexualpartner. So gesehen behindert die Pandemie auch das optimale Gelingen des menschlichen Nachwuchses.

Afterwork

Das erste Event war beendet. Zwei Männer, Typ aufgeweckt und ausgeschlafen, eben deutsche Intelligenz, beginnen ein Gespräch mit Michael. Sie hatten zuerst alles für eine Veranstaltung der Zeugen Jehovas gehalten. Zwei Sekunden später, so lange dauert die Denkpause, lacht Michael. Darauf muss man erst mal kommen.

Es stimmt schon, von außen betrachtet und ohne Vorwissen, hätte man das Geschehen mit seiner lauten Bachmusik so deuten können. Aber bei näherer Betrachtung, so sagen die beiden, hätten sie es verstanden und interessant gefunden. Offensichtlich handelt es sich um eine Art „spirituelle Veranstaltung", meinen die Klugen jetzt. Michael nickt – „ja, das Wort kommt dem Sinn näher, aber vielleicht lässt sich alles nicht mit einem Satz etikettieren", gibt er zu bedenken.

Der Ausgang des Abends ist schnell erzählt: Es wird eingepackt und darauf in einer naheliegenden Kneipe mit Außenbereich eine Runde Alkohol bestellt. Weil die Gruppe zu groß ist, muss man auch schon wieder gehen. Abstandsregeln. Noch einmal wird ein Blick über das Wasser gerichtet und damit symbolisch auf ein eigentlich nicht ganz gescheitertes erstes Event! Es war irgendwie dann doch schön.

Es spricht die deutsche Kanzlerin

Samstag, der 29. August 2020. Die deutsche Bundeskanzlerin Angelika Merkel kann man kritisieren. Man kann sie sich auf den Mond wünschen, selbst wenn man niemals das nötige Flugticket bei Elon Musk bezahlen könnte. Oder aber man kann sie einfach schätzen. Manche glorifizieren sie sogar. All das „kann" man. Was man aber muss, ist die Klarheit ihrer Weitsicht anerkennen.

Dies war nun genug an Auftakt, zumal es um ein in der jüngeren Vergangenheit nicht sonderlich beachtetes Ereignis geht: Die Rede ist von der traditionellen Sommer-Pressekonferenz der Bundeskanzlerin am letzten Samstag des Augusts 2020. Frau Merkel führt hier aus, dass man in diesem Sommer Freiheiten im Freien und einen relativen Schutz vor Aerosolen genossen hat. In den nächsten Monaten wird es ihrer Meinung nach nun darauf ankommen, die Infektionszahl niedrig zu halten, „wenn wir uns wieder drinnen aufhalten, an Arbeitsplätzen, in Schulen und Wohnungen". Sie betont, dass solange Medikamente und Impfstoff nicht gefunden seien, es nicht wieder so sein wird wie früher. „Wir werden länger mit dem Virus leben müssen."

Da kannten sie und auch die EU-Präsidentin Ursula von der Leyen aber schon die guten Ergebnisse mehrerer Impfstoff-studien. Die USA und Großbritannien hatten bereits über eine Milliarde Impfstoffdosen geordert, auch das wusste man. Daneben war auch bekannt, dass in China und Russland bereits seit Monaten Menschen in sogenannten neuralgischen Positionen geimpft wurden.

Fridays for Future

Die Bewegung war eine Zeitlang verschwunden, dann aber nimmt die Sache im September 2020 wieder vorsichtig an Fahrt auf und es wird in der deutschen Hauptstadt demonstriert. Dies sogar in Anwesenheit von Greta Thunberg.

Daneben kritisiert die deutsche Fridays for Future-Sprecherin Luisa Neubauer unsere Bundeskanzlerin wie folgt: „Sie ist Wissen-schaftlerin. Sie kann sich nicht aus der Klimakrise herausreden."

Die Kanzlerin selbst erklärt schließlich Mitte September nach einem Treffen mit Greta Thunberg, dass sich beide Seiten über die globale Bekämpfung der Klimaerwärmung einig seien und den Industriestaaten eine besondere Aufgabe hierbei zukomme.

Die meisten Erwachsenen finden Greta Thunberg prima. Ob es Bravo-Poster oder ähnliches von ihr in den Kinder- oder halt Erwachsenenzimmern gibt, ist nicht bekannt. Allerdings wird Neugeborenen der Name Greta seltener verliehen, als vor dem öf-fentlichen Erscheinen der Schwedin. Möglicherweise möchten die Eltern ihre Kleinen lieber „normal" aufwachsen sehen.

Damals, als Pippi Langstrumpf im Fernsehen lief, wurde der Name Annika in Deutschland langsam aber sicher populär, aber eben nicht Pippi. Gut, das Wort hat im Deutschen allerdings auch eine seltsame Konnotation. Wie auch immer, es scheint so, dass die heutigen Eltern lieber eine Emma als eine Greta möchten. Übrigens lautete in Deutschland im Jahr 2020 der beliebteste Mädchenname „Mia".

Sex sells? War gestern

Bestimmt schon mal gehört: „Prostitution ist das älteste Gewerbe der Welt." Wer auch immer diesen Satz erfunden hat, er konnte ihn wahrscheinlich gar nicht beweisen. Allerdings verändert die Pandemie nun ganz schön dieses uralte Gewerbe.

Über die Sache wurde auch bereits ausführlich berichtet: Eines der größten Bordelle der Welt, das Pascha in Köln (wo auch sonst) ist pleite. Der Grund heißt Corona und die genaueren Zusammenhänge liegen auf der Hand beziehungsweise auf dem Wasserbett. Wie Sex geht, wissen die meisten und dass es mit tausend Vorkehrungen zur eigenen Sicherheit keinen Spaß mehr macht, halt auch. Im Pascha hatten 120 Frauen auf zehn Stockwerken ihre Dienste angeboten. Es heißt, einige sind wieder in ihre Heimatländer zurückgereist. Andere, so wird gemunkelt, bieten ihre sexuellen Leistungen illegal und ohne Kontrolle an, sie sind sozusagen im Home-Office. Etwa 2.000 Prostituierte soll es (offiziell) in der Millionenstadt Köln geben. Wahrscheinlich sind es aber dann doch noch ein paar mehr.

Wie auch immer, eine Hochkultur ohne Prostitution hat es wahrscheinlich bisher nicht auf der Welt gegeben. Es scheint aber so, dass die alten und einfachen Kulturen der Nomadenvölker so etwas nicht kannten oder brauchten. Auf jeden Fall kannten sie dort auch nicht das, was wir Monogamie nennen. Gut möglich ist es natürlich schon, dass sich dort für kürzere Zeit echte Liebespärchen nur auf sich konzentriert haben. Zur gesunden Vermischung von genetischem Material wurden gerne junge Wanderer aus anderen Gegenden in die kleinen Sippen aufgenommen. Heute ist dies noch bei den Inuits so.

Aber um diese „Fremdgänger" ging es ja schon im Einstieg zu diesem Kapitel und wir nähern uns jetzt schon wieder dem Ausstieg, welchen uns freundlicherweise ein berühmter französischer Schriftsteller liefern wird. Die Rede ist von Michel Houellebecq. Dieser stellt in seinen Werken das Thema Sex gerne in den Mittelpunkt, ohne dass seine Texte an sich sonderlich erotisch sind. Jetzt aber, in den Zeiten von Corona, darf man dem anerkannten Schriftsteller durchaus einen neuen Roman mit dem Titel „Prostitution in Zeiten von Corona" zutrauen. Zugegeben, das klingt nicht romantisch oder sonderlich originell, aber dafür verrucht.

Man muss dazu noch wissen, der kluge Denker aus Frankreich hält die Prostitution für eine gewichtige gesellschaftliche Stütze. Seines Erachtens fällt der französische Staat spätestens dann auseinander, wenn es die bezahlte Liebe nicht mehr gibt.

Daneben beschreibt Houellebecq in einem Essay aus dem Jahr 2020 die pandemische Krise und sieht eine erneute Zunahme der bereits vorhandenen gesellschaftlichen Vereinsamung und Entfremdung. Letzteres ist seit eh und je sein zentrales Thema und nun, wo sich das alles durch eine Pandemie zuspitzt, wird selbst ihm, dem nüchternen Zeitchronisten, mehr als mulmig.

Wiederum philosophiert Emmanuel Macron, der amtierende französische Präsident, da weniger, sondern handelt: Ab dem 15. Dezember 2020 beschließt er eine Ausgangssperre für die Abend- und Nachtstunden. Dabei geht er dann auch ganz gut in die Vollen, denn diese Anweisung betrifft gleich ganz Frankreich. Trotzdem haben Anfang 2021 einige Städte im Süden der Grande Nation Inzidenzen von über 800 aufzuweisen.

Praxis-Alltag im Herbst 2020 und hohe Berge

Selbst in der onkologischen Praxis mit ihren monatlich etwa 800 Patienten ist das Virus im Oktober 2020 nahezu ein Fremdling. Ja, es gab auch hier Corona-Infektionen, aber gefühlt waren die bisherigen fünf Fälle unter den Patienten weit weniger als befürchtet. Dazu hatten sich alle diese Patienten ja außerhalb der Praxis infiziert, zwei haben es leider nicht überlebt.

Immer öfter hört Dieter die Frage: „Doktor saachens, jibbet dat Virus öööverhoupt?" Übrigens kommen derartige Bemerkungen nicht von den ganz Jungen, sondern eher von Seiten der über 50-Jährigen. Daneben gibt es eine überraschend kritische Gruppe unter dem liberalen Klientel. Menschen von diesem Kaliber, oftmals Selbstständige oder chronisch Umtriebige, fühlen sich in ihrem Leben stärker eingeschränkt als der Rest der Gesellschaft. Am Marktstand für Bio-Brotwaren erlebte Dieter einen Vertreter dieser Gattung: Männlich, um die fünfzig, teuer auf jung gestylt, möglicherweise mit vorzeigbarer Karriere in der Filmindustrie: „Jetzt geht der Schwachsinn wieder los, das Virus ist doch nur gefährlich für 80-plus und für welche mit schweren Vorerkrankungen!"

Schon wieder gefüllte Krankenhäuser

Im Juni 2020 hatte die Sonne in Köln nicht nur äußerlich ge-schienen, sondern auch die Werte in Sachen Corona konnte man da als „sonnig" bezeichnen: Nicht mehr als maximal zehn Patien-ten mit einer Covid-19-Erkrankung in den örtlichen Krankenhäu-sern waren zu versorgen gewesen. Das war wenig, war sozusagen nichts.

Jetzt aber brachte der Oktober eine beachtliche negative Änderung: An nur einem Wochenende hatte sich die Anzahl der Covid-19-Erkrankten in den Kölner Kliniken immens erhöht. Es zeichnet sich deutlich ab, dass eine Isolierstation je Krankenhaus bald nicht mehr reichen würde. Weit über 100 infizierte Patienten sind damit bereits Anfang Oktober 2020 in Köln zu versorgen und damit fast so viele wie im März des gleichen Jahres.

Eigentlich konnte man sich das Weitere bereits ausmalen: Die Erkrankungen bezüglich Covid-19 würden unweigerlich an-steigen, zumal die wirklich kalten Monate ja noch kommen. In der Praxis von Dieter wird jetzt „schnell getestet". Daher stehen genügend Schnelltests zur Verfügung. Das Gute daran: Ein be-treffendes Testergebnis ist nach zehn Minuten bereits ablesbar. Übrigens wird zur erweiterten Sicherheit noch zusätzlich ein PCR-Test an das Labor gesendet. Bis April 2021 wurden die je-weiligen Ergebnisse der Schnelltests voll und ganz bestätigt.

Über Sprungversuche

Neo, die Hauptfigur im Filmklassiker Matrix schafft seinen ersten Sprungversuch von Hochhaus zu Hochhaus nicht. Daran denkt Michael. Hatte also der erste Event und damit sozusagen der erste Sprungversuch das Ziel nicht wirklich erreicht, so ging es nun an den zweiten. „Ja, jetzt könnte es klappen", denkt er sich.

Die wesentlichen zwei Fehler waren ja erkannt: Zum einen war es viel zu lange Zeit hell geblieben. Daher musste das Ganze mit einer gewissen Verzögerung nach dem Sonnenuntergang beginnen. Zum anderen kaufte niemand die App, auch nicht für einen Euro. Die Menschen sind es zumindest heute zunehmend nicht mehr gewohnt, für bestimmte Leistungen im Bereich Online etwas zu bezahlen. Michael weiß, wovon er spricht, denn er ballert auch ab und an zur Ablenkung mal eine Runde auf seinem Smartphone und dies stets kostenfrei. Das ökonomische Prinzip von solchen Apps nennt sich „Freemium": Daher können die Nutzer das Angebot nutzen, möchten sie aber über exklusivere Funktionen verfügen, etwa um höhere Spielrunden zu erreichen, dann muss doch noch bezahlt werden.

Was also ist zu tun? Da es darum geht, dass beim Event möglichst viele Menschen mitmachen, wird die App ab sofort kostenfrei zum Download angeboten. Das ist der erste Punkt. Und der zweite wurde bereits angedeutet: Der Event beginnt erst, wenn es wirklich dunkel ist und damit weit nach dem offiziellen Zeitpunkt des Sonnenuntergangs. Fachleute sprechen in diesem Zusammenhang von einer sogenannten blauen Stunde. Diese dauert in Deutschland etwa 45 Minuten. In dieser Phase ist es noch nicht ganz dunkel, obwohl die Sonne bereits untergegangen ist.

Ein Plan wird ignoriert

Der Plan hinter dem Plan war eigentlich einfach: Weniger für Online-Werbung ausgeben. Stattdessen sollten Flyer verteilt werden. Auf diese wurde dann ein QR-Code gedruckt, über welchen man sofort in den App-Store gelangt, zum Runterladen der App „21 Million Lights".

Der Clou an der Geschichte: Michael stellte zum Verteilen der Flyer zwei Hostessen ein, die engagierte er sozusagen online und das klappte auch ganz gut. Die beiden hatten zwar keine klischeehaften langen Beine, aber waren höchst kommunikativ und hatten halt keine Scheu Menschen anzusprechen. Es erstaunt immer wieder, dass manche Menschen gut zeichnen können, andere im Kopfrechnen die Besten sind und andere braucht man nur von der Leine zu lassen und schon verwickeln sie Hans und Franz in ein Gespräch.

Und sonst? Gibt es nicht so viel Gutes zu berichten vom zweiten Event. Ein paar Regentropfen leiteten es ein und ansonsten ist es fast übertrieben, von einem Event zu sprechen. Selbst die meisten Freunde waren nicht erschienen oder kamen verspätet. Aus Mangel an Masse saß Thorsten alleine im Paddelboot, diesmal mit professionellen Paddeln bewaffnet und verteilte die Teelichter in den dafür vorgesehenen Lampions.

Immerhin, es war dunkel und dies von Anfang an. Michael stand oben an der Anlage und die beiden Hostessen versuchten die Menschen von diesem eigentlich nicht sichtbaren Event zu überzeugen. Es ist eine philosophische Frage, ob etwas, was man nicht wahrnimmt, überhaupt existiert. Insofern erlebte die Menschheit hier doch noch vielleicht eine Premiere, den „ersten unsichtbaren Event" der Welt.

Gelingt wenig bis nichts, hat man drei Möglichkeiten: Erstens erst recht größenwahnsinnig zu werden. Zweitens endlich so richtig depressiv wegzusacken. Oder drittens: Man entwickelt Demut vor dem eigenen Leben. Michael erlebte alle drei Phasen chronologisch. Seitdem hat sich die Demut etabliert und er kann diese nur weiterempfehlen, schließlich freut man sich einfach über alles, was mehr als nichts ist. Übrigens erscheinen aus dieser Perspektive selbst schwarze Löcher ganz anders, halt so wie ein Pendant zu unserer mit Materie und Emotionen nur so aufgefüllten Erde.

Kommen wir jetzt also zu den noch erwähnenswerten Punkten: Die Studentinnen berichteten Michael von einem jungen Mann, der sich beschwerte, dass der Event und die App Energieverschwendung wäre. Michael musste lachen, denn dann sei ja jeder Mensch bereits reine Energieverschwendung. Immerhin, das wäre ja mal eine sehr konsequente These. Daneben wurde von einem Mann berichtet, und nun wurde es wirklich interessant, der dann doch extra für diesen Event gekommen war. Jener wies darauf hin, dass die Bezeichnung des Events nicht stimmen würde. Man sollte es Kunstevent nennen – und zudem betonen, dass ein jeder, der mitmacht, ein Teil davon wird. Das war ein weiser Mann. Seine Worte sind bis heute nicht vergessen.

Ideenfinder

Die Sache hat nicht funktioniert und daher ist es eine Hoffnung, dass die Person am anderen Ende der Leitung helfen könnte. Michael telefoniert mit einem PR-Profi. Man pflegt so etwas wie eine saloppe Freundschaft. Daher: Man schätzt sich persönlich wie auch die intellektuellen Fähigkeiten des Anderen.

Also gut, der andere, der PR-Profi, versteht die Grundidee sofort. Man hatte auch schon vor dem ersten Event miteinander telefoniert. Er hatte Schnaps für die Nerven empfohlen, also unter anderem. Aber jetzt geht es nicht um Angespanntheit vor einer Premiere, sondern darum, eine gute Idee weiter zu entwickeln. Denn: Alle finden die Idee gut. Und zugleich finden alle, dass noch etwas fehlt, etwas mehr passieren sollte. Und dann ist da die Tatsache, dass es einfach nicht funktioniert hat. Punkt.

Hat der PR-Profi also Ideen, die helfen? Oder wäre eine Kooperation vorstellbar? Nein, keine Zusammenarbeit in irgendeiner Form. Der Profi sei jetzt schon überlastet (er schreibt Bücher). Gut, wenn das nicht geht, so hat er ja Ideen für mögliche Kooperationen und diese spult er nun nur so hinunter. Ja, so eine Findung von möglichen Partnern oder Unterstützung mit Anregungen macht er nicht zum ersten Mal – das merkt man bei der Ideenfülle schnell. So bemerkt er bei einem Luftholen denn auch, der andere solle mitschreiben.

Macht Michael aber nicht, weil er anders arbeitet, tickt und denkt – aber er hört genau zu. Es stimmt schon, tatsächlich sind das alles Möglichkeiten und doch, es fehlt schon wieder bei jeder davon „etwas". Und eben dieses „Etwas" ist immer das Gleiche: Es ist das X oder Y, was letztlich in der Formel aufgelöst und benannt werden will. Michael bedankt sich, man grüßt zum Abschied und dann ist der Hörer aufgelegt.

Von draußen scheint freundlich die Sonne herein. Es ist ein schöner und entspannter Tag und jetzt geschieht für ein paar wenige Minuten etwas eigentlich Merkwürdiges: Alles wird stiller. Und in der sanften Stille können sich die Gedanken tausend Mal schneller bewegen. Und was denken diese? Eigentlich Logisches: All diese eben aufgezeigten Möglichkeiten von einer Kooperation mit dem örtlichen Kunstverein bis hin zu einem Lampenhersteller, von Apple über die Telekom bis Samsung oder halt auch dem örtlichen Lichtverein – ja, all das bietet zwar Synergien – aber es ergibt nicht das eine Bild.

Das in den letzten Monaten entwickelte Konzept setzt nicht auf Superstars wie Udo Lindenberg und auch nicht die Elbphilharmonie – sondern auf die Menschen in Hamburg selbst. Die Frage lautet jetzt also anders: Welche Künstlergruppe gibt es, in der viele Menschen auftreten und ein jeder wichtig ist? Michael denkt an seinen Vater. Ja, der sang sein Leben lang gerne, zeitweise in mehreren Chören zugleich. Möglicherweise war es das, was ihn bei klarem Verstand 91 Jahre alt werden ließ. Dieser Gedankengang vom Auflegen des Telefonhörers bis hierhin dauerte etwa eine Minute und immer noch scheint die Sonne, ist es der gleiche Tag – und doch ein anderer.

Der fehlende Teil der Idee hat seinen Weg in die Wirklichkeit gefunden und es fühlte sich so seltsam mühelos und selbstverständlich an.

Chormusiker

Michael erinnert sich. Er hat einmal in einer WG gelebt, da hatte er ein sogenanntes Séparée, also gleich mehrere Räume, die hintereinandergeschachtelt waren. Der Mitbewohner und Organisator dieser Riesenwohnung war ein hochkomplexer Musiker, Dirigent und Arrangeur. Dieser leitete einen Chor und Michael war bei mehreren Vorführungen zu Gast. Ja, er tat das freiwillig, weil er es mochte, wenn Songs von Madonna oder Michael Jackson nun sensibel und raffiniert für einen Chor neu arrangiert wurden. Menschliche Stimmen, die haben etwas von Engeln, wenn sie singen – findet Michael.

China 2.0

Ende 2020 zeichnet sich der Verursacher der Pandemie auch als ihr Gewinner ab. Das erinnert an die „alten Spanier", welche bekanntlich die Grippe nach Südamerika brachten und dank dieser dann ein einfaches Spiel um die dortige Macht hatten. Aber zurück nach China mit seinen 1,4 Milliarden Einwohnern: Das dortige Infektionsgeschehen liegt im November 2020 nahezu bei null. Wirtschaftlich gibt es nicht nur eine nach oben weisende Kurve, sondern etwas weit „Krasseres", nämlich ein sogenanntes V. Die Wirtschaft zieht steil an. Darüber könnte man sich jetzt eigentlich freuen, zumal die Deutschen im Frühjahr 2021 einen stark steigenden Export nach China verzeichnen. Das asiatische Land ist 2020 unter allen Industrienationen aber das einzige mit einem Wirtschaftswachstum und dies wird nicht enden, denn für

2021 geht die dortige Staatsführung von einem Wachstum von mindestens sechs Prozent aus. Gefreut über diese Entwicklung hat sich vor allem Präsident Xi Jinping, denn er konnte damit sein Volk wieder hinter sich bringen. Im Januar und Februar 2020 hatte das noch ganz anders ausgesehen.

Andererseits verändern sich in China auch die Vorzeichen bezüglich der Zukunft des Landes schlechthin. So schwört besagter Xi Jinping das Land auf einen neuen Wirtschaftskreislauf ein. Im Fünfjahresplan sollen die sogenannten dualen Kreisläufe den einheimischen Konsum mit eigenen Produkten stärken. Hingegen soll der internationale Handel nur noch unterstützend für die Wirtschaft wirken. Im Prinzip handelt es sich hierbei um ein Pendant der US-amerikanischen Entkopplungspläne.

China lädt zum Tee

Im März 2021 mitten in der weltweiten Pandemie kamen in China die Volksvertreter, 3.000 Abgeordnete an der Zahl, in der riesigen Halle des Volkes zusammen. Im Halbkreis formierten sie sich um die Staatsführung, was eine beeindruckende Machtbotschaft und diesmal sogar eine mit Masken war. Der zweitmächtigste Mann Chinas, Premierminister, Li Keqiang, forderte hierbei industrielle Innovationen ein. Darüber hinaus soll im Bereich der Hochtechnologie die Volksrepublik rasch von den internationalen Märkten unabhängig werden. Auch sollen die Forschungsausgaben jährlich um sieben Prozent steigen und sind deutliche Steigerungen der Militärausgaben vorgesehen.

Was uns wie auch die Nachbarländer zu interessieren hat, ist der Umstand, dass Angst und Misstrauen selbst gegenüber dem eigenen Volk in China zunehmen. Übrigens sollte man lieber nicht das chinesische WECHAT nutzen oder besser nicht auf die Idee kommen, auf dieser Plattform etwas gegen die Parteilinie zu posten. In einem solchen Fall, das ist kein Geheimnis, wird man dann recht schnell „zum Tee" eingeladen, was nichts anderes als ein Polizeiverhör ist. Diese Form der Teezeremonie kann dann auch mit einem längeren Aufenthalt in einem Gefängnis ihren Abschluss finden.

Blankenese

Der Anruf kam früh, es war ein Freitag, irgendeiner im September. Die Frau sagte ihren Namen und dann bedankte sie sich für die Einladung. Sie und ihr Chor, sie wären dabei. Und ja, sie hätte alles verstanden, alles. Sie wäre ihr Leben noch nie auf einer Demonstration gewesen, sie wüsste, dass es nur so geht und sie will auch keine politischen Aussagen treffen. Sie ist dabei und sie weiß es jetzt schon, ihr gesamter Chor auch.

„Wir müssen etwas tun. Die Gesellschaft fällt auseinander. Ich habe das schon verstanden. Ach so, gibt es Strom vor Ort?"

„Ich glaube eher nicht. Vielleicht aber doch, da ist so ein Café-Restaurant. Warum denn?"

„Wir haben eine Elektropiano dabei. Auch ein Notstromaggregat, aber besser wäre ein Stromanschluss."

„Okay, darüber schauen wir dann einfach mal weiter. Aus welchem Ort kommen Sie denn?"

„Blankenese."

„Oh, das ist schön da."

„Ja, und wir wollen, dass Hamburg und das Land schön bleibt. Daher kommen wir."

Von Biosphären und dem Weltall

Am 1. Juli 1969 betrat der erste Mensch den Mond. Etwas mehr als zwanzig Jahre später begann ein Projekt, welches auch philosophisch interessant ist: Die Rede ist von der „Biosphäre 2". Hierbei handelte es sich um einen Kuppelbau im US-Bundesstaat Arizona, in den am 26. September 1991 jeweils vier Männer und Frauen einziehen, um gemeinsam mit etwa 3.800 Tier- und Pflanzenarten in einem autarken Ökosystem zu leben.

Autark? Das war das Projekt nie wirklich, denn immer wieder wurde das eine oder andere in die Biosphäre hinein geschmuggelt. Trotzdem schaffte man es letztlich nicht, eine eigene funktionierende Welt in Klein aufzubauen. Zudem gelang es der Mannschaft nicht, sich ausschließlich von den in der Biosphäre angebauten Pflanzen sowie den darin gehaltenen Ziegen und Hühnern zu ernähren. Starke Probleme bereiteten zudem Kakerlaken und Ameisen.

Das Time-Magazin zählte das Experiment zu den 100 schlech-testen Ideen des 20. Jahrhunderts. Das aber hielt 1994 eine zweite Gruppe nicht davon ab, es noch einmal zu probieren und für weitere sechs Monate in den hermetisch abgeschlossenen Bau einzuziehen. Aber auch hierbei waren die vorzeigbaren Erfolge recht durch-wachsen. Die Idee der Biosphäre ist philosophisch, technisch wie auch biologisch trotzdem mehr als interessant, zeigt sie doch, dass unser Raumschiff Erde viel komplexer und ausgewogener ist, als es uns Menschen zumeist erscheint. Kurz: Wir können noch viel lernen – über uns und die uns umgebende Natur.

Das sollten wir auch ganz praktisch, denn: Gemeinsam planen die USA und Russland seit längerer Zeit eine bemannte Raum-station im Mondorbit, die „Lunar Orbital Plattform-Gateway" (früher als „Deep Space Gateway" bezeichnet). Von dort sollen dann Raumflüge in die Tiefen des Weltalls vorbereitet werden. Daneben plant China bereits für das Jahr 2022 den Transport einer eigenen Raumstation in die Erdumlaufbahn. Bei all dem ist eines sicher: Da draußen im Weltall warten nur so Milliarden andere Galaxien auf den Menschen und es ist somit genügend Platz für alle da.

Aber, ob der Weltraum überhaupt besucht werden will, weiß niemand so recht. Elon Musk geht hier wie so viele andere westliche Unternehmer und Wissenschaftler davon aus, dass wir eben diesen Weltraum uns Untertan machen sollten. Er nannte das Anfang 2021 auch „das Leben spüren", also als er nach seinen Antrieben für seine vielen Umtriebigkeiten gefragt wurde.

„Das Leben spürten" aber auch die wissenschaftlichen Abenteurer, welche sich in den 90er-Jahren für ein halbes Jahr oder länger in die Biosphäre begaben. Die größeren Probleme waren dabei nicht zwischenmenschlich, so wird geschildert, sondern lagen eher im schleichenden Zusammenbruch des Öko-Systems. Das wenigstens sollte man beherzigen, wenn man sich weiter hinaus traut – ins grenzenlose Weltall.

Das Raumschiff Erde bewohnbar halten

Aber wie kommt man eigentlich darauf, dass man nur den Mond oder den Mars besiedeln muss und alles wird gut? Nun ja, dahinter steckt eine Nomadenphilosophie, nach der man einfach die nächste Oase plündert, wenn man die aktuelle bereits ausgenommen hat. Für eine Netflix-Serie ist das sicherlich spannender Stoff, also die Weiten des Weltalls für sich zu erobern. Und ja, man kann das auch tun, wenn man mit reinem Herzen käme und zuhause alles sauber blinken würde, meint Michael. Aber das ist nicht der Fall, stattdessen haben wir auf unserer Erde massive Probleme und somit ist da draußen die Eroberung des Weltalls nur ein gigantisches Ablenkungsmanöver.

„Zunächst" wirft Dieter ein. „Also, die Herausforderung ist ja erst einmal, die Erde für uns Menschen bewohnbar zu halten." Darauf bekäme die Menschheit weitere Zeit, um galaktische Reisen zu entwickeln. So könnte man dem natürlichen Ende der Menschheit auf der Erde entgehen. Denn wie schon in diesem Buch beschrieben, ist das Ende von allem Leben auf lange Sicht wahrscheinlich. Spätestens mit dem Absterben der Sonne in etwa zehn Milliarden Jahren geht hier im Sinne des Wortes das Licht aus. Michael sagt dazu, „wenn wir die nächsten hundert bis zweihundert Jahre als Hochkultur überleben, dann ist das schon etwas." Alles andere sei halt Science-Fiction.

Telefonieren

E-Mails erhält der moderne Mensch viele, manchmal scheint es, diese wollten in Sachen Quantität den eigenen Gedanken Konkurrenz machen. Unter den neuen E-Mails auf Michaels Computer ist jetzt eine besondere, denn die Absenderin, eine Chorleiterin, hat viele Fragen zum Event. Soll sie haben, denn sie ist wichtig. Es haben bis dato nur zwei Chöre zugesagt und Michael glaubt nun einmal, dass es erst perfekt ist, wenn es drei sind. Warum? Weil drei mehr als zwei ist und eben diese Zahl eine Gruppe bildet.

Die E-Mail macht also neugierig. Es wird gleich einmal eine Runde googelt. Und ja, das sieht gut aus: Es handelt sich hier um einen jungen Chor und die Leiterin arbeitet hauptberuflich als

Pädagogin. Michael beantwortet die Fragen und ein paar Tage später ruft sie dann auch an. Die Begrüßung ist fahrig, zügig und unruhig. Das erste, was inhaltlich rüberkommt, ist nicht wirklich nett, denn sie und ihr Chor würden unter normalen Umständen nicht mitmachen, aber ihre jungen Chormitglieder möchten halt gerne auftreten. Das sagt sie nicht unfreundlich, aber halt bewusst abschätzig.

Michael bleibt freundlich, auch wenn er es später bereut. Er hat den Verdacht, dass er nicht gerade schlau Rüberkommt. Innerhalb der nächsten Tage entwickelte sich ein knapper elektronischer Dialog, worin die Dame den geplanten Ort gegenüber dem Hamburger Jungfernsteg kritisiert. Einen Chor könne man dort schlecht aufstellen und zudem wäre es zu laut. Michael entgegnet immer wieder, dass er experimentieren würde. Das ist tatsächlich die Wahrheit. Eine Woche später trudelt erneut eine E-Mail ein, es ist ihre Absage, versehen mit umfangreichen Argumenten.

Man muss wissen, und da musste Michael als staatlich anerkannter Künstler auch hinzulernen: Chorleiter sind sensible und meist studierte Menschen. Daneben werden sie selten Stars oder irgendwie anders berühmt. Sie singen wirklich aus Freude oder zumindest Idealismus. Das hat Michael gelernt und ist vorsichtiger geworden, also im positiven Sinn.

Wir halten fest: Besagte Chorleiterin hatte in allen fachlichen Punkten recht. Es kam nur leider in jedem Satz mindestens einmal rüber, dass sie sich für klüger als Michael hielt. Immerhin war letzterer so klug und nahm ihre Hinweise ernst. Gedanklich begann er herumzuspielen und das Wesentliche für die konkrete Umsetzung des Events neu auszurichten. Vor allem wurde ein anderer Ort gesucht und gefunden. Das mag banal klingen, aber es war entscheidend für den Erfolg des dritten Events.

Durch den Regen

Übrigens sieht so eine ganz konkrete Vorbereitung für einen Event mittlerweile recht eigenwillig aus. Bevor das Datum des entscheidenden dritten Events herausgegeben wurde, war ein solcher Abend der letztmögliche, weil einfach danach die

Werbung starten musste.

Es ist erstaunlich kalt und es regnet in Strömen. Niemand, wirklich niemand, ist da auf den Gehwegen der Außenalster zu sehen, außer ein total durchnässter Fahrradfahrer namens Michael, der den festgelegten Ort für den Event zur entsprechenden Uhrzeit noch einmal inspiziert. Hin und her fährt er in Schritttempo, schaut unter Bäume, steigt ab und schreitet über Wiesen und Wege. Er schaut, wie man vorhandene Lichtquellen irgendwie abdunkeln kann.

Er denkt darüber nach, worüber man sonst nicht nachdenkt, also was passieren kann, wenn hier Menschen stehen – und dann im Irgendwann des Abends steigt er wieder auf das Rad und fährt frierend und zufrieden nach Hause.

22.10.2020

Bereits auf der Hinfahrt war klar, es würde alles klappen. Das war zu spüren und dies auch an Nebensächlichkeiten. Keiner meckerte, machte dumme Witze und alle waren konzentriert. Da war zum Beispiel der Filmer, der schon viel zu früh anrief, um zu fragen, wo der Rest der Truppe bleibt. Es ist seltsam, aber jeder kennt das, manchmal sind es solch kleine Details, die weit mehr andeuten als das offensichtlich Erkennbare.

Gerade angekommen, gab es da diese Bank am Wasser, darauf saßen lachend junge Menschen. Sie gehörten wohl zu einem der Chöre. Eine halbe Stunde vor dem Event wurde das Zelt aufgebaut. Alles lief wie am Schnürchen, mehr und mehr Menschen trafen ein – und ja, auch Zuschauer. An dieser Stelle ein „Dankeschön" an Facebook. Man hatte Michael voll und ganz seinen Account wieder geöffnet (bis auf die Werbemöglichkeiten, die haken selbst im Nachfolgejahr 2021 noch). Aber dafür gilt der Dank eigentlich nicht, sondern dass über die Informationen von Facebook tatsächlich Zuschauer gekommen waren.

Und dann verschwand tatsächlich die Sonne, übernahm die Dunkelheit das ihr zugeteilte Kommando. Die Smartphones leuchteten in wechselnden Farben synchron, Michael rieb sich die Augen, denn wie das alles geschah, ganz so hatte er sich das vorgestellt. Ja, genau so – nur dass er es einmal erleben würde, daran waren zuletzt ernste Zweifel gekommen.

Es wurden nun die Handy-Taschen verteilt. Damit die Menschen nicht ständig ein Smartphone hochhalten müssen, dafür sind diese Taschen da. Man steckt also sein Smartphone hinein, verschließt die transparente Tasche und hängt sich deren Schnur um den Hals. Derart befindet sich das Smartphone im Bereich des Oberkörpers und ist zudem wasserdicht verpackt.

Start

Dann ging alles ganz schnell, die Chöre versammelten sich und pünktlich um viertel nach sieben Uhr moderierte Michael den Start an. Es leuchteten die Smartphones in bunten Farben und es funktionierte die App zum ersten Mal – wie geplant.

Lehrer, Entertainer und Rockmusiker kennen es, Michael hatte es selbst so noch nicht erfahren, also dieses Stillwerden einer Menschenmasse, sobald ein einzelner an einer exponierten Stelle oder halt durch ein Mikrofon spricht. Dieser eine, dass war er jetzt selbst und plötzlich war alles um ihn still, stand er da mit diesem Mikrofon und die Stille wartete darauf, dass er nach dem eben gesprochenen „Guten Abend" noch etwas mehr folgen lassen würde. So sollte es denn auch sein, er kündigte jetzt den Blankeneser Montagschor an. Dann war es soweit, leuchteten nicht mehr nur Lichter durch die Nacht und über das Wasser der Außenalster, sondern es suchten auch musikalische Töne ihren Weg durch die Luft. Feine Töne waren das, auf ihre eigene Weise leuchtende – und wohldurchdachte dazu.

Drei Lieder sang der große Chor und darauf folgte der etwas kleinere Chor Voice Voyage mit ebenfalls drei Liedern. Das war sozusagen der mittlere Part und am Ende sollte, so der Plan, der Montagschor Blankenese mit drei Liedern den Event abschließen. Genauso entwickelte es sich dann auch. Halt, nicht ganz, denn etwas sehr Unwahrscheinliches trat ein: Es begann zu regnen. Erst waren es nur ein paar Tropfen und der Chor sang tapfer weiter. Aufatmen, es wurde doch wieder besser. Jedoch war das nur die Ruhe vor dem Sturm, denn nun setzte immens starker Regen ein. Die Zuschauer, es waren mit der Zeit immer mehr geworden, suchten einer nach dem anderen Schutz unter den erstaunlich hohen Bäumen der Umgebung. Aber diese hielten den Regen an sich ja nicht ab – und es regnete und regnete, als würde der Himmel diesen Teil Hamburgs mit einem Wasserfall an Regen reinigen wollen.

Trotzdem, die Chöre, ob sie nun sangen oder nicht, sie blieben stehen. Damit hatte Michael nicht gerechnet und wie ihm später berichtet wurde, die Chöre auch nicht. Es gab keine Absprache, was bei einem solchen Wetter zu tun wäre, ganz einfach, weil seit Tagen der Wetterbericht nur ein minimales Regenrisiko für den Veranstaltungstag vorausgesagt hatte.

Andererseits schien der Regen an sich ein Einsehen zu haben, denn so wie er gekommen war, halt abrupt, genauso verschwand er dann auch wieder. Hatte es also gerade einen Wasserfall gegeben, so gab es nun noch den musikalischen Schlussteil. Als wäre nichts gewesen, sang der erste Chor nun den abschließenden Teil des Programms. Irgendwann endeten die Töne, erloschen die Lichter der Smartphones und setzte mit einer gewissen Verzögerung die übliche Geräuschkulisse einer Menschenmenge ein.

Zufrieden war die Stimmung, so empfanden es alle und teilten sich dies auch mit – so als wenn es nie einen Wasserfall gegeben hätte. Tatsächlich war dieser auf der Tonspur der Filmaufnahmen kaum oder gar nicht zu vernehmen, worüber Michael bis heute grübelt.

Tiere mit Corona

Es ist November 2020. Und zwar in Deutschland. Das Land kocht. Nein, nicht aus Verzweiflung oder Wut, sondern heimelig am eigenen Herd. Es gibt ja keine offenen Restaurants mehr, denn wir haben den zweiten Lockdown. Und im Gegensatz zum ersten scheint sich die Panik bereits in den Winterschlaf verabschiedet zu haben. Zumindest gibt es in den Supermärkten alles was Herz und Verstand begehren. Berge aus Mehl, Nudeln, Schokolade, Salami und nicht zu vergessen Toilettenpapier. Das alles beruhigt.

Beim Lachskauf erinnert sich Dieter an eine Meldung im Sommer über einen regionalen Corona-Ausbruch in Peking. Der große Zentralmarkt wurde als Ansteckungsquelle vermutet und man fand dort auf Schneidebrettern für Lachsforellen Corona-Viren.

In Deutschland werden Infektionskrankheiten von Tieren auf der Insel Riems durch das Friedrich-Löfflers-Institut untersucht. Bei den Untersuchungen wurden keine Empfänglichkeit bezüglich des SARS-CoV-2-Virus für Schweine, Hühner und Meerschweinchen festgestellt. Bei Rindern, die mit hohen Virusdosen über die Nasenschleimhäute infiziert wurden, zeigten allerdings zwei von sechs Rindern eine geringe Virusvermehrung, auftretend im Verbund mit einer Antikörperbildung. Ungelöst ist aber immer noch die Frage, ob eine Massentierhaltung oder industrielle Schlachtereien doch Verteiler für Infektionserreger sein können.

Jäger, die ein Tier häuten und zerlegen sind viel häufiger durch dessen Viren gefährdet, als etwa eine Person, die Stücke des Wildfangs zubereitet. Das leuchtet ein, denn durch das Erhitzen von Fleisch werden die enthaltenen Viren und Bakterien zerstört. In der Fachsprache nennt man das „denaturieren". Wir halten fest: Einfaches, rohes Fleisch oder Fisch, auch nach gefrorenem Zustand, kann SARS-CoV-2-Viren tragen. Wahrscheinlich aber handelt es sich dabei um nicht vermehrungsfähige Viren.

Übrigens gibt es noch kleinere Krankheitserreger als Viren. Die Rede ist von den Prionen. Es handelt sich hierbei um sehr kleine Eiweißstrukturen, mindestens zehnmal kleiner als Viren. Diese lösen beispielsweise BSE aus und widerstehen lediglich sehr hohen Temperaturen von mehreren 100 Grad nicht. Andererseits haben diese Prionen vielfältige Aufgaben und kommen als körpereigene Eiweiße besonders in gesundem Nervengewebe vor, wo sie Schutzfunktionen ausüben.

Impfungen mit Problemen

Viele bisherige Impfungen beruhen auf Herstellungsprozessen, bei denen es zu Kontakt mit Zellen von Tieren kommt. Krankheitserreger wie Prione könnten übertragen werden. Letztendlich gibt es keine absolute Sicherheit, bei den heute zugelassenen Impfstoffen überwiegt aber der Nutzen bei Weitem.

Höchste Achtsamkeit ist bei komplexen Herstellungsprozessen von Impfstoffen das Gebot der Stunde. Es gilt zu vermeiden, was mindestens schon einmal geschehen ist: Die Rede ist von der Polioimpfung in den 50er-Jahren in den USA. Dort waren ungewollt Erreger und damit Viren auf die Impflinge übertragen worden. Es war damals die gesamte US-Polioimpfstoffproduktion versehentlich mit dem SV40-Virus kontaminiert worden. Drastischer gesagt: Es war eine Verseuchung.

Nahezu eine ganze Generation von US-Kindern hat diese Impfung erhalten. Obwohl diesbezüglich Folgeerkrankungen immer wieder behördlich ausgeschlossen wurden, zeigen neuere Studien, dass diese SV40-Viren dann doch von Mensch zu Mensch weitergegeben werden können. Theoretisch können diese sogar bei kurzzeitigen Schwächen des Immunsystems selbst Jahrzehnte nach ihrer Übertragung wieder aktiv werden und beispielsweise tumorunterdrückende Eiweiße wie p53 abschalten. Überraschend häufig lassen sich diese Viren in Zellen von Lymphdrüsenkrebs nachweisen.

Haustiere und Corona

Es gibt viele gute Gründe, warum der Mensch mit Tieren zusammenlebt. In Ländern mit geringer Anzahl an Nachkommen ersetzen Haustiere die vorhandenen Familienmitglieder. Wenn man so will, dann pflegen Menschen und Haustiere heute zunehmend eine platonische Beziehung der Zuneigung.

Perspektivwechsel: Wir lernten es ja bereits zu Anfang des Buchs, es springen Viren von Tieren, wie etwa Fledermäusen, durchaus auch auf Menschen über. Allerdings lässt dies den Umkehrschluss zu, dass es andersherum genauso geht. Ja, Menschen können Viren auch an Haustiere übertragen. Bei einer Studie aus Hongkong wurden bei zwölf Prozent der untersuchten Katzen aus Haushalten mit Covid-19-Patienten eine Infektion der Tiere nachgewiesen.

Tragische Bekanntheit haben die Frettchen in Dänemark und Spanien erlangt. Letztlich wurden alle entsprechenden Tiere gekeult. Alleine in Dänemark waren es 17 Millionen Nerze, auch wurde dort in der Region Nordjütland der Nahverkehr eingestellt und die Bewohner durften ihre Kommunen für einen größeren Zeitraum nicht verlassen. Was beunruhigt: Auch nach einem Zugangsstopp für Menschen auf Nerzfarmen ohne infizierte

Tiere brach dort der Erreger aus. Katzen könnten hierbei der Überträger gewesen sein. In Frage kommen aber auch Viren im Futter der Tiere.

Der Buddha an der Zapfsäule

Dan Millman? Den kennen die Alten als Weltmeister im Trampolin-Springen, die „Mittelalten" als Autor von spirituellen Büchern und die Jungen von der Podcast-Serie „Buddha at the gas pump".

Als junger Student hatte jener Dan Millman einen Traum, in dem ihn ein Tankwart erwartete. Bald schon begegnet er diesem ganz real an einer nahegelegenen Tankstelle und wird zu dessen spirituellem Schüler. Millman lernt loszulassen von Konzepten, was das Leben, aber auch den Sport betrifft und er erkennt, dass die Schlachten des Lebens in einem selbst ausgetragen werden. Daneben wird er erfolgreich und fast nebenbei Weltmeister. Und sein Lehrer? Der verschwindet irgendwann und zurück bleibt ein authentischer Dan Millman, der seitdem im Licht der Öffentlichkeit selbst zum Lehrer heranreift.

Zurück zu dem denkwürdigen Titel „Buddha at the gas pump". Dieser hat sich durchgesetzt, weil er verschiedene Zusammenhänge in einem anspricht: Wir alle unterschätzen fast immer die Weisheit des Alltags. Zum Beispiel können wir uns einen Buddha oder Jesus kaum als Tankwart vorstellen. Sollten wir aber – eigentlich. Daneben sprengt es unsere Konzepte, dass ein guter Lehrer KEINE Kopfbedeckung aus dem intellektuellen Oxford, hohen Tibet oder heiligen Rom tragen muss. Eine Mütze mit dem Logo einer Ölgesellschaft tut es sozusagen auch. Daneben kann ein guter Lehrer halt auch behilflich sein, um nicht nur das eigene Auto, sondern auch unser eigenes Leben mit Energie aufzutanken.

Zugegeben, das war jetzt eine lange Einleitung. Kommen wir jetzt also zur Sache: Dan Millman gibt, als in den USA eine regelrechte Panik bezüglich des Virus ausbricht, recht spontan einige Punkte als Hilfe für alle mit auf den Corona-Weg. Das Wesentliche lautet zusammengefasst:

Zuerst einmal dreht sich die Welt. Das tut sie mit und ohne Corona. Das Leben an sich kommt nicht zum Stillstand. Diese Einsicht kann man trainieren, indem man sich auf seinen Atem für ein paar Minuten konzentriert: Loslassen, atmen und wenig oder nichts denken. Bei dieser Übung der Achtsamkeit wird auch schnell klar, dass es eigentlich nichts Anderes gibt, als eben diese allgegenwärtige Gegenwart. Wer dies empfindet, versteht, dass Vergangenheit und Zukunft nur Fantasie sind - also Spielbälle der Gedanken.

Daneben mag es überraschen: Nach Millman soll man auch seine inneren Störungen annehmen. Selbst schlecht gelaunt kann man produktiv sein, sein Auto waschen oder anderen helfen. Besonders empathisch sollte man zu nahestehenden Menschen sein, zum Beispiel ist jedes Familienmitglied in Wirklichkeit eine Art Lehrer für das eigene Leben. Letzteres mag eine Herausforderung sein, etwa wenn die betreffende Person wirklich schwierig ist, aber das ist dann sozusagen die höhere Testphase. Diese gilt es zu bestehen. Es geht in diesem Sinne weiter: Wichtig ist in Zeiten von Corona der Umstand, dass Angst normal und als vorhanden zu akzeptieren ist. Es heißt also, sich dieser zu stellen. Als Kinder hatten wir beispielsweise Angst vor der Achterbahn auf dem Rummel und zugleich Freude daran, diese zu überwinden. Gerade in der Krise ist der innere Held gefragt und nicht sinnlose Panik. Und solange das noch nicht so klappt, muss man sich seinen Niederlagen stellen und halt so lange probieren, bis es klappt.

Der „Easy way"? Nein, der bringt nichts. Stattdessen beginnt das Große im Kleinen. Insofern ist die sehr tiefe und große Botschaft hinter der Pandemie eine einfache Erkenntnis: Nur, wenn Menschen zusammenarbeiten, wird es die Menschheit auch weiterhin geben.

Ganz praktische Tipps

Gesund? Bedeutet leben. Das wollen wir Menschen allesamt. Und Corona hat auch gegen uns selbst wie auch unser vitales Leben gar nichts einzuwenden. Im Gegenteil, die kleinen Viren benötigen uns einigermaßen vital, um selbst zu überleben. Aber auch für das weitere Leben nach Corona fordert die Natur eine einigermaßen gute körperliche Grundverfassung von uns. Die zweite gute Botschaft: Für jung oder alt gibt es die gleichen Empfehlungen, also wie man den eigenen Körper gegen Corona schützen oder wenigstens wappnen kann. Für die alten und gefährdeten empfiehlt Dieter sofortiges Impfen. Die ganz Jungen sollten sich die jeweils aktuellen Daten zu möglichen Impfnebenwirkungen ansehen und sich dann entscheiden.

Es gibt die eigene, natürliche Abwehr, sie ist aber nicht sicher. Professor David Meltzer von der Universität Chicago hat in seinen Auswertungen von 489 Vitamin-D-Messungen einen Zusammenhang zwischen niedrigen Vitamin-D-Spiegeln und dem Risiko einer Corona-Infektion aufzeigen können.

Zuerst einmal: Besagtes Vitamin-D bildet sich bei genügend Sonnenlichtzufuhr und um den eigenen Bedarf abzudecken, reichen täglich fünf bis zehn Minuten Aufenthalt im Freien bereits aus. Das funktioniert wunderbar einfach, indem unsere Haut von selbst jenes Vitamin bildet, wodurch bereits bis zu neunzig Prozent des entsprechenden Vitamin-D-Bedarfs erzeugt werden. Die restlichen Prozente gelangen schließlich über die Nahrung hinzu.

Abfallen kann der Vitamin-D-Spiegel bei Menschen mit Überfunktion der Schilddrüse, Nierenerkrankungen, Lebererkrankungen oder bei Einnahme bestimmter Medikamente wie Barbiturate oder Antiepileptika. Und wer dann doch zu wenig an die Sonne kommt? Der kann mit fettreichem Fisch wie Lachs nachhelfen. Nochmals, besonders richtet sich diese Empfehlung an ältere Menschen, da bei diesen ein Mangel an Vitamin D eher auftritt.

Kommen wir sozusagen zum Nachtisch: Auch wenn es belehrend klingen mag, im Winter stärkt der gute alte Apfel, wenn zuvor fachgerecht gelagert, unser Immunsystem insgesamt bestens. Ebenfalls empfehlenswert sind Bohnen, Wintergemüse, Brokkoli, Fenchel, Rote Bete und Feldsalat. Aber auch Beeren, Karotten, Nüsse, Paprika, Zitrusfrüchte wie Orangen und Zitronen sollten hin und wieder den Weg auf den Speiseplan finden.

Vielleicht sollte man aber auch in Sachen Corona das Kleingedruckte beachten – als da wäre: Eine Übertragung des Virus über Nahrungsmittel ist bislang nicht bekannt geworden, frische Lebensmittel sollten wie immer vor dem Verzehr gewaschen werden. Daneben gilt Erhitzen als ein wesentlich sicherer Weg, um eine Infektion zu vermeiden. Umgekehrt überleben Corona-Viren selbst Temperaturen von minus 20 Grad. Insofern gebietet es sich, auch beim Auftauen von Fleisch oder Innereien die allgemeinen Hygieneregeln zu beachten. Es lautet prinzipiell die Faustformel:

Nach Kontakt mit rohen Produkten stets die Hände mit Seife waschen!

Daneben betrifft das Nachfolgende auch „junge Dicke". Stark übergewichtige Menschen weisen ein höheres Risiko bezüglich eines schweren COVID-19-Infektionsverlaufs auf. Der Grund ist tatsächlich das Gewicht, denn bei den Übergewichtigen lastet aufgrund dessen ein höherer Druck auf dem Lungengewebe, was sich im Falle einer Infektion negativ auswirkt. Letzteres könnte auch eine der Ursachen für den fatalen Verlauf der Corona-Pandemie in den USA sein. Das Land gehört zu den Ländern mit dem weltweit höchsten Anteil fettleibiger Menschen.

Kurz vor Weihnachten 2020

Am zweiten Novembertag begann in Deutschland und damit auch in den Städten Hamburg und Köln ein sogenannter Teil-Lockdown. Um zur Sache zu kommen: Michael geht regelmäßig ins Fitnessstudio. Tagsüber werden die Denkmuskeln trainiert, pflegt er zu sagen, und abends auf die Schnelle noch der Rest. Das sollte lustig klingen, aber zu diesem Zeitpunkt war den Hamburgern nicht wirklich zum Lachen. Am Abend der Bekanntgabe des neuen Lockdowns steht Michael nach dem Sport in der Umkleide des Sportstudios. Mehrere Männer unterhalten sich hier über die neue Nachricht – und ja, zu diesem Thema hat er dann auch etwas zu sagen. Recht laut wirft er ein, allen schon einmal „besinnliche Festtage und einen guten Rutsch" zu wünschen. Das sitzt. Zwei Sekunden oder auch drei herrscht da absolute Stille.

Gesichter, Köpfe, nein, ganze Körper drehen sich um, zu jenem, der so etwas zu denken und behaupten wagt. Ungläubige Augen treffen auf jene des ironischen Propheten. Letzterer will aber nur einen guten Witz gemacht haben und, nun ja, an solchen ist ja immer auch ein Teil Wahrheit.

Michael lächelt, er muss immer über seine eigenen Witze lachen, was nicht wirklich cool ist. Aber es bleibt ja noch das Mittel der Provokation und schon hört er sich reden: „Ihr glaubt doch nicht wirklich, dass wir uns in diesem Jahr, hier an dieser Stelle noch einmal wiedersehen?" Wie gesagt, es ist der zweite Novembertag im Jahr 2020. Es vergeht eine halbe Minute, bis die anderen, jene da mit ihren Sporttaschen und Handtüchern, mit ihren durch Yoga und Fitnessgeräte wohl geformten Körpern, geistig sich wieder da einfinden, wo sie halt wirklich sind – nämlich in sich selbst.

„Ja, das könnte sein. Aber man muss ja nicht mit dem Schlimmsten rechnen", sagt der eine. Und der andere ergänzt: „Die Merkel will ja wiedergewählt werden, so was macht die Alte nicht." Doch, hat sie gemacht, „die Alte".

Ein Virus menschlich gesehen

Im Gegensatz zu den Computerviren, welche erst entstanden, als es das Internet schon längst gab, verhält es sich mit den Viren in der Natur anders, diese waren erstaunlich früh da. Trotzdem wird ihnen von uns Menschen die Zuordnung „Lebewesen" nicht eindeutig zugesprochen. Denn diese Viren atmen nicht, haben keinen eigenen Stoffwechsel und können sich auch nicht eigenständig vermehren.

Daneben können sie zwar außerhalb von Wirten überleben, aber sich dort draußen nicht einfach so vermehren, nein, dazu müssen sie ihre Gene einem Wirt anvertrauen. Aber auch Viren haben den Drang zu überleben und sich zu vermehren. Daneben hat das in diesem Buch besprochene Corona-Virus dank seines humanen Wirts eben auch fast schon menschliche Eigenschaften: Es gedeiht auch bei tropischen Temperaturen und überlebt tiefsten Frost. Darüber hinaus kreist es gerne in Luftblasen durch den Raum oder es unternimmt sogar ganze Reisen per Schiff, Flugzeug, Bus oder Bahn. Und es will ganz so wie wir nicht auf große Events oder romantische Hochzeiten verzichten. Und weil dem so ist, weil es uns Menschen „für sich" aussuchte, hat es sich weiter perfektioniert: Es hat auf seiner Oberfläche neue Häkchen zum besseren Einhaken in den Wirt bekommen.

Corona ist so gesehen, ein wahrer Teufelskerl und man fragt sich jetzt, hat das Ding oder Lebewesen oder was es denn nun ist, gar keine natürlichen Feinde? Doch hat es, da wären als Gegner viel frische Luft und auch wenn es sich komisch anhört zwei Menschengruppen: Zum einen die jungen und körperlich fitten. Und zum zweiten die intelligenten, also jene, die Abstand halten und sich klug vermummen.

Weihnachtsevent

Die Hoffnung? Die stirbt bekanntlich zuletzt. Und vor diesem „Zuletzt" beziehungsweise dem letzten Weg haben die Menschen Angst. Jede Angst endet im Grunde an diesem Punkt. Das Virus würde das mit dem Tod nicht so verzweifelt sehen, aber dieses fragt ja keiner.

Wie auch immer, auch wenn Michael witzelte, nicht an das Weihnachtsversprechen von Frau Merkel zu glauben (Lockdown erst nach Corona), so setzte er den Event kurz vor Weihnachten an. Der Termin ändert sich dann gleich mehrfach ein paar Tage nach vorne und dann wieder zurück – all dies aus fast schon aberwitzigen Gründen. Diese seltsame Planung hat einen Grund, und Veranstalter kennen diesen heute nur zu gut: In Corona-Zeiten ändern sich die behördlichen Vorgaben und Forderungen fast schon stündlich. Man muss also flexibel sein und es dann leider auch bleiben.

Also: Chöre wurden angeschrieben. Keine Chöre meldeten sich. Nochmals mehr Chöre wurden angeschrieben und nochmals meldeten sich keine zurück. Nein, halt, dann irgendwann setzten sich doch gleich mehrere Chorleiter mit Michael in Verbindung. Sie hätten Angst vor Corona, wollten auch nichts Illegales tun, aber die Idee sei schön. Nein, auch dass es als angemeldete Demonstration legal wäre, ja, gut, aber da wollten sie nicht mitmachen. Aber ja, die Idee wäre gut. Ja, wenn alles legal wäre und es diese Pandemie nicht mehr gäbe, wären sie dabei. Ja, das könne aber noch ein Jahr dauern. Oder länger. Ja, dann halt so, also in weiter Zukunft.

Gut, etwas freundlicher ging es schon zu. Und daneben gab es noch richtig gute Nachrichten: Zum einen bahnte sich so etwas wie eine kleine, aber feine Kooperation mit einem Hamburger Chorportal an. Beide Seiten würden profitierten. Das ist gut und trotzdem muss auch das erst einmal warten, denn der Lockdown erzwingt eine Pause.

Daneben meldete sich dann doch noch ein interessanter Chor und zwar einer der ganz großen und hippen. Ja, dieser Chor will mitmachen und das ist sehr wichtig, denn in diesen beiden letzten Monaten des Jahres schälte sich somit heraus, dass die Sache langsam aber sicher etwas wird.

Eine kleine Weihnachtsgeschichte

Man kann nicht Weihnachten wie früher feiern. Dies aus gleich zwei Gründen: Früher ist vorbei. Und wir schreiben das Jahr 2020 – und Dieter sitzt in der Nähe von Köln, während Michael in Hamburg lebt. Der eine hat eine große Familie, der andere ist Single. Vielleicht war eben diese Idee der Familie, der Antrieb für den Event, sozusagen aus allen Menschen eine solche zu machen. Michael denkt da nicht oft drüber nach, aber würde nicken, wenn man ihm eine dahingehende Frage stellen würde.

Woran er noch glaubt? Nun ja, dass alles, was man tut, einen tieferen Sinn hat, einen, den man als Mensch kaum oder nie richtig versteht. Aber wenn man sich ein Jahr mit einer Sache beschäftigt, dann muss doch etwas mehr erkennbar werden von diesem Sinn? Ja, die beiden Brüder haben etwas unternommen. Und es scheint so, als wenn der Sinn des Projekts für sie darin liegt, Vertrauen zum anderen zu entwickeln.

Diese Weihnachten werden sie nicht zusammen feiern, weil Michael kein Vertrauen in die Züge der Bahn hegt. Auch wenn er (angeblich) nicht sonderliche Angst vor Corona verspürt, will er diese „starke Grippe" nicht selbst bekommen. Eines ist sicher, da hat er Vertrauen, es gibt ein nächstes Weihnachten, mit frohem Gesang.

Ein passendes Weihnachtslied

Süsser die Glocken nie klingen
als zu der Weihnachtszeit,
's ist, als ob Engelein singen
wieder von Frieden und Freud'.
|: Wie sie gesungen in seliger Nacht, :|
Glocken mit heiligem Klang,
klinget die Erde entlang!

Mehr Infos unter:
www.21-million-lights.de